DER ERNÄHRUNGSNAVIGATOR

2. Auflage

M.SC. HENRY S. GRANT

AMERICAN DIET PUBLISHING

KOBLENZ und WILMINGTON

ADP American Diet Publishing GmbH

ISBN 978-1-941978-12-2
Coverdesign von Mahmood Ali
Innendesign von Rose Hristova
E-Mail des Autors: Henry@AmericanDietPublishing.com

ADP American Diet Publishing GmbH

Johannes Müller-Straße 12
56068 Koblenz
Deutschland

913 N Market Street
Wilmington, DE, 19801
United States of America

Für Unternehmen und Institutionen:
Sie haben Interesse an einer Großbestellung? Besuchen Sie uns auf:
www.AmericanDietPublishing.com/discounts.php

Der Ausgangsdatensatz der algorithmisch bestimmten Portionsgrößen von Fructose, Lactose und Zuckeralkoholen ist die University of Minnesota Nutrition Coordination Center 2014 Food and Nutrient Database. Die Lizenz wurde nach einer internationalen Recherche für dieses Buch wegen der Wertigkeit und des Umfangs der Datenbank erworben. Die Angaben zu Fructanen und Galactanen entstammen sechs verschiedenen Quellen, auf die entsprechend verwiesen wird. Aussagen in diesem Buch beruhen auf wissenschaftlichen Studien. Dennoch wird für keinen Inhalt eine Garantie übernommen. Eine Haftung von Autor, Verlag, zitierten Wissenschaftlern sowie der University of Minnesota für Personen-, Sach- oder Vermögensschäden ist ausgeschlossen. Bitte beachten Sie, dass die den Portionen zugrundeliegenden Inhaltsstoffmengen relativ sind und teilweise auf Herleitungen beruhen. Sie erfahren ungefähre Mengen, an denen Sie sich orientieren können. Die präzise verträgliche Portionsgröße eines jeweiligen Produkts wird aufgrund von Verarbeitungsmethoden, landesspezifischen Rezepturen, Reifegraden und Sorten variieren.

DANKSAGUNG

Mein besonderer Dank gilt M. Thor und dem ernährungswissenschaftlichen Forscherteam der University of Minnesota, J. S. Barrett, J. R. Biesiekierski, P. R. Gibson, K. Liels, J. G. Muir, S. J. Shepherd, R. Rose, O. Rosella und dem ernährungswissenschaftlichen Forscherteam der Monash University, allen übrigen zitierten Wissenschaftlern für ihre Forschungen, B. Hartmann vom Bundesministerium für Ernährung, Landwirtschaft und Verbraucherschutz, G.-W. von Rymon Lipinski von der Goethe-Universität und H. Zorn von der Justus Liebig-Universität, für das Korrekturlesen L. Gomes Domingues, F. Lang, C. R. Mundy, L. Popielinski und M. Vastolo, weiterhin meiner Mutter, Schwester und meinen Freunden, besonders C. Schlick, sowie allen anderen, deren Hilfe mir erst ermöglichte, das Buch zu schreiben.

Für meine Tochter, Paula Anna

INHALTSVERZEICHNIS

Vorwort

Dieses Buch soll Ihnen Wege aufzeigen, Ihre Bauchbeschwerden zu reduzieren. Mit Hilfe des Buches werden Sie die Stoffe bestimmen können, die bei Ihnen Symptome bewirken, um dann herauszufinden, welche Mengen Sie davon jeweils vertragen: Für ein gesünderes und sorgenfreieres Leben! eben! Die Aussagen und Hilfsmittel im Buch entstammen einer intensiven Recherche und Gesprächen mit Professoren und Patienten. Die Mengenangaben in den Lebensmittellisten beruhen auf Herleitungen von labortechnischen Untersuchungen. Der Kauf der Datenbank aus Amerika war ein echter Glücksgriff, da ich Ihnen so Angaben zu verträglichen Portionsgrößen machen kann. Außerdem erfahren Sie Hintergründe und Folgen der Krankheit. Von Handzetteln mit Schlüsselinformationen für den Einkauf, Strategien zur Bestimmung eigener Verträglichkeitsstufen bis hin zum Thema Stressmanagement bietet das Buch Ihnen ein breites Spektrum.

Für verbindliche Ernährungsempfehlungen ist allerdings stets Ihr Arzt zuständig. Sämtliche im Buch getroffenen Aussagen und Angaben sind unverbindlich. Eine Genesungsgarantie kann nicht gegeben werden. Für Bauchbeschwerden können auch andere Auslöser eine Rolle spielen, siehe Kapitel 2.2.6. Das Buch sollte nicht Ihre einzige Entscheidungsgrundlage sein. Sprechen Sie bei Beschwerden und vor einer Diät mit Ihrem Arzt oder Apotheker. Es liegt in Ihrer Verantwortung, ob, wie, wie konsequent und mit welchen Ergebnissen Sie die Informationen nutzen und Empfehlungen auch im Hinblick auf die Einbindung von Ärzten beachten.

Als langjährig Betroffener weiß ich um das Bedürfnis nach Klarheit und praktischem Rat. In diesem Buch liegt der Fokus auf Zuverlässigkeit und Alltagstauglichkeit. Auf Ihrem Weg zu mehr Bauchwohl wünsche ich Ihnen damit von ganzem Herzen ein nachhaltiges Vorwärtskommen!

Ihr Autor,

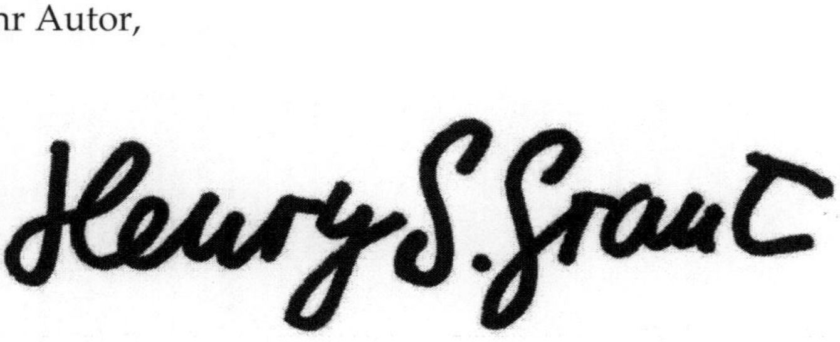

Henry S. Grant

1

INFORMATION

1.1 Warum Sie dieses Buch verdienen

Sie haben Mut. Sie ergreifen Initiative. Mit dem Kauf dieses Buches zeigen Sie Ihren Willen, Ihre Beschwerden zu überwinden. Viele leiden unter solchen Beschwerden, doch nur wenige handeln, und Sie gehören dazu! Sie wissen, dass Sie und Ihre Umwelt mehr von Ihrem Leben haben, wenn Sie Ihr Wohlbefinden im Bauch zurückerlangen. Und so heiße ich Sie willkommen auf Ihrer Mission zur Entwicklung der erfolgsversprechenden Essgewohnheiten.

Sollten Sie das Buch erworben haben, um sich auf Gäste mit Intoleranzen einzustellen, erfahren Sie dies in Kapitel 2.5. Angesichts Ihrer Aufmerksamkeit wäre sicherlich jeder gerne an Ihrem Tische Gast. Mehr noch: In Kapitel 2.1.4 finden Sie nützliche grundsätzliche Tipps für eine gesunde Ernährung, und in Kapitel 2.6 lernen Sie, wie Sie Stress im Alltag reduzieren und Ihre Entscheidungen verbessern.

Sollten Ihr Arbeitgeber oder Ihre Bildungseinrichtung Ihnen dieses Buch geschenkt haben, so drückt dies neben einer Wertschätzung Ihrer Person großes Vertrauen in Ihre Einsatzbereitschaft aus. Das Buch wurde für Sie mit dem Wunsch geschrieben, Ihnen durch die Verbesserung Ihres Bauchbefindens ein freieres Leben zu ermöglichen. Es hilft Ihnen, Ihre Ernährung so umzustellen, dass Sie mit hoher Wahrscheinlichkeit aufhören, Lebensfreude an Bauchbeschwerden zu verlieren. Bevor wir beginnen, machen Sie sich eines klar: Schon bei Babys achten Mütter auf die Ernährung. Babys bekommen natürlich nur Babynahrung. Wildschweine sind gezwungenermaßen Allesfresser. Sie dagegen haben als erwachsener Mensch die Wahl, was Sie essen möchten. Ist es da verwunderlich, dass eine passgenaue Ernährung ein Erfolgsfaktor ist? Profitieren Sie von verständlich dargestellten aktuellen wissenschaftlichen Erkenntnissen und der wohl nutzerfreundlichsten Lebensmittelliste im Hinblick auf Unverträglichkeiten auf dem Markt.

In diesem ersten Teil des Buches erfahren Sie, welche Diagnoseverfahren Sie vor der Ernährungsumstellung mit Ihrem Arzt durchlaufen sollten. Zudem werden Ursachen und Folgen der Erkrankung behandelt. Dann lernen Sie die Stoffe in Nahrungsmitteln kennen, die Bauchbeschwerden verursachen können. Es handelt sich um verschiedene leicht vergärbare Kohlenhydrate. Wir wollen diese Kohlenhydrate zusammenfassend *Klötze* nennen, denn ein Klotz im Bauch liegt sozusagen schwer im Magen. Manche von Ihnen, wie Fructose und Lactose, kennen Sie vielleicht schon. Andere sind vielen Menschen unbekannt und ein Grund dafür, dass Beschwerden bei manchen trotz „Klotz-Diät" andauern. Sowohl bei einem Reizdarmsyndrom als auch bei einer Intoleranz sollten Sie auch diese Auslöser kennenlernen, um die Erfolgswahrscheinlichkeit Ihrer Ernährungsumstellung zu erhöhen. Nach deren Vorstellung werden Sie im zweiten Teil mit der Strategie des Ernährungsnavigators vertraut gemacht. Sie können herausfinden, welche Klötze Sie ohnehin vertragen und wie viel von denen, die für Sie problematisch sind. Zudem werden die Grundsätze einer gesunden Ernährung behandelt. Schließlich erhalten Sie Tipps zur Einhaltung der Diät im Alltag und lernen Wege zum Abbau von Stress, der ja bekanntlich auf den Magen schlagen kann. Ziel des Navigators ist Folgendes:

Sie **steigern** Ihre **Lebensqualität**, indem Sie **Wohlbefinden** im Bauch **zurückerlangen** und sich zugleich möglichst gesund **ernähren**.

Dazu erhalten Sie im dritten Teil konkrete Angaben zur verträglichen Portionsgröße im Hinblick auf Fructose, Lactose, Zuckeralkohole und weitere Klötzen von: Eis, Getränken, kalten und warmen Speisen, Schnellrestaurantangeboten, Obst und Gemüse, Sportlerprodukten und Zutaten. Die Liste der Lebensmittel umfasst zahlreiche Markenprodukte und ermöglicht Ihnen eine möglichst einschränkungsarme Ernährung. Hat Ihr Arzt seine Diagnose auf Basis von Ernährungstagebüchern gestellt, kann es sein, dass er sie im Hinblick auf die Daten in diesem Buch neu prüfen wird. Bspw. war der Zuckeralkoholgehalt von einigen Obst und Gemüsesorten oder der Gehalt an freier Fructose in Cerealien teilweise aus der zugänglichen Fachliteratur schwer ersichtlich. Es kann daher sein, dass bei Ihnen schließlich doch eine spezifische Intoleranz diagnostiziert werden kann. Außerdem erhalten Sie mit diesem Buch zwei praktische Falthefte für Ihr Portemonnaie, die Ihnen das klotzarme Einkaufen leichter machen.

Nur wenn Sie wissen, welche Klötze Sie vertragen, und wie sich problematische Klötze in Produkten auf die von Ihnen vertragenen Portionsgrößen auswirken, können Sie sich passgenau ernähren und das Einbüßen von Lebensqualität effektiv verhindern. Ihre Mission ist anspruchsvoll. Klötze können überall versteckt sein – selbst in Mundhygieneartikeln und Arzneimittel. Bitte lesen Sie die Empfehlungen aufmerksam und handeln Sie konsequent. Die im folgenden Kapitel beschriebenen Folgen einer Vernachlässigung einer Intoleranz sind gravierend. Eine unbewusste Ernährung kann Ihnen depressive Verstimmungen und vieles mehr bescheren. Die im folgenden Kapitel vorgestellten „Klotzdrachen“ sind eine fiktive Versinnbildlichung möglicher Beschwerden zur Erleichterung Ihres Verständnisses. Das Abfang Schild ist ebenso eine Versinnbildlichung zur Darstellung des gewöhnlichen Stoffwechselprozesses im Körper. Die beschriebenen Folgen sind real.

1.2 Urmonster rächen sich…

Wie rauben Ihnen die Klotzdrachen Ihnen Antrieb, Lust, und Spaß? Drachen galten seit dem Mittelalter als ausgerottet – doch einige kleine haben überlebt und jetzt sind sie wieder da und versuchen es uns heimzuzahlen. Dabei haben wir ihnen gar nichts getan. Dass gegen Sie im Mittelalter vorgegangen wurde, hatte seine Gründe, waren sie doch schon damals höchst aggressiv. Zu ihrem Rachefeldzug haben sich die sogenannten Klotzdrachen unsichtbar gemacht und sich bei manchen von uns in den Bauch geschmuggelt. Weder vor Frauen noch vor Kindern machen sie halt. Es kann jeden treffen. Ihr Name rührt daher, dass sie nur dann Schaden anrichten, wenn wir zu viel von bestimmten Klötzen essen. Diese Klötze kommen in manchen Lebensmitteln von Natur aus vor und werden vom Körper gewöhnlich zur Energieversorgung genutzt. Beim Eindringen in den Bauch beschädigt der Drache jedoch unseren Motor, oder besser gesagt: den Klotz-Abfangschild unseres Bauches. Dadurch kommen mehr Klötze in die Drachenhöhle, den Darm. Von den Klötzen gibt es verschiedene Arten. Wie durchlässig stark der Abfangschild für die unterschiedlichen Klotzarten ist, lässt sich nur durch Tests ermitteln. Dazu später mehr. Sie merken den Drachen ist jedes Mittel recht – Rache um jeden Preis – auch wenn sie sich dazu an einen weniger schönen Ort begeben müssen. Nebenbei bemerkt fallen Intoleranztests bei manchen Menschen positiv aus, ohne dass sie Beschwerden haben. Bei ihnen ist das Abfangschild sozusagen aus anderen Gründen beschädigt. Sie haben keinen Klotzdrachen, d. h. eine Intoleranz ohne Reizdarmbeschwerden.

So ärgern uns die Klotzdrachen

Manche Drachen bauen aus Klötzen Mauern und das führt zu Verstopfungen. Andere versuchen Klötze zu verbrennen. Der Körper wird zum Löschen gezwungen und das führt zu Durchfall. Wieder andere essen Klötze, und wenn sie genug Energie gesammelt haben, pusten sie den Bauch voll. Die Folge sind ein Blähbauch oder Blähungen.

Angriff der Klotzdrachen! Die Verluste...

↓ **Lust**

↓ **Gesundheit**

↓ **Anpassung**

↓ **Vitalität**

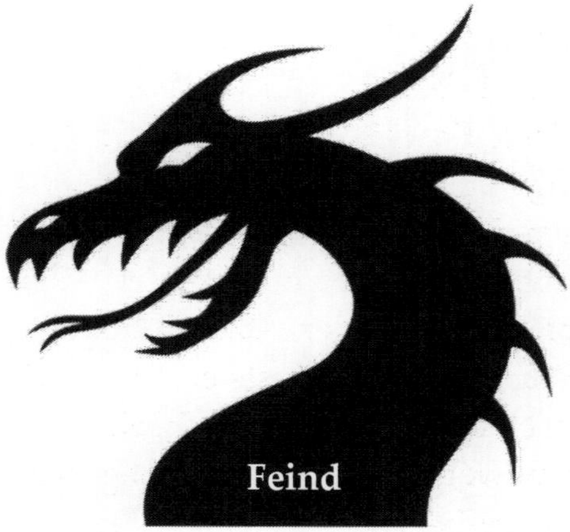

...sind beträchtlich. Einen Klotzdrachen im Bauch zu haben ist mit erheblichen Einschränkungen der Lebensqualität verbunden. Leidtragende schneiden in Bezug auf ihre Fähigkeit, sich körperlich zu betätigen, die Häufigkeit bei ihnen auftretender körperlicher Schmerzen, ihre Wachheit, ihre Vitalität sowie ihre allgemeine und geistige Gesundheit schlechter ab als die Restbevölkerung. Entsprechend schwerer fällt es ihnen, soziale Rollen wahrzunehmen und sich emotional angepasst zu verhalten. Als wäre das nicht genug, treten bei Betroffenen vermehrt Funktionsstörungen sexueller Natur auf, wie verringerte Lust. Es überrascht kaum, dass sich Symptome auch in den Krankheitstagen niederschlagen. Eine Studie in den USA und den Niederlanden zeigt, dass Menschen mit unbehandeltem Klotzdrachen (Reizdarm) etwa doppelt so häufig der Schule oder Arbeit fernbleiben als die übrige arbeitende Bevölkerung. Im Durchschnitt macht das mehr als fünf Krankheitstage pro Jahr aus.

Zunehmenden Beschwerden bewirken eine gefühlte Verschlechterung der Arbeitseffizienz, der körperlichen Leistungsfähigkeit, der Fähigkeit soziale Rollen einzunehmen, der Vitalität, der geistigen Fitness und der allgemeinen Gesundheit; Fehltage häufen sich. In einem gewissen Umfang kann der Körper Klötze abfangen, bevor sie zum Drachen gelangen. Abgefangene Klötze werden wie gewohnt als Energielieferanten genutzt. In der jeweils verträglichen Menge sind Klötze für Energie und sogar die Darmflora und damit das Wohlbefinden gut. Essen Sie jedoch mehr als Ihr Körper aufnehmen kann, freut sich Ihr Klotzdrache und kann Ihren sozialen und beruflichen Erfolg, sowie Ihr Sexualleben in Mitleidenschaft ziehen. Zum Glück können und sollten Sie sich wehren. Umfassende Studien zeigen, dass die überwiegende Mehrheit der Betroffenen Symptome deutlich verringern können, wenn sie sich passgenau und klotzarm ernähren. Idealerweise schränken sie sich dabei nur bei den Klötzen ein, die ihr Schild nicht effizient abwehren kann. Hier setzt das Buch an. Doch vor dem Strategieteil kommt der Diagnosecheck.

Zusammenfassung

Klötze sind Bestandteile von Lebensmitteln. Ihr Bauch hat einen Abfangschild. Mit ihm kann eine zu bestimmte Menge der Klötze aufgenommen und in Energie umgesetzt werden. Diese Menge gilt es im Folgenden zu ermitteln. Denn wenn Sie mehr Klötze zu sich nehmen, als Ihr Schild abfangen kann, dann kommt es bei einem Reizdarm zu Beschwerden. Durch bewusste Ernährung können Sie dafür sorgen, nur **die** Menge Klötze zu essen, der Ihr Schild gewachsen ist.

1.3 Diagnosecheck

Sollten Sie regelmäßig unter Bauchschmerzen, Blähungen, einem aufgeblasenen Bauch, Verstopfungen und/oder Durchfall leiden, dann nehmen Sie das nicht länger einfach hin, sondern seien Sie jemand, der handelt. Sie sollten sich darauf einstellen, dass das Diagnoseverfahren insgesamt etwa ein halbes Jahr in Anspruch nimmt, aber es wird sich lohnen: Sie werden Ihre Symptome wahrscheinlich in den Griff bekommen und erforderliche Einschränkungen so weit wie möglich beschränken können. Der erste Schritt – noch bevor das eigentliche Diagnoseverfahren dieses Buches beginnt – besteht darin, dass Sie Ihren Arzt bitten, Sie zu einem Gastroenterologen zu überweisen, um späteren **Fehldiagnosen vorzubeugen**. Zur Diagnose werden zunächst eine Stuhluntersuchung, eine Ultraschalluntersuchung und eine Kameraaufnahme im Bauch zum Ausschluss anderer Erkrankungen durchgeführt. Dabei wird Ihr Facharzt prüfen, ob eine Dünndarmfehlbesiedlung mit Bakterien vorliegt. Diese kann nämlich zu einer falschen Unverträglichkeitsaussage gegenüber einem bestimmten Klotztypus führen. Es folgt ein Test auf die Unverträglichkeit eines bestimmten Stoffes in Getreide – Gluten, also eine Zöliakie. Bei Menschen mit einer **unbehandelten Zöliakie** fällt der Verträglichkeitstest für den Klotz Sorbit sonst auch dann oft positiv aus, wenn bei einem Glutenverzicht Sorbit normal vertragen wird. Anschließend sollte noch ein Gentest auf eine sogenannte hereditäre Fructoseintoleranz gemacht. Diese vererbbare Erkrankung ist selten. Bei Betroffenen kann der im Folgenden beschriebene Fructose-Atemtest jedoch ggf. zu lebensbedrohlichen Vergiftungen führen.

Nachdem andere Erkrankungen ausgeschlossen wurden, folgen Untersuchungen im Hinblick auf drei der Klötze. Für den sogenannten Atemtest wird Ihnen an verschiedenen Tagen eine hochdosierte Lösung mit Fructose, Lactose oder Sorbit verabreicht. Gelangen beim Test Klötze am Schild vorbei zu einem Klotzdrachen, entstehen Gase. Diese lassen sich anschließend im Atem messen. Sollte der Atemtest für Fructose und Sorbit einzeln negativ ausfallen, lassen Sie sich bitte – sofern möglich – noch auf eine Lösung aus Sorbit und Fructose prüfen. Der Test ist übrigens nur vergleichbar, wenn die zugegebene Menge Sorbit von der Fructosemenge abgezogen wird. Wenn 5 g Sorbit zur Fructoselösung hinzugegeben werden und deren Fructoseanteil zuvor 25 g betragen hat, so sollten es nun 20 g Fructose sein. Ab einer bestimmten Menge Gas in Ihrem Atem lautet die Diagnose Intoleranz. Haben Sie eine Intoleranz, heißt das, dass die Abfangkapazität Ihres Schilds für den jeweiligen

Klotz derzeit klein ist und dadurch Klötze des Typus leicht vorbei zum Drachen gelangen können.

Die Grenze für eine positive Diagnose liegt bspw. bei Fructose (25-50 g Lösung) in der Regel beim Überschreiten von 20 ppm (dem Konzentrationsmaß. Die Grenze von 20 ppm gilt ebenso für Lactose und Sorbitol. Ein Atemtest ist sehr empfehlenswert, allerdings leider nicht überall verfügbar. Im Kapitel 2.2.3 lernen Sie daher einen Erstatztest kennen, sollte er Ihnen nicht zur Verfügung stehen. Lassen Sie sich allgemein nicht auf eine Diagnose ohne Test ein. Sollte keiner der Tests zu einem aussagekräftigen Ergebnis kommen, ist Ihr Reizdarmsyndrom zumindest zunächst undefiniert.

Bei manchen Menschen, bei denen ein Atemtest positiv ausfällt, treten keine spürbaren Symptome auf. Die allgemeine Diagnose für Menschen, die unter Symptomen leiden, ist eine Funktionsstörung des Darmtrakts. In diese Kategorie fällt auch das Reizdarmsyndrom. Der Begriff Reiz bedeutet, dass der Bauch empfindlich auf Reize, wie Luft im Bauch, reagiert – mehr dazu im nächsten Kapitel. Der Darm ist der letzte Teil Ihres Verdauungstrakts und der Drachenhort. In einer entsprechenden Studie wurden in Bezug auf die Symptomstärke und die Unverträglichkeit keine Unterschiede zwischen Menschen mit der Diagnose „Funktionsstörung des Darmtrakts (durch eine Intoleranz)" und Personen mit einer Reizdarmsyndrom-Diagnose festgestellt. Daher können Sie sich vereinfachend merken, dass Menschen, die unter den beschriebenen Symptomen leiden, **Reizdarmbeschwerden** haben. Eine sinnvolle Unterscheidung liegt in einem definierten Reizdarmsyndrom, bei dem feststeht, gegenüber welchen der drei beim Atemtest verabreichten Klötze eine Unverträglichkeit besteht, und einem undefinierten Reizdarmsyndrom, bei dem entweder gegen keinen der drei Klötze eine Unverträglichkeit besteht oder noch kein Test durchgeführt wurde. Eine Intoleranz ohne Beschwerden bedeutet demnach eine Intoleranz ohne Reizdarm. Ihr Arzt wird Ihnen allerdings entweder mitteilen, dass Sie eine Intoleranz haben oder ein Reizdarmsyndrom, in dem Fall undefiniertes.

Haben Sie Reizdarmbeschwerden, dann ähneln sich die Symptome unabhängig davon, ob Ihr Reizdarmsyndrom definiert oder undefiniert ist. Das liegt daran, dass die meisten Effekte der Klötze, z. B. aufgrund ihrer bakteriellen Verwertung, unabhängig von der jeweiligen Klotzart sind. Klötze, die am Abfangschild vorbeigelangen, d. h. nicht im Rahmen des körpereigenen Stoffwechselprozesses abgebaut werden, führen zu Wasseransammlung und Gärung. Übrigens kann bei bis zu 90 % der Patienten mit einem Reizdarmsyndrom dieses in Bezug auf eine Intoleranz von einem oder mehreren der drei Klötze definiert werden.

Sollten Sie unter Reizdarmbeschwerden leiden, sind Sie kein Einzelfall. Bei 20-30 % der europäischen Bevölkerung ist der Bauchschild für einen oder mehrere der drei Atemtest-Klötze zu schwach und es liegt eine Intoleranz vor. Weltweit leiden 10-15 % der Menschen unter undefinierten Reizdarmbeschwerden. Betroffen sind etwa 20 % der Amerikaner, 22 % der Engländer, 25 % der Japaner, 9 % der Niederländer und 44 % der Westafrikaner.

Zusammenfassung

Wenn Sie unter regelmäßigen Bauchbeschwerden leiden, besuchen Sie einen Spezialisten. Die Untersuchung kann bis zu einem halben Jahr dauern. Viele Menschen teilen Ihr Schicksal, Sie halten den Schlüssel zur Symptombekämpfung in Ihren Händen!

1.4 Hintergründe der Erkrankung

Das Reizdarmsyndrom, also ein empfindlicher Darm, ist eine häufige Erkrankung. Die Symptome lassen sich in der Regel klar von einer Allergie abgrenzen. Zur Diagnose hat sich ein sogenannter Atemtest bewährt. Die Symptome rühren von einer Überempfindlichkeit her. Die Empfindlichkeit hat allerdings nichts mit Ihrer Charakterstärke zu tun, sie bezieht sich nur auf Ihren Darmtrakt. Genaue Auslöser sind unbekannt. In manchen Fällen spielen wohl Infekte oder Emotionen eine Rolle. Der Einfluss der Emotionen kommt daher, dass Hirn und Bauch eng miteinander verknüpft sind. Das bedeutet, dass einerseits eine miese Stimmung Ihren Bauch zum Grummeln bringen und andererseits ein grummelnder Bauch auf Ihre Stimmung schlagen kann. Diese Schnittstelle sollten Sie sich merken, da sie uns auf Lebensmitteln aufmerksam macht, die wir schlecht vertragen und in Zusammenhang mit Stress stehen kann, siehe Kapitel 2.6. Sie können sich die Diagnose als das Vorliegen einer Signalstörung zwischen Kopf und Bauch vorstellen. Die schlechte Nachricht ist, dass die Empfindlichkeit in etwa 70 % der Fälle Betroffene für lange Zeit begleitet. Die gute Nachricht ist, dass sie keinen Krebs verursacht und die Folgen mit einer geeigneten Diät in den meisten Fällen deutlich gedämpft werden. Aufgrund der Langfristigkeit ist eine passende Diät, sofern sie anschlägt, Medikamenten vorzuziehen. Jedes Medikament hat Nebenwirkungen und eine Diät ist zudem meistens günstiger.

Zusammenfassung

Ein Reizdarm begleitet Sie meist auf lange Zeit. Es handelt sich um eine Überempfindlichkeit des Bauches. Folgender Zusammenhang besteht:
Unruhe ←→ Grummeln im Bauch. Ein Reizdarm ist keine Ursache von Krebs. Durch eine angepasste Ernährung bekommen die meisten Betroffenen Ihre Symptome in den Griff. Eine wirksame Diät ist einer medikamentösen Behandlung vorzuziehen. Ein empfindlicher Darm ist kein Zeichen von Charakterschwäche. Eine fehlende Anpassung des eigenen Lebensstils lässt sich allerdings als eine solche auslegen.

1.5 Die Klötze und wie Ihr Bauch kämpft

Klötze sind also Kohlenhydrate, die entweder vom Ihrem Körper aufgenommen und dann in Energie umgewandelt werden, oder, wenn Sie einen Drachen haben, dort angelangen und von ihm zu Beschwerden ausgebrütet werden. Dies können Sie sich so vorstellen, dass Ihr Körper ein Klotz-Abfangschild entwickelt hat. Ihr Bauchschild funktioniert so wie das Kleinkind-Spiel, bei dem verschiedenförmige Klötze durch Öffnungen einer Dose geschoben werden sollen. Passt ein Klotz hindurch, wird er abgefangen und vom Körper abgebaut. Die Krux: Jeder Mensch verträgt unterschiedlich viele der verschiedenen Klötze (hat einen unterschiedlich beschaffenen Schild). Einige kann kein Schild effizient abfangen, was Menschen ohne Drachen jedoch nichts ausmacht. Das sehen Sie an dem kein Einlass Zeichen auf der runden Öffnung der Abbildung des Abfangschilds.

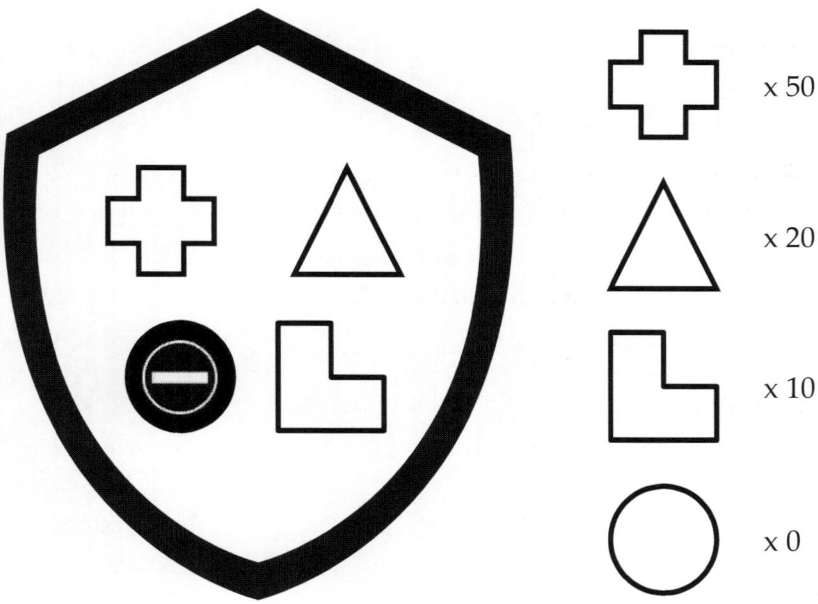

Kreuzklötze kann der abgebildete Bauchschild mit einer Kapazität von 50 Stück sehr gut aufnehmen. Gegen runde Klötzen kann er leider nichts ausrichten. Ein runder Klotz gelangt bei dem, zu dem das Schild gehört direkt zum Drachen und der bläst ihm bspw. den Bauch voll. Der Drache könnte auch versuchen Feuer zu speien. Der Bauch reagiert dann so wie ein trockener Schwamm, den Sie ins Wasser legen. Er saugt sich voll und dehnt sich aus – das Löschwasser sammelt sich an. Luft und oder Wasser bewirken Beschwerden. Klötze im Darm bedeuten also:

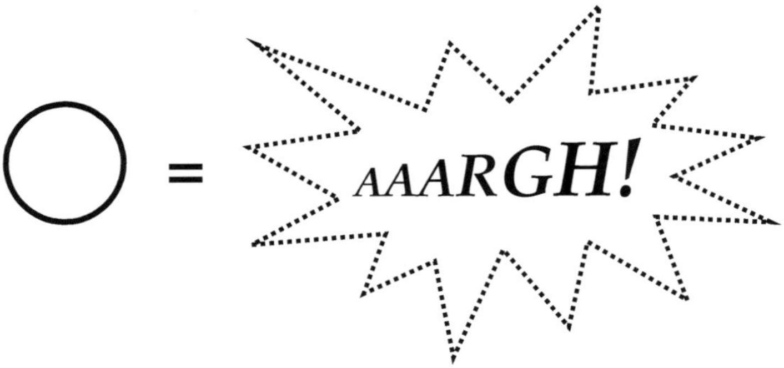

Auf Ihren Schild kommt es an

Hat der Atem- oder der Ersatztest bewiesen, dass die Kapazität Ihres Schilds für den Klotz Fructose, Lactose und/oder Sorbit prima ist? Erster Punkt für Sie gegen den Drachen. Produkte, die nur Klötze enthalten, die Ihr Schild prima abfängt – gegen die Sie keine Unverträglichkeit aufweisen, können Sie bedenkenlos weiter in normalen Mengen verzehren. Die anderen müssen Sie mehr oder weniger meiden. Doch wer sind diese mysteriösen Klötze eigentlich? Es folgen die Klotz-Steckbriefe.

1.5.1 Klotz Nummer 1: Lactose

Kurzinfo

Lactose ist vor allem in Milch und Milchprodukten enthalten und wird darum auch Milchzucker genannt. Alle kleinen Kinder sind auf Lactose angewiesen und vertragen sie. Eine Lactoseintoleranz entsteht frühestens nach dem fünften Lebensjahr. Etwa 5-17 % der hellhäutigen und 50-100 % der restlichen Weltbevölkerung sind betroffen. Allerdings haben eben nicht alle auch einen empfindlichen Darm. Zudem können meistens kleine Mengen Lactose vertragen, also abfangen, werden.

Basis-Verträglichkeitsstufe (BVS): 1,5 g pro Mahlzeit(gemäß Glossar).

Es gibt vier Verträglichkeitsstufen (VSn) von null bis drei. Sie dienen zur Bestimmung der verträglichen Portionen im dritten Teil des Buches. Anhand der Basis-Verträglichkeitsstufe (BVS), welche VS 0 entspricht, können Sie die Portionsgrößen ermitteln, bei denen Sie unabhängig von der Abfangkapazität Ihres Schilds Beschwerden durch den jeweiligen Klotz vermeiden. Dafür sind die Portionen hier am geringsten. Wie Sie Ihre Verträglichkeitsstufe (VS) im Falle einer Unverträglichkeit gegenüber einem Klotz bestimmen können, erfahren Sie im zweiten Buchteil beim Stufentest in Kapitel 2.2.4. Die BVS gilt auch während der Einführungsdiät, sofern Sie keinen Atemtest gemacht haben, bei dem eine Toleranz festgestellt wurde. Die Lebensmitteltabellen finden Sie in Kapitel 3.

Bei 1,5 g Lactose pro Mahlzeit traten bei Betroffenen die wenigsten Beschwerden auf (wobei allerdings eine Dosis von 3,3 g nicht als Vergleich vorlag). Die Autoren zeigten sich allerdings verwundert über Unverträglichkeitsreaktionen gegenüber einer Lactosefreien Vergleichsmilch. Der Grund hierfür waren womöglich andere leicht vergärbare Kohlenhydrate in der Testmilch. Diese haben eine positive Wirkung auf die Darmflora, können je nach Verzehrmenge allerdings auch Beschwerden auslösen. Die Stoffe werden den später vorgestellten Galactanen zugerechnet. Die Menge Galactane in der Milch ist abhängig von der Gattung, der Rasse und dem Monat der Stillzeit des Milchviehs. Die höchste Durchschnittsmenge ist: 0,137 g/100 ml in Kuhmilch, gefolgt von Ziegenmilch mit 0,117 g/100 ml. Da 100 ml Milch etwa 5 g Lactose und 0,137 g Galactane enthalten, wird in der Portionsstabelle pro Gramm Lactose etwa 0,03 g den Galactanen zugerechnet. Zu einer BVSn-Überschreitung der Galactane kommt es damit erst ab 350 ml Milch. In Kombination mit anderen Lebensmitteln wie Cerealien kann dies jedoch eine Rolle spielen. Die Verträglichkeitsgrenze von purer Lactose liegt im Falle einer Intoleranz mit ziemlicher Sicherheit bei bis zu 10 g pro Tag und damit etwa 3,3 g pro Mahlzeit. Lactose in Medizinprodukten, welche Sie über den Mund zuführen, sollten Sie somit in der Regel vertragen, sofern Sie während der Behandlungstage andere Lactosehaltige Produkte meiden. Die BVS wurde bei etwa der Hälfte der angeratenen 10 g Verträglichkeitsgrenze angesetzt, da manche Betroffenen nichtsdestotrotz entweder Lactose ganz vermeiden oder davon ausgehen selbst dennoch weniger davon zu vertragen.

Einfluss von Fructanen

Eine reine Verminderung der verzehrten Lactose führt bei der Mehrzahl derjenigen, die an einem Reizdarmsyndrom mit Lactoseintoleranz leiden, nur zum teilweisen Verschwinden der Symptome. Auch wenn dies schon ausreichen mag, deutet es doch darauf hin, dass Unverträglichkeiten gegenüber anderen Klötzen eine Rolle spielen und u. U. beim Ernährungsplan berücksichtigt werden sollten. Einige Betroffene von einer Lactoseintoleranz reagieren denn auch heftiger auf den in Gliederungspunkt 1.5.3 vorgestellten Klotz Fructane als auf Lactose.

Calcium

Bei einer Einschränkung des Verzehrs von Milchprodukten ist es wichtig, dass Sie Calcium auf anderen Wegen zuführen. Sie sollten als Erwachsener unter 50 Jahren (Jugendlicher) pro Tag etwa 1.000 (1.300) mg davon zu sich nehmen und als Frau (Mann) ab 50 (60) Jahren 1.200 mg. Calcium können Sie durch manche Lactosefreie Milch(-ersatz-)produkte, manche Eiweißpulver (1.200 mg /100 g), Cheddarkäse (721 mg/100 g), Mandeln (236 mg/100 g), Lachs und Sardinen (240 mg/100 g), Spinat (210 mg/100 g) und Feigen (162 mg/100 g) oder Calcium-Tabletten aufnehmen. Achten Sie bei der Auswahl von Tabletten darauf, dass diese soweit möglich keine (kritischen Mengen) anderer für Sie problematischer Klötze enthalten.

Depression

In einer Studie mit zufällig ausgewählten Teilnehmern, die unter depressiven Verstimmungen leiden, konnte mittels Atemtest bei über 70 % eine Klotzintoleranz ermittelt werden, während der Anteil unter gesunden Menschen in der Region nur bei 15 % lag. Dies heißt noch nicht, dass viele, die eine Intoleranz haben depressiv sind, jedoch, deutet es darauf hin, dass Menschen mit einer Depression häufig unter einer Intoleranz leiden. Daher wurden in einem Gegentest Menschen, die unter einer Unverträglichkeit leiden, auf das Vorliegen einer Depression untersucht. Bei 28,5 % der Teilnehmer, einem deutlich über dem Schnitt der Gesamtbevölkerung liegenden Anteil, lagen die Testergebnisse im depressiven Bereich.

Serotonin ist ein Botenstoff des Körpers, der für gute Stimmung sorgt. Er wird aus dem in der Nahrung enthaltenen Tryptophan gebildet. Vermutlich verbinden sich zumindest einige Klötze, welche den Schutzschild passieren, mit Tryptophan zu einer nicht absorbierbaren Substanz. Durch die Reduktion des vorhandenen Tryptophans wird phasenweise weniger Serotonin vom Körper erzeugt. Durch die Reduktion des vorhandenen Tryptophans wird phasenweise weniger Serotonin vom Körper erzeugt. Die in der Drachenhöhle angelangten Klötze, hindern somit den Körper daran, positive Gefühle aufkommen zu lassen. Bei einem Versuch, bei dem die Verzehrmenge von Fructose und Sorbit reduziert wurde, gingen die Depressionsgrade bei der Mehrzahl auf ein Normalmaß zurück. Ist dem so, verbessert sich durch das Einhalten der für Sie geltenden Verträglichkeitsstufe(n) bei der Wahl der Portionsgrößen Ihre Stimmungslage (Ihr Serotoninhaushalt). Grund ist, dass weniger der Klötze zum Drachenhort gelangen. Allerdings ist im Falle einer depressiven Verstimmung besondere Disziplin beim Einhalten der Portionsgrenzen gefragt: Ein Mangel an guter Laune (Tryptophan) kann den Hunger auf Süßigkeiten begünstigen. Süßigkeiten enthalten wiederum häufig Klötze. Durch Aufnahme der in den Süßigkeiten enthaltenen Klötze sinkt bei einer Intoleranz weiter die Stimmung – ein Teufelskreis. Den Klotzgehalt von Süßigkeiten können Sie den Listen in Teil III entnehmen. Auch wenn Sie keine Depression haben, merken Sie sich bitte, dass eine Depression (sofern sie eine Stoffwechselstörung ist) auf Nahrungsabbau-, bzw. -umsetzungsfehlern beruhen kann. Betroffene können diese mit purem Willen kaum beeinflussen und sollten sich daher stets helfen lassen.

Enzymkapseln

Gehen Sie davon aus, pro Mahlzeit circa 3 g Lactose abbauen zu können, dann lohnt sich eine Tabletteneinnahme erst bei einer Überschreitung der 3 g-Verträglichkeitsstufe (VS) Nummer 1. Achten Sie bitte bei Enzymtabletten darauf, dass diese frei von anderen für Sie problematischen Klötze sind, z. B. enthalten manche Sorbit oder Mannitol. Damit sie wirken können, ist wichtig, dass die Lactase-Enzyme zur gleichen Zeit wie die Lactose, ja überhaupt, im Dünndarm ankommen ohne zuvor durch Säure zerstört zu werden. Hierzu erscheinen (magensäureresistente) Kapseln am geeignetsten. Bei einer Untersuchung war die effektivste Kapsel lediglich in der Lage 2,7 g Lactose zu zerlegen. Um damit ein 250 ml Glas, also etwa 12,5 g Lactose, freie Milch zu erzeugen, wären abzüglich der 3 g mindestens vier Kapseln nötig. Die Anzahl erforderlicher Kapseln können Sie der K-Spalte in der Lebensmitteltabelle des dritten Buchteils entnehmen.

Worin steckt der Klotz?

Milchzucker ist in allen (Säugetier-)Milchprodukten und leider auch in vielen verarbeiteten Lebensmitteln wie Fleischwurst, Panaden, Soßen und auch Medikamenten (wenngleich in Medizin meist in verträglichen Mengen, sofern sonst nichts Lactosehaltiges konsumiert wird) enthalten. Rohmilch hat tendenziell den höchsten Lactoseanteil, während einige Trockenkäse, wie Cheddar, davon nahezu frei sind. Glücklicherweise können Sie begrenzte Mengen an Lactose verwerten und es gibt Enzymtabletten sowie eine Vielzahl an Milchersatz- und von Lactosebefreite Produkten, wie Reismilch oder „Lactosefreie" Milch. Vorsicht: Sojamilch enthält die beiden Klötze Fructane und Galactane. Reismilch ist hingegen frei davon.

1.5.2 Klotz Nummer 2: Fructose

Kurzinfo

Fructose ist von Natur aus in Früchten enthalten und wird darum auch Fruchtzucker genannt. Von Menschen mit ungeklärten regelmäßigen Bauchbeschwerden haben 39 % bei Dosen von 15 g und 70 % bei Dosen von 30 g Fructose Beschwerden. Weltweit werden zwischen 11 und 54 g pro Tag und damit pro Mahlzeiten 4-18 g konsumiert. Der Klotz Fructose verursacht folglich bei vielen Menschen mit Reizdarm Symptome. Wie auch bei den anderen Klötzen variiert die verträgliche Menge von Mensch zu Mensch. Haben Sie keine Fructose-Unverträglichkeit, besteht kein Grund diese zu beachten. Die Fructose-VSs gelten also nur bei einer Fructoseintoleranz oder einem derzeit undefinierten Reizdarmsyndrom.

BVS: (Glucosebalancierte Fructose 5 g pro 100 g)[1]
Glucosefreie Fructose 0,5 g pro Mahlzeit[2]

Sind Sie in Bezug auf Ihre Fähigkeit Fructose abzubauen eingeschränkt, machen Sie sich mit folgenden Eigenheiten vertraut, die die Aufnahme von Fructose durch Ihren Körper beeinflussen:

Einfluss von Glucose

Stellen Sie sich vor, Ihr Abfangschild, siehe Kapitel 1.5, wird von einem riesigen Wächter getragen. Kommt Fructose, ein Klotz mit den Eigenschaften einer Fliege, ist es für den Wächter meistens eine Herausforderung ihn zu fangen, besonders wenn mehrere Einheiten Fructose auf einmal erscheinen. Anders ist es wenn Glucose, ein Tropfen Zuckersaft mit der Reaktionszeit einer Schnecke, da ist. Auf Glucose lässt sich Fructose, wie jede Fliege, gern nieder, und dann hat der Wächter leichtes Spiel. Zuweilen kommt allerdings auch Sorbit, ein Klotz wie eine sirrende Mücke, daher. Sorbit ist besonders schwer zu fangen und lenkt den Wächter von Fructose ab. Ist Sorbit da, gelangt darum mehr Fructose zum Drachen.

Das bedeutet: Ist das Verhältnis von Glucose zu Fructose gleich oder ist mehr Glucose vorhanden, wird die Aufnahme von Fructose deutlich ver-

---

[1] Gleiches Verhältnis von Fructose zu Glucose liegt vor, wodurch die Fructose deutlich besser vertragen wird.

[2] Die Menge Fructose, die die Menge der Glucose im Lebensmittel übersteigt.

bessert. Daher rührt die im Folgenden vorgenommene Unterscheidung zwischen glucosebalancierter und freier Fructose. Sie können deutlich mehr Fructose vertragen, wenn das Verhältnis von Fructose zur Glucose ausgeglichen ist. Im Hinblick auf den Gasanteil im Atem wird glucosebalancierte Fructose über zehn Mal besser als freie Fructose abgebaut. Bei Lebensmitteln, bei denen das Verhältnis ungünstig ist, also mehr Fructose als Glucose enthalten ist, können Sie es künstlich ausgleichen. Dazu essen Sie Lebensmittel, die besonders viel überschüssige Glucose enthalten. Anmerkung zur VS für glucosebalancierte Fructose: Verschiedene Untersuchungen zeigten, dass Menschen mit einer Fructoseintoleranz dennoch 50 g Fructose vertragen, sofern im entsprechenden Verhältnis Glucose vorhanden ist. Die Beschränkung für glucosebalancierte Fructose wird lediglich aufgrund eines mehrdeutigen Studienergebnisses angegeben: Trotz der offenbar optimalen Abbaurate bei einem entsprechenden Glucoseverhältnis gelangten bei einer Tagesdosis von 17 g balancierte Fructose 0,4 g unverdaut im Enddarm an. Bei 98 g balancierter Fructose lag die Menge zwar auch nur bei 0,56 g, eine nachträgliche Zersetzung durch Bakterien könnte das Ergebnis jedoch verzerrt haben. In der Lebensmittelliste bleibt glucosebalancierte Fructose wegen der Zweifelhaftigkeit unberücksichtigt. Wenn Sie möchten, können Sie sich allerdings, z. B. bei Süßigkeiten, an den in den Inhaltsstoffen angegebenem Zuckergehalt pro 100 g richten. Dies liegt daran, dass Zucker zu einem Teil aus Glucose und zum anderen aus Fructose besteht. Die angemessene Portionsgröße in Bezug auf freie Fructose können Sie parallel den Tabellen in Teil 3 dieses Buchs entnehmen. Wenn Sie Ihren Zuckerkonsum einschränken möchten und ein Getränk enthält zu viel davon, können Sie sich mit einer passenden Verdünnung mit Wasser behelfen. Allgemein ist es gut, den Zuckerkonsum zu reduzieren, siehe Kapitel 2.1.4.

Einfluss von Sorbit

Auf Sorbit sollten Sie bei einer Fructoseunverträglichkeit möglichst vollständig verzichten. Sorbit hemmt die Aufnahme von Fructose, wird selbst meist schlecht abgebaut und ist damit des Drachen bester Freund. Leider konnte kein Ansatz für eine BVS gefunden werden. Allerdings können Sie Ihre VS im Zuge der Verträglichkeitsstufenstrategie nach drei Wochen Einführungsdiät für sich selbst herausfinden, siehe Kapitel 2.2.4.

Hereditäre Fructoseintoleranz

Wurde bei Ihnen die sehr seltene, vererbbare und leider noch nicht heilbare *hereditäre Fructoseintoleranz* festgestellt, kann die Aufnahme von Fructose lebensbedrohliche Folgen haben. Lassen Sie sich von Ihrem Arzt beraten. Sie können die Lebensmitteltabelle in diesem Buch nutzen, um Lebensmittel ohne Fructose zu finden.

Unterversorgung mit Folsäure

Eine Fructoseintoleranz wirkt sich meist negativ auf die Folsäureaufnahme aus. Da eine Folsäureunterversorgung Herzkreislauferkrankungen begünstigt, kann es sinnvoll sein, entsprechende Nahrungsergänzungsmittel einzunehmen.

Ansonsten ist Folsäure bspw. in Kellogg's® Cornflakes (323 µg/100 g), manchen Eiweißpulvern (280 µg/100 g) und Rundkornreis (225 µg/100 g) enthalten. Empfohlene Tagesdosis: Männer 300 µg, Frauen 250 µg und Schwangere 400 µg.

Depression

Siehe hierzu Seite 15.

Enzymtabletten

Xylose Isomerase ist am Markt erhältlich. Dem Autor ist nur eine Studie bekannt, deren Ziel es ist, deren Effizienz zu zeigen. Dort betrug die Symptomverbesserung etwa 41 %. Ob Ihnen das den derzeit hohen Verkaufspreis wert ist, liegt bei Ihnen.

Lebensmittel mit Glucoseüberschuss

Einige wenige Lebensmittel haben überschüssige Glucose und sind auch ansonsten klotzfrei. Sie können beim gleichzeitigen Verzehr der folgenden Lebensmittel die VS von Fructose (0,5 g) bzw. die Portionsgröße eines durch freie Fructose beschränkten Lebensmittels u. U. vervielfachen – testen Sie es bei Interesse für sich selbst aus. Multiplizieren Sie dazu die für Ihre VS angegebene Portionsgröße des jeweiligen Fructosehaltigen Lebensmittels mit dem zu Ihrer VS gehörigen Multiplikator der nachfolgenden Tabelle (eine der letzten vier Spalten.

Lebensmittel	Portions-gewicht	freie Glucose	BVS ×	VS 1 ×	VS 2 ×	VS 3 ×
Ahornsirup	30 g	0,32 g	1,5	1,25	1	1
Avocado Florida	37,5 g	0,72 g	2,25	1,5	1,25	1,25
dünne Ananasscheibe	56,3 g	0,68 g	2,25	1,5	1,5	1,25
Mozarella	28 g	0,16 g	1,25	1	1	1
Zuckermais	82 g	1,22 g	3,25	2	1,75	1,5

Sie können pure Glucose auch als Pulver über das Internet erwerben. Anzumerken ist dabei, dass ein hoher Zuckerkonsum aus Gesundheitsgründen vermieden werden sollte, siehe Kapitel 2.1.4.

Worin steckt der Klotz?

Heute ist der Klotz Fructose für den süßen Geschmack vieler Lebensmittel verantwortlich. Diesen wird er in Form von Honig, Gelierzucker und Maissirup zugesetzt. Fructose wird von Menschen problemlos abgebaut, wenn keine Intoleranz vorliegt. Auf welchem Weg Sie Fructose hauptsächlich einnehmen hängt von Ihren Ernährungsgewohnheiten ab. In den USA werden im Durchschnitt etwa zwei Drittel durch Erfrischungsgetränke und andere damit angereicherte Fertigprodukte aufgenommen und etwa ein Drittel in Form von Früchten. In Finnland ist das Verhältnis in etwa genau umgekehrt.

1.5.3 Klotz Nummer 3: Fructane

Kurzinfo

Beim Abbau von Fructanen entsteht Fructose, daher die Namensverwandtschaft. Es hat sich gezeigt, dass bei der Verwertung (Fermentierung) von **kurzkettigen** Fructanen durch Klotzdrachen (Bakterien) Gas entsteht. Das ist nicht alles. Unser Körper verwertet Fructane kaum. Bis zu **89 %** von Ihnen werden den Bakterien im Enddarm aufgetischt und damit mehr als von irgendeinem anderen Klotz. Erschwerend kommt hinzu, dass andere Klötze, wie Fructose, umso schlechter vertragen werden, je mehr Fructane gegessen wurden. Zudem verursachen Fructane bei manchen Menschen mit einer Lactoseunverträglichkeit sogar schlimmere Beschwerden als Lactose selbst. Wie bei den anderen Klötzen gilt auch hier, dass einem Menschen ohne empfindlichen Darm Fructane kaum etwas ausmachen. Wenn Sie jedoch an Symptomen leiden und diese durch eine Verringerung des Verzehrs von dem/den aus der Gruppe Fructose, Lactose und Sorbit nicht vertragenen Klotz/Klötzen nicht zufriedenstellend zurückgehen macht es für Sie Sinn, Fructane und die später vorgestellten Galactane bei den Mahlzeiten zumindest testweise zu reduzieren.

BVS der Summe aus Fructane und Galactanen: 0,5 g pro Mahlzeit.

Worin steckt der Klotz?

Fructane nehmen wir insbesondere beim Verzehr, verträgliche Mengen bei der BVS in Klammern, von Knoblauch (eine Zehe), Zwiebeln (15 g), Artischocken (17 g), Cerealien (21-45 g) und Nudeln (147 g) sowie Backwaren wie Brot, Kuchen, Plätzchen und Pizzen zu uns. Getreideprodukte enthalten deutlich weniger Fructane als das Gemüse. Da wir jedoch meistens viele Getreideprodukte essen, nehmen wir Fructane vor allem durch sie auf. An zweiter Stelle stehen Zwiebeln. Es besteht bei Fructanen kein Bezug zu Gluten. Auch glutenfreies Brot enthält meistens Fructane, allerdings etwa ein Drittel weniger als normales Brot. Frei von Fructanen ist Reisbrot, da hier im Gegensatz zu Kartoffel- oder Maisbrot für gewöhnlich kein Weizen beigemischt wird. Besonders verträglich ist außerdem Dinkelbrot (250 g) gegenüber Roggen- und Weizenbrot (jeweils eine Scheibe). Fructane sind auch in manchen Obstsorten enthalten. Beschränken Sie sich bspw. auf eine ¾ Banane, eine halbe Nektarine und zwei Scheiben Ananas. Der hohe Fructangehalt in Artischocken, Chicorée und Topinambur legt nahe, diese zu meiden.

In verträglichen Mengen haben Fructane gute Eigenschaften. Aus diesem Grund werden sie in Form von Inulin einigen Lebensmitteln zugesetzt. Beispiele hierfür sind manche Buttersorten, Cerealien, Eiscremes, Getränke, Joghurts, Schokoladen und Süßigkeiten. Die jeweils zugesetzte Menge Inulin ist, abgesehen von den Herleitungen in der Lebensmitteltabelle dieses Buchs, fraglich. Sicherheitshalber können Sie Produkte bei deren Inhaltsstoffen Inulin angegeben wird meiden, ähnliche Produkte der Lebensmitteltabelle des Buchs als Referenz für die Portionsgröße in Anbetracht Ihrer VS für Fructane nehmen oder einen produktbezogenen Einzeltest im Hinblick auf die von Ihnen vertragene Menge machen, siehe Kapitel 2.2.6. Übrigens haben manche Menschen eine Inulin-Allergie.

Sie werden feststellen, dass Sie sogar die BVS von 0,5 g Fructane pro Mahlzeit mit einer geringfügigen Ernährungsumstellung erreichen. Fructanhaltige Produkte werden oft kombiniert mit anderen Lebensmitteln verzehrt. Denken Sie bei den Portionsangaben in Teil 3 des Buches daran, dass sich bei einer Kombination fructanhaltiger Lebensmittel die jeweiligen Einzelportionsgrößen verringern. Um ein fructanhaltiges Lebensmittel mit einem anderen fructan- oder galactanhaltigen Lebensmittel zu kombinieren, halbieren Sie bspw. die Menge der beiden.

Einfluss auf Nährstoffversorgung

Durch die Verminderung der Fructane kann es erforderlich sein, Ihre Versorgung mit Eiweißen, kurzkettigen Fettsäuren und Ballaststoffen zu planen. Ausgleichsstrategien finden Sie im Strategieteil ab Kapitel 2.

1.5.4 Klotz Nummer 4: Galactane

Kurzinfo

Die kurzkettigen[3] Galactane werden wie die Fructane vom Körper nicht abgebaut und gelangen zu kolossalen Teilen in den Enddarm. Da es sich bei den kurzkettigen Fructanen und Galactanen um ähnliche Oligosaccharide handelt, erhalten beide eine gemeinsame BVS von in Summe 0,5 g.

BVS von Fructanen plus Galactanen: 0,5 g pro Mahlzeit.

Prebiotika kaufen?

Die Europäische Behörde für Lebensmittelsicherheit (EFSA) hat die Wirksamkeit von Prebiotika regelmäßig verneint und Probiotica mangels stichhaltigen Wirkungsbeweises allenfalls als möglicherweise hilfreich bezeichnet. Prebiotikahersteller schreiben künstlichen Galactanen einen positiven Beitrag zur Verbesserung der Darmflora zu. Eine mit einem Prebiotikahersteller-Mitarbeiter angefertigte Studie „zeigt", dass 3,5 g einer Spezialform künstlicher Galactane, die im Enddarm ankommen, positiv auf die Bakterienflora wirken und damit zu Verbesserungen der Symptome Bauchweh, Blähungen, Durchfall und Verstopfung um im Schnitt 37 % führen. In den Ergebnissen wird zudem darauf verwiesen, dass einige künstlich hergestellte Galactane verglichen mit natürlichen Formen gasärmer abgebaut werden. Gleichzeitig entstehen, dies wird allgemein anerkannt, nützliche Fettsäuren. Wie gesagt widerspricht die EFSA ansonsten der Wirksamkeitsaussage.

Über 80 % der Teilnehmern, die in einer Studie den in diesem Buch beschriebenen Ansatz befolgten und Fructose und Fructane konsequent entsprechend der BVSn einschränkten, erfuhren eine Linderung Ihrer Symptome von im Schnitt 70 %. Außerdem wirkt sich eine Reduktion der im Darm ankommenden Klötze wohl positiv auf die Stimmung aus, siehe Seite 15. Dies spricht für die Diät.

---

[3] Kategorie: Raffinose und Stachyiose.

Enzymtabletten

Speziell für Galactane gibt es Enzymtabletten, die durch Galactane entstehende Symptome vermeiden helfen sollen. Sie enthalten das Enzym Alpha-Galactosidase. Die Wirkung ist umstritten. Sofern die Tabletten, die Angabe fehlt teilweise auf den Packungen, aus dem Schimmelpilz Aspergillus Niger hergestellt werden, enthalten sie den Klotz Mannitol, ein Zuckeralkohol, das in allen Pilzen vorkommt. Zudem können die Tabletten ggf. Allergien auslösen. Vorsichtig sollten Sie außerdem bei einer Fructoseintoleranz sein, da die Enzymtabletten die Galactane in Fructose spalten. Sofern Ihr Körper die Fructose nicht umgehend abbaut, gelangt diese in den Enddarm. Dort freuen sich die gasproduzierenden Bakterien, denen Arbeit abgenommen wurde. Sie haben dann nichts gewonnen. Diese Enzymtabletten können nur nützen, wenn Sie Fructose und Sorbit vertragen und keine Allergie gegen Aspergillus Niger haben.

Worin steckt der Klotz?

Jedes Böhnchen gibt ein... – kritische Mengen von Galactanen kombiniert mit Fructanen (BVSn Verzehrmenge in Klammern), sind in Bohnen (1 EL), Erbsen (1 EL), Kichererbsen (9 EL) und Sojabohnen (3 EL) enthalten. Vor allem als Vegetarier sollten Sie das beachten. Nennenswerte Mengen sind zudem in Haferflocken (5 EL), Linsen (5 EL), Weizen- und Roggenbrot (eine Scheibe) und Zwieback (ein Stück) enthalten. Darüber hinaus sind kurzkettige Galactane auch in Milch enthalten. Agar und Carageen enthalten zwar auch Galactane, diese sind allerdings länger und werden von den Darmbakterien kaum zersetzt. Hin und wieder steht deren Verträglichkeit bei Betroffenen dennoch infrage. Mangels stichhaltiger, dem Autor bekannter, Gründe hierfür wird dem nicht weiter nachgegangen. Im Zweifel können Sie deren Wirkung allerdings im Rahmen einer Alternativdiät, siehe Kapitel 2.2.6, selbst für sich prüfen.

1.5.5 Klotz Nummer 5: Sorbit u. a.

Zuckeralkohole wie Sorbit kommen von Natur her in einigen Obst und Gemüsesorten vor. Weitere Verwendung finden sie als Süßungsmittel und als Trägerstoff für manche Medikamente. Oft werden Zuckeraustauschstoffe auf Verpackungen nur als Kürzel angegeben. Die relevanten Kennzeichnungen erfahren Sie in Kapitel 2.4.

BVS für die neun berücksichtigten Zuckeralkohole, wie Sorbit: 0 g

Sorbithaltige Lebensmittel sind oftmals Beschwerdeauslöser. Unproblematisch ist Sorbit für Sie dann, wenn Sie laut Atem- oder Ersatztest weder an einer Fructose- noch einer Sorbitintoleranz leiden. Haben Sie eine Fructose, nicht jedoch eine Sorbitintoleranz, genügt es, wenn Sie sich in den Tabellen in Teil 3 dieses Buches an die sorbitkorrigierten Portionsgrößen halten. Haben Sie eine Sorbitintoleranz, macht es aufgrund der radikalen BVS natürlich Sinn, Ihre persönliche VS zu ermitteln, siehe Kapitel 2.2.4. Für diese BVT sprechen folgende drei Gründe:

1. Der Atemtest für Sorbit fällt bei **58** % der Menschen mit Reizdarm und **53** % der gesunden schon bei 5 g positiv aus (auf Grundlage mehrerer Studien mit insgesamt 564 Teilnehmern).
2. Wird bei einer Fructoseintoleranz Sorbit verzehrt, verschärft sich die Unverträglichkeit, da Sorbit wenn überhaupt zu freier Fructose abgebaut wird und zur gleichen Zeit den Abbau der ohnehin vorhandenen Fructose blockiert (da beide einen Transportmechanismus teilen, bei dem Sorbit bevorzugt wird).
3. Zuckeralkohole werden von vielen unvollständig verwertet und führen teils schon im Dünndarm zu einer Wasseransammlung und einer Verringerung von dessen Fähigkeit zur Stoffaufnahme. Im Schnitt gelangen 25-40 % der Zuckeralkohole in den Darm. Schon kleine Mengen Sorbit können Beschwerden verursachen.

Einfluss auf Symptome

Bei einer Studie in den Niederlanden im Jahr 1993 wurde Apfelsaft mit einer hohen Menge Glucose versetzt. Hierdurch konnten die vom Apfelsaft verursachten Beschwerden um 80 % reduziert werden. Allerdings muss dabei bedacht werden, dass die beigegebene Glucose auch die ggf. beim Sorbitabbau entstehende freie Fructose bindet. Gesetz der Annahme, dass ein Drittel der Beschwerden durch nicht abgebautes Sorbit, ein weiteres durch die beim Sorbitabbau entstehende freie Fructose und das verbleibende Drittel durch die von Sorbit blockierte Fructose entsteht, ist Sorbit also für 30 % der Beschwerden vom Apfelsaft verantwortlich. Aus dem durchschnittlichen Sorbitgehalt eines Apfels (etwa 0,56 g, bei etwa 4 g an freier Fructose) ergibt sich, dass 1 g Sorbit in Kombination mit freier Fructose etwa drei Mal so viele Beschwerden wie 1 g freie Fructose allein bewirkt und 1 g Sorbit allein, ohne freie Fructose, etwa doppelt so viele Beschwerden wie Fructose. Bei der kombinierten Mengenangabe für Fructose und Sorbit wird ersteres berücksichtigt.

Worin steckt der Klotz?

Zuckeralkohole sind von Natur her in verschiedenen Früchten und Gemüsesorten (frisch und getrocknet) enthalten. Außerdem werden sie Lebensmitteln als Zuckerersatzstoff beigemischt. Von Diabetikerprodukten wie Marmelade (bis 57 g / 100 g) und Schokolade (bis 40 g / 100 g), über Eis, Fertigmüslis, Fisch- und Fleischpanaden, zuckerfreien Kaugummis (bis 2,5 g / Stück), Medizin, zuckerfreie Mintpastillen (bis 2 g / Stück), Mundhygieneartikeln, Säften, Softdrinks, Soßen, Süßigkeiten bis hin zu Würsten findet Sorbit teilweise Verwendung. Wie Sie sehen, enthalten manche Diabetikerprodukte über 20 g Sorbitol. Ein Test mit 39 gesunden Probanden hat ergeben, dass 84 % von ihnen 20 g Sorbit nicht abbauen können. Die Zulassung entsprechender Produkte ist daher bedenklich.

1.5.6 Bauchbeschwerden bei Kindern

Kindern im Alter von 14 bis 58 Monaten wurde bei einer Studie 250 ml Apfelsaft verabreicht. Anschließend wurden alle, die unter chronischem Durchfall litten, und sogar 65,5 % der gesunden Kinder positiv auf eine Intoleranz getestet. Ein Verzicht auf Apfelsaft führte bei **allen** Kindern zur Genesung. Das Ergebnis deckt sich mit einer anderen Studie, die zeigte, dass bei vielen Kindern Durchfall und Bauchschmerzen auftreten, wenn sie zu viel Fruchtsaft trinken. Säfte mit Sorbit waren besonders häufig die Auslöser. Allgemein sollten Sie Ihrem Kind pro Tag maximal 10 ml Saft pro Kilogramm Körpergewicht geben. Zudem sollten Sie dabei Fruchtgetränke meiden, die Sorbit oder hohe Mengen an freier Fructose enthalten, wie z. B. Apfel- und Pfirsichsaft.

1.6 Zusammenfassung von Teil 1

Ihr Bauch ist in der Lage, manche Klötze abzufangen und aus ihnen Energie zu gewinnen. Die Kapazität dafür ist allerdings begrenzt und von Mensch zu Mensch verschieden. Lactose ist primär in Milchprodukten enthalten. Bei einer Intoleranz werden meistens kleine Mengen vertragen. Beim Reduzieren der Verzehrmenge von Milchprodukten ist es wichtig auf die eigene Calciumversorgung zu achten. Fructose ist besonders in Früchten und Softdrinks sowie in Cerealien enthalten. Zusammen mit Sorbit wird sie schlechter, zusammen mit Glucose besser abgebaut. Fructane sind vornehmlich in Getreidewaren wie Brot, Cerealien und Nudeln sowie Knoblauch und Zwiebeln enthalten und werden vom Körper kaum abgebaut. Ebenfalls kaum abgebaut werden Galactane, welche besonders in Bohnen, Linsen und Getreide vorkommen. Die strikteste BVS betrifft Sorbit, welches in vielen Fällen umgangen werden sollte. Sorbit ist vor allem in vielen Diabetiker- und Lightprodukten, einigen Früchten und Gemüsesorten sowie Soßen und Panaden enthalten.

Basis-Verträglichkeitsstufen (BVS)

Nachfolgend sind die BVS nochmals zusammen aufgeführt. An ihnen sollten Sie sich bei einer Unverträglichkeit mindestens während der drei Einführungsdiätwochen und teilweise während der Testphasen orientieren. Ob bei der nächsten Hochzeitsfeier, einer Projektpräsentation oder einem Segeltörn – es gibt Anlässe, da sollte die Verdauung einfach glatt laufen. Sie verschaffen sich vielleicht an solchen Tagen ein besonderes Sicherheits-gefühl, wenn Sie sich an die BVS der Klötze gegenüber denen Sie eine Intoleranz haben halten. Die BVS sind für:

Glucosefreie Fructose	0,5 g / Mahlzeit
Glucosebalancierte Fructose	5 g / 100 g
Lactose	1,5 g / Mahlzeit
Sorbit und andere Zuckeralkohole	0 g / Mahlzeit
Summe aus Fructanen und Galactanen	0,5 g / Mahlzeit

Bei einer Ausrichtung an den für Sie relevanten BVSs verzichten Sie so weit wie es sinnvoll ist auf die Kohlenhydrate, die zu Beschwerden führen können.

2

STRATEGIE

2.1 Missionsplanung

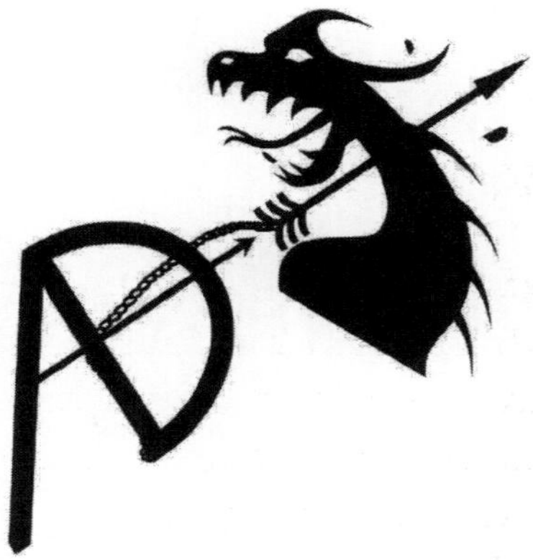

Hören Sie auf, sich vom Klotzdrachen attackieren und quälen zu lassen. Bereiten Sie sich vor für die Drachenjagd. Mit frohem Mut und Disziplin stehen die Chancen gut, dass wir Ihren Drachen an die Kette legen. Da der Drache unsichtbar ist, ist die wirksamste Strategie, dass Sie ihm möglichst wenige Klötze zukommen lassen. Bleiben Sie gleichzeitig wachsam und üben sich in der Nutzung Ihres Schilds, durch eine Ernährung nahe an Ihren VSn, so hat der Drache schlechte Karten. Sie werden also den Konsum der Ihnen Symptome bereitenden Klötze auf ein verträgliches Maß beschränken. Damit Sie sich nicht völlig umsonst einschränken und auf Lebensmittel verzichten, die Sie lieben, können Sie mit diesem Buch **Ihre Verträglichkeitsgrenzen der Klötze mit einem Stufentest ermitteln, Kapitel 2.2.4**. Insbesondere für Kinder sollte ein qualifizierter Arzt das Vorgehen genehmigen.

Diese Seite wurde bewusst frei gelassen.

2.1.1 Wegweiser

In der nachfolgenden Tabelle finden Sie die fünf möglichen strategischen Hauptschritte, ihre Erfordernis, ihre Dauer und ihren Zweck.

1) Pflicht	**Symptomvermerk(blatt)** Dauer: 4 Tage	Ausgangslage bestimmen: Welche Symptome haben Sie und wie stark sind sie?
2) Wahl	**Atemtest beim Facharzt** Dauer: 6 Tage	Ermittlung der Klötze, gegen die eine Intoleranz vorliegt. Ziel ist auch die Verringerung des Aufwandes bei Schritt 3.
Schnellausstiegsmöglichkeit nach positivem Atemtest	Halten Sie die BVS für die Klötze ein, gegenüber denen eine Intoleranz festgestellt wurde. Füllen Sie nach zwei Wochen vier Tage lang erneut das nachfolgende Symptomvermerkblatt aus und bewerten Sie den Erfolg Ihrer Diät. Dauer: Mindestens 3 Wochen, in Abhängigkeit von Ihrer Zufriedenheit, siehe rechte Spalte.	A) Sie sind zufrieden. Wollen Sie Ihre Einschränkungen nach Möglichkeit mindern? Machen Sie den Stufentest, Schritt 5). B) Sie sind unzufrieden. Führen Sie Schritt 3) durch und machen Sie anschließend zumindest einen Atemtest-Ersatztest für Fructane und Galactane. Hat sich wieder keine Besserung gezeigt, testen Sie die Alternativen in Kapitel 2.2.6.
3) (Pflicht)	**Einführungsdiät und Symptomvermerk(blatt)** an den letzten vier Tagen. Dauer: 3 Wochen	Verschafft die Diät die erhoffte Symptomminderung bei Einhaltung der BVSn? Falls nein, siehe Kapitel 2.2.6.
4) Wahl: statt 2)	**Atemtestersatztest** Dauer: 5 Wochen für alle Klötze	Ermittlung der Beschwerdeverursacher für die kein Atemtest angeboten wird. Außerdem Verringerung des Aufwandes bei Schritt 5).
5) Optional	**Stufentest** Dauer: 1 Klotz ~½ Monat 2 Klötze ~1½ Monate 3 Klötze ~2½ Monate 4 Klötze ~5 Monate	Ermöglichung einer so freien Ernährung, wie sie in Anbetracht Ihrer Intoleranz(en) möglich ist, durch Bestimmung Ihrer **persönlichen VSn**

Die umfassende Strategie besteht darin, die Abfangkapazitäten Ihres Schilds zu bestimmen. Der erste Schritt ist die Prüfung Ihres Status Quo. Dazu tragen Sie vier Tage lang Ihre Symptome auf dem nachfolgenden Vermerkblatt ein und bewahren dieses auf. Sie sollten dabei **gewöhnliche Tage** wählen, bei denen weder Drogen noch Krankheit oder Stress Ihre Symptome beeinflusst haben könnten. Im Zweifel streichen Sie den Tag und füllen das Blatt am nächsten aus, den Sie für normal halten. **Wichtig: Dies gilt ebenso für alle folgenden Tests. Wenn Sie Zweifel haben, dass es sich um einen normalen Durchschnittstag handelt, bei dem keine ungewöhnlichen Umstände Ihre Symptome verzerrt haben könnten, wiederholen Sie den Test, um ein möglichst verlässliches Ergebnis zu erhalten.** An den Tagen, an denen Sie Ihre Symptome erfassen, sollten Sie die Kopie des Symptomvermerkblatts stets bei sich tragen. Idealerweise füllen Sie es direkt nach Ihrer Mahlzeit also z. B. morgens um 7 Uhr, mittags um 13 Uhr und abends um 19 Uhr aus. Nach den vier Tagen des Status Quo-Checks sollten Sie auch Ihren regelmäßig vorkommenden Stuhltyp klassifizieren. Je nachdem, ob Sie eher Durchfall, Verstopfung oder einen Mix aus beidem haben, sind Sie ein Reizdarm(RD)-D, RD-V(Int.: C) oder RD-M Typ. Sind Sie von Verstopfung und Durchfall verschont, ist Ihr RD-Typ un**klassifiziert**. Berichten Sie Ihrem Arzt, welcher Typ für Sie zutrifft. Nachdem Sie den Status Quo Ihrer Symptome vier Tage lang festgehalten haben, können Sie den Atemtest zur Bestimmung von Intoleranzen machen. Lassen Sie sich dazu bitte zu einem Facharzt, einem sogenannten Gastroenterologen verweisen, der einen Atemtest mit Ihnen durchführen wird. Für den Fall, dass dieser in Ihrer Region nicht angeboten wird, können Sie nach der Einführungsdiät einen Ersatztest machen, siehe Kapitel 2.2.3. Sofern Sie die Einführungsdiät machen möchten, lesen Sie bitte zunächst weiter bis einschließlich Kapitel 2.2.2. Dies gilt auch für den Fall, dass Sie sich für die Schnellausstiegsmöglichkeit entschieden haben.

Den Klötzen, bei denen der Atem- oder Atemtestersatztest keine Intoleranz erkennen lässt, brauchen Sie diesem bei Ihrer Diät keine Beachtung schenken. **Selbst wenn jedoch eine Unverträglichkeit festgestellt wird, kann es durchaus sein, dass Sie mehr als die BVS vertragen.** Beim Stufentest in Kapitel 2.2.4 können Sie für den Fall, dass die Einführungsdiät bei Ihnen Wirkung zeigt, daher Ihre persönliche VS bestimmen. Sie machen den Test, damit Sie nicht unnötigerweise auf Gerichte verzichten, die Sie mögen. Haben Sie beispielsweise eine Lactoseintoleranz und mögen gerne Käse, können Sie durch den Schritt 5 die höchstmögliche von Ihnen noch vertragene Menge Käse pro Mahlzeit bestimmen. Sie können sich darauf einstellen, dass der Stufentest mindestens einen halben Monat in Anspruch nehmen wird, siehe Seite 30.

Danach können Sie jedoch sicher sein, dass Sie ihren Körper weder zu stark belasten noch unnötigerweise auf Dinge verzichten, die Sie gerne essen. **Nur ein individueller Stufentest kann Sie zu diesem Ergebnis führen.**

Bei der Schnellausstiegsmöglichkeit lassen Sie (zumindest zunächst) die Einführungsdiät außen vor, um herauszufinden, ob das Einhalten der BVSn für die Klötze, bei denen mittels Atemtest eine Unverträglichkeit festgestellt wurde, bereits zu einer so zufriedenstellenden Verringerung der Symptome führt, dass Sie es bei diesen Klötzen belassen. Ist dies jedoch nicht der Fall, führen Sie die Einführungsdiät durch und anschließend zumindest den Atemtest-Ersatztest für Fructane und Galactane. Wenn dies immer noch zu keinem zufriedenstellenden Ergebnis führt, lesen Sie Kapitel 2.2.6.

Während der Einführungsdiät halten Sie die für Sie relevanten BVS ein, siehe Kapitel 2.2. [Ausnahme: War der Atemtest für Lactose, Fructose und Sorbit negativ, gelten die BVS bei der Einführungsdiät für alle Klötze. Haben sich Ihre Symptome durch die Diät verbessert, machen Sie anschließend den Atemtest-Ersatztest für Fructane und Galactane. Um ganz sicher zu gehen, können Sie zudem den Atemtest-Ersatztest auch für die übrigen Klötze durchführen, um bei der Ernährung unter Umständen auftretende Wechselwirkungen, wie zwischen Sorbit und Fructose, kombiniert z. B. in Apfelsaft enthalten, als Ursachen auszuschließen. Ansonsten finden Sie in Kapitel 2.2.6 Alternativstrategien.] Sofern Sie keinen Atemtest gemacht haben gelten alle BVS.

Nach zwei Wochen Schnellausstiegsmöglichkeit bzw. nach der Einführungsdiät machen Sie dann einen Wirksamkeitscheck: Füllen Sie dazu das Symptomvermerkblatt erneut für vier Tage aus. Um die Wirkung festzustellen vergleichen Sie dann das Status Quo Check-Symptomvermerkblatt mit dem Wirksamkeitscheck-Symptomvermerk-blatt. Spüren Sie zum Ende der Diät hin weniger Symptome, ersichtlich an deutlich niedrigeren Bewertungen beim Wirksamkeitscheck als beim Status Quo Check, hat Ihre Diät angeschlagen. Einen Ansatz, um den Erfolg rechnerisch zu ermitteln, finden Sie in Kapitel 2.1.3. **Bewahren Sie Ihre Symptomvermerksblätter in einem Ordner auf.** Besonders das zum **Ende Ihrer Einführungsdiät**, da sie dieses prima als **Referenz für alle weiteren Tests** verwenden können.

Stuhltypen nach Bristol

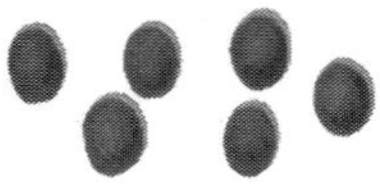	Einzelne feste schwer ausscheidbare Kügelchen	**Typ** A: Verstopfung **Wert** 4
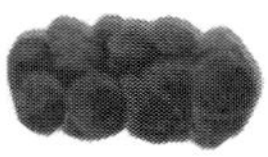	Wurstartig, klumpig	**Typ** B: Verstopfung **Wert** 2
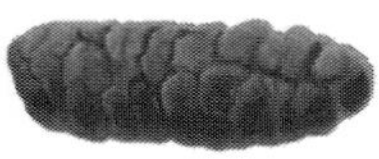	Wurstartig mit rissiger Oberfläche	**Typ** C: normal **Wert** 1
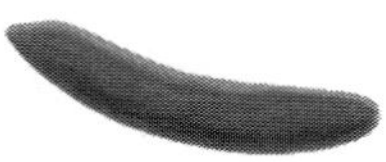	Wurstartig mit glatter Oberfläche	**Typ** D: normal **Wert** 1
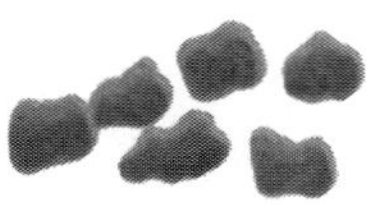	Einzelne weiche, glattrandige, leicht ausscheidbare Klümpchen	**Typ** E: Durchfall **Wert** 2
	Einzelne weiche Klümpchen mit unregelmäßigem Rand	**Typ** F: Durchfall **Wert** 4
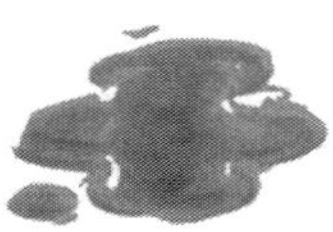	**Völlig flüssig**, ohne feste Bestandteile	**Typ** G: Durchfall **Wert** 5

Die Typen drei und vier sind normal. Je weiter einer der anderen Typen von diesen beiden entfernt ist, desto schlimmer sind Ihre Beschwerden.

2.1.2 Symptomvermerkblatt

Test:______________________________ Enddatum:____________

Für jeden Test benötigen Sie zwei Kopien dieser Seite!

	Typ/ Wert	Anzahl Stuhlgänge	Stuhl Grad	Blähungen Grad	Schmerzen Grad	
Tag 1 vor	🐓	x	=			TESTTAG
	☀	x	=			
	☾	x	=			
	Gesamt					
Tag 2 vor	🐓	x	=			Tag 1 nach
	☀	x	=			
	☾	x	=			
	Gesamt					
Tag 3 vor	🐓	x	=			Tag 2 nach
	☀	x	=			
	☾	x	=			
	Gesamt					
(Tag 4 vor)	🐓	x	=			Tag 3 nach
	☀	x	=			
	☾	x	=			
	Gesamt					

Tragen Sie morgens 🐓, mittags ☀ und abends ☾ Ihren Stuhltyp und daneben als Zahl Ihren Stuhlwert von 1-5 (z. B. G 5), siehe Seite 34, und die Anzahl Ihrer Klogänge ein und multiplizieren Sie den Stuhlwert mit der Anzahl Klogänge, um den Stuhlgrad zu errechnen. Bewerten Sie außerdem Blähungen und Schmerzen von 1-5 nach folgender Grad-Skala:

1 keine Beschwerden genau wie Jemand ohne Symptome
2 kaum Beschwerden relativ zu Jemandem ohne Symptome
3 mittlere Beschwerden relativ zu Jemandem ohne Symptome
4 starke Beschwerden relativ zu Jemandem ohne Symptome
5 sehr starke Beschwerden relativ zu Jemandem ohne Symptome

2.1.3 Test-Ergebnisberechnungstabelle

Wahrscheinlich können Sie Ihrem Bauchgefühl beim Ermessen Ihrer Symptome trauen. Bevorzugen Sie Zahlen, können Sie die folgenden zwei bequemen Verfahren[4] nutzen. Für die erste Anwendung benötigen Sie das Status Quo Check-[5] und das Wirksamkeitscheck-Symptomvermerkblatt[6]. Sie haben folgende zwei Rechen-Möglichkeiten (bitte folgende Tabelle kopieren oder Bleistift nutzen): Möglichkeit A) ist einfacher. Mit Möglichkeit B) sparen Sie sich dafür Rechenaufwand bei den weiteren Tests und erhalten eine Aussage zu Ihrer Verträglichkeit.

---

[4] Die Erhebung ist aus statistischer Sicht knapp und das Ergebnis ungenau.

[5] Symptomvermerke vor der Einführungsdiät.

[6] Symptomvermerke am Ende der Einführungsdiät.

A) Sie verwenden die folgende Tabelle und berechnen die Ergebnisse für alle Tage bis zur B Zeile. Dabei stehen A1 bis A4 für die Wirksamkeitscheck-Tage und A5 bis A8 für die Status Quo Check-Tage, bzw. beim Atemtestersatztest oder Stufentest für den Testtag und dessen drei Folgetage. **A-Grade-Berechnung**: A1 = Stuhlform Grad gesamt (Grad morgens plus mittags plus abends) am Tag 1. Tragen Sie das Ergebnis in das Feld mit dem kursiv gedruckten A1 ein. Genauso verfahren Sie bei allen anderen A-Nummern. Anschließend bestimmen Sie die **B-Grade**: B1 = A1 plus Blähungen gesamt Grad am Tag 1 plus Schmerzen gesamt Grad am Tag 1. B2 berechnen Sie entsprechend mit den Graden für Tag 2 usw.. Nun ermitteln Sie erst C2 und danach D2, d. h. den Durchschnitt der Status Quo Check-Tage. Im Falle des Atemtest-Ersatztests oder Stufentests berechnen Sie den Durchschnitt des Testtags und der drei Folge-Tage. Zur Auswertung vergleichen Sie D2 mit dem höchsten Tagesgrad der Wirksamkeitscheck-Tage. Das ist der größte Grad aus den Graden B1 bis B4. Je weiter D2 über dem höchsten Tagesgrad der Gruppe liegt, desto wahrscheinlicher ist die Wirksamkeit der Einführungsdiät oder bei den anderen Tests das Bestehen einer Intoleranz.

B) Sie Berechnen A1 bis A8 sowie B1 bis B8 mit der Rechenmöglichkeit A). Anschließend berechnen Sie C1 und D1 und fahren mit den in der Tabelle beschriebenen Rechenschritten bis L fort. Für die Bestimmung der Wirksamkeit der Einführungsdiät berechnen Sie außerdem C2 und D2. Zur Auswertung vergleichen Sie bei der Einführungsdiät anstelle des L-, d. h. laufenden Grads[7], den D2-Grad mit dem K-Grad, d. h. dem K. O.[8] Schwellengrad. Ist D2 größer oder gleich dem K-Grad, spricht dies für einen Erfolg der Einführungsdiät. Beim Atemtestersatztest oder Stufentest vergleichen Sie den K- mit dem L-Grad gemäß der Tabelle.

Bevorzugen Sie den mathematischen Ansatz? Sparen Sie sich das Rechnen: Erwerben Sie die druckfreundliche Excelversion auf www.Laxiba.de/teb.

---

[7] L = der Tag mit den heftigsten Symptomen durch den laufenden Test.

[8] K = Erreicht der L-Grad diese K. O. Schwelle bedeutet die Intoleranz.

	Wirksamkeitscheck Tag-				*Status Quo Check-Tag-* / oder Tag- nach Testtag			
	1:	**2:**	**3:**	**4:**	*1:* / **oder Testtag:**	*2:* / **1:**	*3:* / **2:**	*4:* / **3:**
A	*A1*	*A3*	*A3*	*A4*	*A5*	*A6*	*A7*	*A8*
B	*B1*	*B2*	*B3*	*B4*	*B5*	*B6*	*B7*	*B8*
C	*C1*	*C1 = B1 + B2 + B3 + B4* Addieren Sie Ihre Ergebnisse der Zellen B1 bis B4. *C2 = B5 + B6 + B7 + B8* Addieren Sie Ihre Ergebnisse der Zellen B5 bis B8.						*C2*
D	*D1*	*D1 = C1 ÷ 4* Teilen Sie Ihr Ergebnis in Zelle C1 durch 4. *D2 = C2 ÷ 4* Teilen Sie Ihr Ergebnis in Zelle C2 durch 4.						*D2*
E	*E1*	*E2*	*E3*	*E4*	*E1 = B1 - D1, E2 = B2 - D1* usw. Um E1 zu berechnen, subtrahieren Sie D1 von B1. Negative Ergebnisse sind möglich.			
F	*F1*	*F2*	*F3*	*F4*	*F1 = E1* x *E1, F2 = E2* x *E2* usw. Zum berechnen von F1 multiplizieren Sie E1 mit sich selbst. Es gilt Minus mal Minus ergibt Plus, alle Ergebnisse sind darum positiv.			
G	*G*	*G = F1 + F2 + F3 + F4* Addieren Sie Ihre Ergebnisse der Zellen F1 bis F4.						
H	*H*	*H = G ÷ 4* Teilen Sie G durch 4.						
I	*I*	*I* = Wurzel aus *H* Ziehen Sie die Wurzel aus Ihrem Ergebnis für H. Auf Ihrem Taschenrechner sieht das Wurzelsymbol so aus: √.						
J	*J*	*J = I* x 2 Multiplizieren Sie I mit 2.						
K	*K*	*K = J + C1* Addieren Sie das Ergebnis in Zelle J zu dem in Zelle C1. Der **K**-Grad wird als **K**. O. Schwellengrad bezeichnet, weil ein D2 (Überprüfung des Erfolgs der Einführungsdiät) oder L-Grad, der so groß oder größer als K ist für eine Intoleranz spricht.						
L	*L*	*L* = Der größte Grad aus der Gruppe: B5, B6, B7, B8. Diese Gruppe beinhaltet entweder die Tagesergebnisse des Status Quo Checks (hier tritt D2 anstelle von L) oder die Ergebnisse am Testtag (B5) und seinen drei Folgetagen (B6 bis B8). Der L-Grad wird als **l**aufender Grad bezeichnet, weil er zur Bewertung des laufenden Atemtestersatz-/Stufentests genutzt wird. Auswertung: *L ≥ K* deutet auf eine Intoleranz der hin, L<K auf eine Toleranz. Ein **L**-Grad, der unter dem **K**-Grad liegt, deutet auf eine Toleranz hin. Ein laufender Grad der größer als oder ebenso groß wie der **K**. O.-Schwellengrad ist auf eine Intoleranz.						

2.1.4 Die Balance halten

Grundlegende Empfehlungen

1	Essen Sie abwechslungsreich also täglich etwas anderes und möglichst viele natürliche Komponenten. Essen Sie in entspannter Körperhaltung.	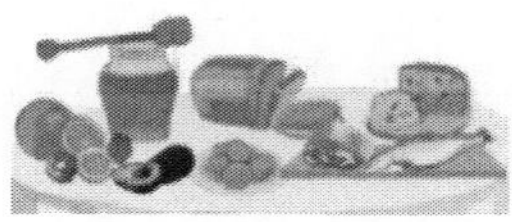
2	Achten Sie auf Ihre Versorgung mit Ballaststoffen, z. B. durch Kartoffeln, Leinsamen, Linsen und Nüsse.	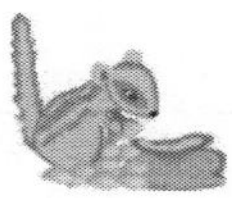
3	Nehmen Sie täglich fünf Portionen Gemüse (möglichst dunkelgrün, rot oder orange) und Obst zu sich.	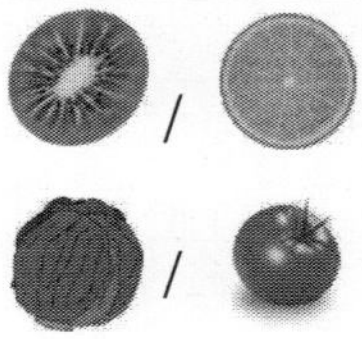 5/Tag
4	Essen Sie jeden Tag fettarme Milchprodukte wie fettreduzierte Milch, Joghurt und Käse.	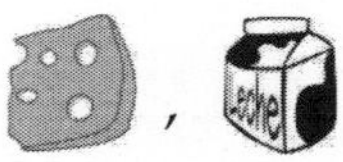
5	Pro Woche sollten ein bis zwei Mal Fisch und ebenso Eier auf den Tisch. Außerdem 300-600 g möglichst fettarmes Fleisch, ideal ist Geflügel.	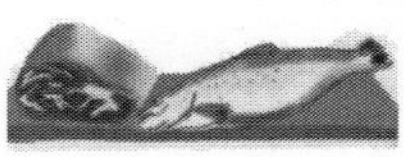
6	Verwenden Sie möglichst pflanzliche Öle, wie Rapsöl, und Fette.	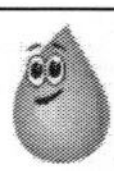
7	Reduzieren Sie Ihren Konsum von Salz und Zucker.	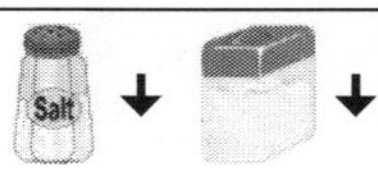
8	Trinken Sie wenigstens 1,5 Liter pro Tag. Am besten sind ungesüßte Getränke und stilles Wasser. Halten Sie sich bei Alkohol zurück.	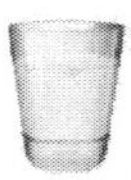
9	Kochen Sie möglichst frisch und bei eher niedrigen Temperaturen, um Vitalstoffe im Essen zu erhalten.	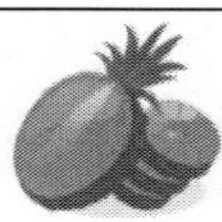
+	Bleiben Sie fit: Treiben Sie regelmäßig Sport.	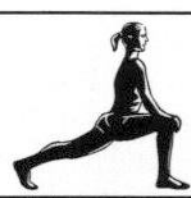

Diese Seite wurde bewusst frei gelassen.

(2.1.4 Die Balance halten)

Ausgleichsbedarf aufgrund Ihrer Diät

Wenn Sie den Fructan- und Galactan-Anteil Ihrer Mahlzeiten verringern, müssen Sie unter Umständen einen Verlust an Eiweißen, kurzkettigen Fettsäuren und Ballaststoffen ausgleichen. Die drei gehören zu einer ausgewogenen Ernährung dazu. Ein großer Anteil von ihnen wird gewöhnlich durch fructanreiche Getreideprodukte wie Brot, Cerealien und Nudeln aufgenommen, deren Konsum Sie reduzieren. Übrigens können Ballaststoffe, abgesehen von einer moderaten sportlichen Betätigung, bei einem regelmäßigen Verzehr von 20 bis 38 g sogar helfen Verstopfungen zu mindern. Als Orientierung für Ihre Ernährung finden Sie in dem jeweiligen Topf Ihren Tagesbedarf.

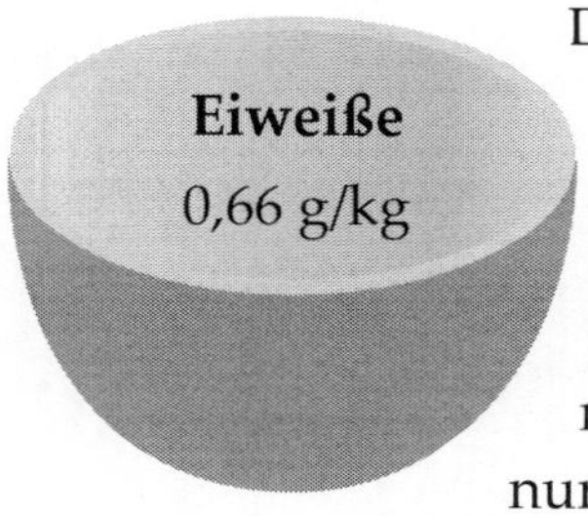

Der Eiweißbedarf liegt bei 0,66 g pro kg Körpergewicht und Tag. Sie können Ihre Eiweißversorgung durch folgende Produkte sicherstellen, ungefähre Eiweißangaben je Portion in Klammern: 85 g Fleisch enthalten (28 g), 85 g Fisch (26 g), 150 ml Instantkaffee mit und ohne Koffein (18 g), aber normaler Espresso nur (0,3 g), 200 ml Vollmilch mit Vitamin D Zusatz (15 g), 200 ml Vollmilch/fettarme Milch ohne Zusätze (6 g), 85 g Mais oder Wildreis (12 g), 90 g Gartenbohnen (18 g), 140 g Pasta (15 g), 90 g Sojabohnen (14 g), ein mittelgroßes Ei (7,5 g), 90 g Linsen (8 g), 110 g Kartoffeln (4 g), 25 g Nüsse, besonders Erdnüsse, Erdnussbutter oder Mandeln (5 g) sind ebenfalls reich daran. Eine Scheibe Vollkornweizenbrot (5 g), 25 g Käse (4 g), eine Scheibe Reisbrot (3,5 g), 30 g Cerealien (3 g), 24 g Reiskleie (3 g), 25 g dunkle Schokolade (2 g) und 50 g Couscous (1,5 g). Wie Sie merken, ist die Eiweißversorgung einfach. Als Veganer sollten Sie allerdings gut planen.

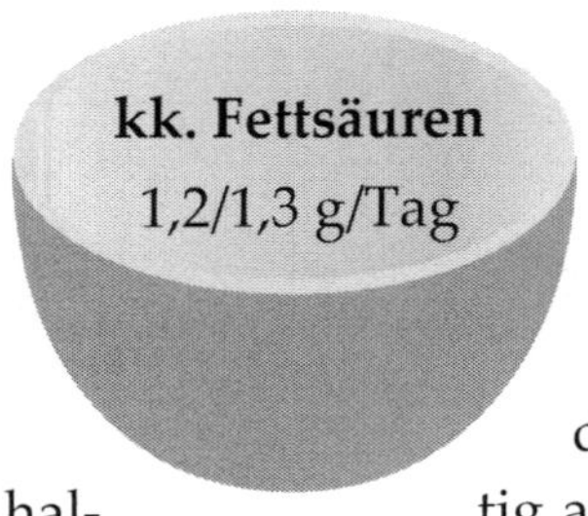

Beim Abbau von Klötzen, besonders von Fructanen, durch Bakterien entstehen kurzkettige Fettsäuren. Diese sind wichtige Energielieferanten und werden daher zum Teil durch den Darm aufgenommen. [Sie haben eine Länge von bis zu 6 Carbonatomen, worauf die nachfolgende Auflistung basiert]. Besonders reichhaltig an kurzkettigen Fettsäuren sind (Fettsäuren pro Portion ohne Triglyceride): 10 g Butter (0,5 g), 25 g Ziegenkäse (0,5 g), 25 g Gouda, Schweizer Käse, Cheddar oder Roquefort (0,4 g), 50 g Mozarella (0,3 g), 47 g M&M's® (0,3), 25 g sonstiger Blauschimmelkäse (0,25 g), 20 ml Kokosnussöl (0,2 g), 50 g Kokosnussfleisch (0,18 g), 150 g Pommes (0,13 g) und 20 ml Palmkernöl (0,08 g). Auch wenn Ihre Ernährungsumstellung nicht notwendigerweise bei Ihnen eine Unterversorgung zur Folge hat, ist der tägliche Verzehr von Milchprodukten empfehlenswert. Da kurzkettige Fettsäuren mehr als 1/60 der täglich benötigten Fettmenge ausmachen sollten, ergibt sich aus der täglich empfohlenen Fettmenge von 70 (80) g für Frauen (Männer) ein Mindestbedarf von 1,2 (1,3) g pro Tag. Auch bei einer Lactoseintoleranz vertragen Sie in der Regel kleine Mengen Lactose und sind so bspw. durch den Verzehr von etwa drei Scheiben Cheddar in der Lage diese Zielmenge zu erreichen. Als Veganer ist das Erreichen der Zielmenge eine Herausforderung.

Omega 3 Fettsäuren

Ein wichtiger, wenn auch durch Ihre Diät kaum beeinträchtigter, Ernährungsaspekt sind kurzkettige Omega 3 Fettsäuren. Von den sogenannten ALA[9] sollten Sie als Erwachsene(R) bis zu 6,1(7) g einnehmen. An anderer Stelle wird ein Verhältnis von Omega 6 zu Omega 3 von 2:1 angesetzt, womit es bis zu 9,6 (11) g pro Tag sind. ALA-Fettsäuren wirken sich positiv auf Ihr Herz-Kreislaufsystem aus. In hohen Mengen kommen sie in folgenden Lebensmitteln vor (ALA pro Portion): 200 g Fisch (im Schnitt etwa 4 g), 20 ml Leinöl (10,5 g) wobei die Verzehrmenge unter 100 ml pro Tag liegen sollte. Leinsamen selbst enthalten zu 25 % Öl und damit 24 g Leinsamen mindestens 3 g, siehe Seite 45. In der Schwangerschaft ist von Beidem allerdings abzuraten. 20 ml Rapsöl (1,8 g), 20 ml Mayonnaise (1 g), 20 ml Sojaöl (0,8 g), 100 g Weizencracker (0,8 g), 70 g Pommes (0,3 g), 16 g Erdnussbutter mit Omega 3 (0,5 g), 25 g Walnüsse (0,5 g), 10 g Butter (0,3 g) und 10 g Margarine (0,3 g). Die Daten werfen ein positives Bild auf die Ballaststoffstrategie A, welche nachfolgend beschrieben wird. Sofern Sie 1 EL Leinöl am Tag zu sich nehmen, haben Sie die Zielmenge für Männer von 7 g schon erreicht. Auf 6 g kommen Sie alternativ bspw. mit drei Portionen Salat, welche jeweils 20 ml Rapsöl enthalten und einem Brot mit Omega 3 Erdnussbutter. Neben ALA spielen EPA[10] und DHA[11] eine Rolle. Pro Tag sollten Sie 250 mg EPA und 500 mg DHA einnehmen. Sofern Sie an einem beliebigen Tag einer Woche Fisch essen, haben Sie den Bedarf in der Regel gedeckt. Krill-/ Fischölkapseln mit den genannten Mengen sind eine Alternative.

---

[9] Alpha-Linolsäure.

[10] Eicosapentaensäure.

[11] Docosahexaensäure.

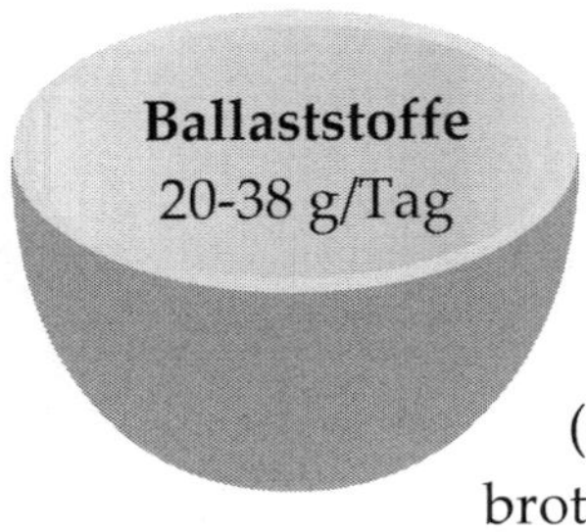

Reich an Ballaststoffen sind folgenden Produkte (Ballaststoffe pro Portion): 90 g Linsen (27,9 g), 90 g Gartenbohne (22,5 g), 25 g Mandeln (12 g), 110 g Kartoffeln (8,7 g), 30 g Kleiecerealien (bis 8,7 g bei Kellog's® All-Bran®), 24 g Leinsamen (6,5 g), 100 g Wildreis (6,2 g), 24 g Reiskleie (5 g), eine Scheibe, 42 g, Roggenbrot (5 g), 30 g Weizencerealien (3,3 g), 25 g Haselnüsse oder Pinienkerne (2,7 g), 25 g dunkle Schokolade (2,7 g), 25 g Pistazien oder Pecanüsse (2,5 g), 60 g Erbsen (2,4 g), 25 g Walnüsse (1,7 g), 25 g Esskastanien oder Butternüsse (1 g), 25 g Erdnüsse, Kokosnuss oder Macadamianüsse (0,4 g). Gemüse und Obst enthalten pro Portion jeweils 1 bis 5 g, z. B. Avocado (1,7 g), Banane (3 g), Brombeeren (4,4 g), Blumenkohl (1,2 g), Salat (0,8 g), Oliven (1,2 g), Orange (2,4 g), Spinat (7 g), Tomaten (1,4 g). Da Ballaststoffe schon eine Herausforderung darstellen können, werden nachfolgend zwei verschiedene Ausgleichsstrategien vorgestellt.

Strategie A: Leinsamen

Leinsamen enthalten viele Ballaststoffe und viel an Omega 3 Fettsäuren. Sie helfen gut dabei Verstopfungen zu lindern und können auch Schmerzen und Blähungen ein wenig mindern. Andererseits steht dieser rundum Wirkung der Nachteil entgegen, dass Leinsamen Fructane und Galactane enthalten. Für Fructane und Galactane reduzieren sich dadurch die BVSn Portionen auf 28 % (VS 1: 64 %, 2 oder 3: 86 %) der angegebenen Menge. Da Sie die Leinsamen zu drei verschiedenen Zeiten am Tag einnehmen, beläuft sich die Menge pro Mahlzeit auf maximal 24 g. Bei der Höchststufe tragen sie so mit 6,5 g zur Ballaststoffversorgung bei. Damit sich Ihr Körper daran gewöhnen kann, beschränken Sie sich in den ersten zwei Wochen auf einen Teelöffel morgens mit wenigstens 75 ml Wasser. Danach steigern Sie die tägliche Einnahmemenge Leinsamen anhand des folgenden Plans. Die normalgedruckte Menge bezieht sich dabei auf die Leinsamen und die kursiv gedruckte auf die Mindestmenge Wasser, die Sie dazu trinken sollten (Leinsamen saugen sich voll):

Woche	**3-4**	**5-6**	**7-8**	**9-10**	**11-12**	**13-14**	**15-16**	**17f**
Frühstück	1TL *75 ml*	1TL *75 ml*	1EL *150 ml*	1EL *150 ml*	1EL *150 ml*	1EL 1TL *225 ml*	1EL 1TL *225 ml*	1EL 1TL *225 ml*
Mittagessen	1TL *75 ml*	1TL *75 ml*	1TL *75 ml*	1EL *150 ml*	1EL *150 ml*	1EL *150 ml*	1EL 1TL *225 ml*	1EL 1TL *225 ml*
Abendessen	x	1TL *75 ml*	1TL *75 ml*	1TL *75 ml*	1EL *150 ml*	1EL *150 ml*	1EL *150 ml*	1EL 1TL *150 ml*

Sie können die Leinsamen auch Ihren Mahlzeiten beimischen. Ob die Leinsamen dabei ganz oder geschrotet sind sollte keinen Unterschied machen. Achten Sie darauf Leinsamen statt Flohsamen zu kaufen, denn für Flohsamen sind die Ergebnisse deutlich schlechter. Weizenkleie führt zu keiner Verbesserung. **Warnung: Verzehren Sie keine Leinsamen während der Schwangerschaft und Stillzeit, da diese den Hormonhaushalt stören und Frühgeburten verursachen können.** Mit 24 g Leinsamen decken Sie 7 g Ihres Ballaststoffbedarfs.

Eine Portion Obst oder Gemüse enthält im Schnitt 2,5 g Ballaststoffe. Essen Sie fünf Mal am Tag Obst oder Gemüse und zu einer Mahlzeit Wildreis, liegen Sie zusammen mit der Leinsamenhöchst-stufenmenge vom Tagesbedarf an Ballaststoffen her im grünen Bereich.

Strategie B: Naturreis/Reiskleie

Bei dieser Strategie wird Reiskleie statt Leinsamen entsprechend des auf Seite 45 aufgeführten Plans eingenommen. Reiskleie enthält immerhin 21 g Ballaststoffe pro 100 g und deckt damit bei der letzten Stufe des Plans bis zu 5 g Ihres Tagesbedarfs. Der Vorteil an Reiskleie ist, dass Ihre VSn unverändert bleiben. Zudem scheint Reiskleie auch während Ihrer Schwangerschaft unproblematisch zu sein. Wenn Sie bspw. 30 g Cerealien gemixt mit Reiskleie zum Frühstück essen, 25 g dunkle Schokolade und 20 g Mandeln sowie zwei Orangen zwischendurch, mittags eine Portion Tomatensalat mit Avocado und 45 g Kartoffeln und zu Abend als Beilage 45 g Reis, liegen Sie insgesamt bei etwa 28 g Ballaststoffen. Sie können sich also mit etwas Planung ballaststoffreich und gleichzeitig fructan- und galactanarm ernähren ohne auf Ballaststoff-Kapseln, welche als Nahrungsergänzungsmittel angeboten werden, zurückgreifen zu müssen.

Zusammenfassung

Trinken Sie wenigsten 1,5 l Wasser am Tag und sorgen Sie für einen moderaten sportlichen Ausgleich. Um Ihre Ernährung während der Diät in Balance zu halten, sollten Sie die folgenden Töpfe füllen:

Eiweiße: Z. B. indem Sie Fisch, Fleisch, Eier Reis oder Reiskleie essen.

Kurzkettige Fettsäuren: Z. B. durch den Verzehr von Milchprodukten. Bei einer Lactoseintoleranz eignet sich wegen seines geringen Lactoseanteils dazu Cheddar-Käse.

Omega 3: Z. B. indem Sie Leinsamen, -öl oder Rapsöl nutzen, bzw. Fisch oder Fleisch essen.

Ballaststoffe: Z. B. indem Sie Leinsamen oder Reiskleie nutzen und 5x Obst und Gemüse pro Tag, Kartoffeln, Reis, dunkle Schokolade und eine Hand voll Nüsse verzehren.

Achten Sie außerdem auf Abwechslungsreichtum. Besonders gilt dies für Früchte und Gemüse, damit Ihr Körper stets ausreichend mit den für die Gesundheit wichtigen Vitaminen versorgt ist.

Der nun folgende erste Schritt Ihrer LAXIBA®-Ernährungsbvigatorstrategie ist ein Status Quo-Check, das viertägige Ausfüllen des Symptomvermerkblattes auf Seite 35. Lesen Sie in dieser Zeit bitte die Kapitel 2.2 und 2.3. Verfahren Sie anschließend entsprechend des Wegweisers, siehe Kapitel 2.1.1.

2.2 Ihre individuelle Strategie

Dieses Kapitel beschreibt Ihren Einführungsdiätplan in Abhängigkeit von Ihrer Diagnose. Die Diät hat sich bewährt. Sollte sich innerhalb von drei Wochen nach ihrer Einhaltung dennoch keine Verbesserung einstellen, sollten Sie sie absetzen bzw. prüfen, ob sich vielleicht doch mehr kritische Klötze als gewollt in Ihr Essen geschlichen haben. Ein Weg um dies festzustellen besteht darin, dass Sie ein Ernährungstagebuch führen und dies mit einem Facharzt oder Ernährungsberater entsprechend prüfen. Haben sich keine kritischen Klötze eingeschlichen, verzichten Sie auf den Klotz-Diätplan. In Kapitel 2.2.6 finden Sie Alternativen.

Diätcodetabelle

	FI [+] SI [+]	**FI [-] SI [+]**	**FI [+] SI [-]**	**FI [-] SI [-]**	**FI [?=+] SI [?=+]**
LI [+]	8	4	7	3	8
LI [-]	5	2	6	1	5
LI [?]	8	4	7	3	8

FI[+]=Fructoseintoleranz, FI[-]=keine Fructoseintoleranz,

LI[+]=Lactoseintoleranz, LI[-]=keine Lactoseintoleranz

SI[+]=Sorbitintoleranz, SI[-]=keine Sorbitintoleranz,

Nutzen Sie obige Tabelle, um Ihren Unverträglichkeitscode zu bestimmen. Ein [+] bedeutet, dass Sie die entsprechende Intoleranz haben und ein [-], dass Sie davon verschont sind. Ein [?] heißt, dass die Diagnose unklar ist. Anhand der Codezuordnung erfahren Sie, für welche Klötze die Basis-Verträglichkeitsstufen (BVSn) für Sie bis zum Stufentest gelten. Die Auswertung können sie der untenstehenden Tabelle „Diätcodezuordnung“ entnehmen.

Diätcodezuordnung

	FRUCTOSE	LACTOSE	SORBIT	FRUCTANE + GALACTANE
1	☺	☺	☺	⮟
2	☺	☺	☠	⮟
3	☺	⮟	☺	⮟
4	☺	⮟	☠	⮟
5	⮟	☺	☠	⮟
6	⮟	☺	★	⮟
7	⮟	⮟	☺	⮟
8	⮟	⮟	☠	⮟

☺ = keine Einschränkung, ⮟ = Verzehr auf (persönliche) VS reduzieren, ☠ = Verzehr vermeiden ★ = Der Verzehr von Sorbit ohne Fructose stellt für Sie kein Problem dar. Es ist ratsam für Sie, die sorbitkorrigierte Fructosespalte in den Lebensmitteltabellen zur Bestimmung Ihrer Portionsgrößen zu nutzen.

Eine Verzehrbeschränkung in Bezug auf Fructane- und Galactane gilt bei der Einführungsdiät allgemein. Eine Orientierung an den BVSn-Portionen für alle Klötze ist nur nötig, wenn der Atemtest für alle drei untersuchten Klötze positiv war oder kein Atemtest durchgeführt wurde. Schlägt die Diät an, sollten Sie den im Kapitel 2.2.4 beschriebenen Stufentest machen, um Ihre Einschränkungen so gering wie möglich zu halten.

Vorgehen bei Schnellausstiegsmöglichkeit

Folgende drei Schritte sind sinnvoll, am Beispiel einer Lactoseintoleranz:

1) Drei Wochen reduzieren Sie nur den Lactosekonsum entsprechend der BVSn-Portionen und füllen in der letzten Woche das Symptomvermerkblatt aus. Haben sich Ihre Symptome zufriedenstellend verbessert, belassen Sie es bei der Einschränkung des Lactosekonsums. Der Stufentest, Kapitel 2.2.4, macht ggf. Sinn. Andernfalls fahren Sie bitte mit Schritt 2) fort.
2) Halten Sie die Einführungsdiät entsprechend des zuvor beschriebenen Diätcodes ein. War die Diät erfolgreich, führen Sie danach den Atemtestersatztest für Fructane und Galactane durch, welcher positiv ausfallen dürfte. Anschließend stellt der Stufentest (siehe Kapitel 2.2.4) insbesondere für Lactose einen sinnvollen Abschluss dar. Sind Sie weiterhin unzufrieden, fahren Sie mit 3) fort.
3) Vermutlich haben sich Ihre Symptome durch den verminderten Lactoseverzehr verringert. Möglicherweise spielen jedoch auch noch andere Lebensmittel bei Ihren Symptomen eine Rolle. In Kapitel 2.2.6 finden Sie Anregungen, welche dies sein können und wie Sie dies testen können.

2.2.1 Auf die Gesamtmenge kommt es an

Beschwerden empfinden Sie, sobald eine Schwellenmenge der beim Drachen angelangten Klötze überschritten wurde. Je mehr Klötze im Darm ankommen, desto stärker Ihre Symptome. In den Lebensmitteltabellen des dritten Buchteils finden Sie die entsprechend Ihrer VS unproblematischen Portionsgrößen. Doch was, wenn Sie verschiedene Lebensmittel, bspw. bei einem Rezept, kombinieren möchten? Die Lösung ist, die Verzehrmenge von einem oder mehreren dieser Lebensmittel so weit zu verringern, dass Sie die VSn-Grenze erreichen. Sagen wir, Sie möchten bspw. Weizenvollkornbrot und Cornflakes essen, welche beide Frucatane und Galactane enthalten: Um die BVS zu unterschreiten, beschränken Sie sich auf eine halbe Scheibe des Brots und eine Dreiviertel-Portion (22 g) Cornflakes. Sollten die reduzierten Mengen für Sie nicht ausreichen, um satt zu werden, seien Sie beruhig: Es gibt Ersatzprodukte – Fructan und galactanfreie sowie -arme Produkte sind z. B. Reisbrot, Reiscerealien, Dinkel- und glutenfreies Brot. Schauen Sie einfach in der Lebensmitteltabelle in den passenden Kategorien nach ähnlichen Produkten, deren Portionen weniger eingeschränkt sind.

2.2.2 Vorkommen der Intoleranz-Formen

Einer aktuellen umfangreichen Studie aus der Schweiz zufolge leiden 27 % der Menschen mit Darmbeschwerden unter einer Fructoseintoleranz, 17 % unter einer Lactoseintoleranz und weitere 33 % unter beidem. Die bei der Studie verabreichte Fructosemenge von 35 g ist allerdings für europäische Verhältnisse hoch, sofern die letzte finnische Studie aus dem Jahr 1987 noch realitätsnah ist, und für amerikanische mit einer dort durchschnittlich konsumierten Menge von 54 g pro Tag zu niedrig. Andere Untersuchungen mit 25 g Fructose ergeben für eine Fructoseintoleranz eine durchschnittliche Häufigkeit von 49 %. Eine Analyse verschiedener Studien, siehe Kapitel 1.5.5, zeigt, dass unabhängig davon 58 % der von Reizdarmbeschwerden Betroffenen eine Sorbitintoleranz haben. Überraschend ist, dass eine Lactoseintoleranz in Europa bestenfalls auf Platz 2 in Bezug auf die Häufigkeit der Intoleranzen ist. Der europäische Markt hat sich dennoch primär auf die Menschen mit einer Lactoseintoleranz, auch was die Kennzeichnung betrifft ausgerichtet. Betroffene von einer Sorbitintoleranz werden dagegen aus unerklärlichen Gründen genötigt, verschiedenste Fachkennzeichnungen auswendig zu lernen, um sorbithaltige Lebensmittel meiden zu können.

2.2.3 Atemtest-Ersatztest

Ihnen kann kein Atemtest angeboten werden, doch Sie möchten herausfinden welche der Klötze Sie vertragen? Für diesen Fall gibt es den Atemtest-Ersatztest. Das Vorliegen einer Unverträglichkeit wird dabei daran festgemacht, dass Sie nach dem Verzehr einer im Alltag maximal denkbaren Dosis des jeweiligen Klotzes Symptome spüren. Der Test macht natürlich nur Sinn, wenn sich Ihre Beschwerden zuvor durch das konsequente Einhalten der Einführungsdiät verbessert haben.

Da Symptome teilweise erst mit einer Verspätung von bis zu drei Tagen auftreten, müssen Sie zumindest für den ersten zu testenden Klotz eine Woche einplanen. Drei Tage vor dem ersten Testtag achten Sie dabei darauf, sich stets nah (≤) an den BVSn-Portionen der einbezogenen Klötze zu ernähren. Diese Pufferzeit ist nötig, damit nicht vor dem Test liegende Mahlzeiten das Ergebnis verzerren. Am Testtag selbst halten Sie für sämtliche Klötze die jeweiligen BVSn-Portionen ein, mit Ausnahme des jeweils getesteten Klotzes; an den drei Folgetagen gelten wieder sämtliche BVSn-Portionen. Zwingen Sie sich dabei jedoch abgesehen vom Testtag nicht dazu mehr von den Klötzen zu essen, als Sie dies vor der Einführungsdiät taten. Spätestens am Testtag selbst, sowie drei Tage danach füllen Sie bitte jeweils das Symptomvermerkblatt aus, siehe Seite 35, es sei denn Sie stellen schon vorher fest, dass Sie eine Intoleranz gegenüber dem getesteten Klotz haben. Als Referenz können Sie das Wirksamkeitscheck-Symptomvermerkblatt nutzen. Sofern keine Verschlechterung eingetreten ist, deutet dies darauf hin, dass Sie den jeweiligen Klotz vertragen. Wenn Sie mehrere Klötze testen möchten, können Sie sich nun die drei Puffertage sparen, indem Sie den nächsten Klotz am vierten Tag nach dem letzten Testtag testen und entsprechend mit den weiteren Klötzen verfahren.

Es macht Sinn die Tests vorab mit Ihrem Arzt zu besprechen, damit dieser z. B. den Einfluss medikamentöser Behandlungen oder Vorerkrankungen erwägen kann. Für alle Tests zusammen benötigen Sie: Eine Briefwaage, ein 0,5 l Fläschchen, 100 g Fructose (gibt es genauso wie Sorbit in der Apotheke), einen Messbecher, 20 g Sorbit und 1 l fettarme Kuhmilch ohne Zusatzstoffe. Zuckerreste können Sie im Falle einer Intoleranz später für einen Stufentest nutzen. Nun zum Vorgehen bei den einzelnen Tests:

Lactosetest

Trinken Sie am Testtag morgens und mittags je einen halben Liter der Kuhmilch, es sei denn Ihre Symptome sind nach dem Frühstücksfläschchen schon so stark, dass Sie von einer Intoleranz ausgehen. Nutzen Sie dazu das 0,5 l Fläschchen. Ansonsten ernähren Sie sich entsprechend der für Sie relevanten BVSn-Portionsgrößen.

Fructosetest

Vorsicht: Ihr Arzt muss Ihnen vorher bestätigen, dass Sie keine hereditäre Fructoseintoleranz haben. Für den Test füllen Sie 25 g Fructose in ein sauberes und mit Wasser gefülltes 0,5 l Fläschchen und schütteln Sie es gut durch. Sie trinken es vollständig am Morgen des Testtages. Ansonsten ernähren Sie sich am Test- und den drei Folgetagen entsprechend der BVSn. Für glucosebalancierte Fructose brauchen Sie keinen Test. Sofern Sie ihr Beachtung schenken, entspricht die verträgliche Menge dem Zehnfachen Ihrer Fructose-VSn-Menge.

Sorbittest

Sie verfahren wie beim Fructosetest und ersetzen lediglich die 25 g Fructose durch 5 g Sorbit.

Fructan und Galactantest

Essen Sie morgens eine ordentliche Portion Weizencerealien, mittags Bohnen mit Knoblauch und Zwiebeln, zwischendurch Brownies oder Kekse und abends Baguette oder ein Porree-Gericht.

Treten vor dem letzten der drei Tage nach dem Test deutliche Symptome bei Ihnen auf, mathematisch erkennbar an einem **L**aufenden-Grad, der über dem **K**. O.-Schwellengrad liegt, spricht dies für eine Intoleranz und Sie können den Test beenden. Um Ihre Bauchbeschwerden zu mindern, trinken Sie stilles Mineralwasser (bis zu drei Liter Flüssigkeit pro Tag sind in der Regel gesund) und gehen Sie spazieren.

2.2.4 Stufentest

Stufentest Aufgabenliste

#	Aufgaben	Bis zum? ✔
1.	Sie haben das Symptomvermerksblatt für den Status Quo Check ausgefüllt.	
2.	Sie haben Ihren Arzt gebeten Sie für den Atemtest zum Facharzt zu verweisen und ihn wenn möglich gemacht.	
3. a)	Sie haben sich für die Schnellausstiegsmöglichkeit entschieden und sind mit dem Ergebnis zufrieden.	
3. b)	Sie haben die dreiwöchige Einführungsdiät entsprechend Ihrer Diätcodezuordnung, Seite 49, durchgehalten und beim Wirksamkeitscheck eine Verbesserung Ihrer Symptome festgestellt. (Andernfalls bitte gemäß Kapitel 2.2.6 vorgehen.) Wurde Ihnen kein Atemtest angeboten, haben Sie den Atemtest-Ersatztest gemacht.	
4.	Sie haben sich entschieden, für welche Klötze Sie den Stufentest durchlaufen möchten, Seite 58. In Frage kommen die Klötze gegenüber denen Sie intolerant sind sowie Fructane und Galactane.	
5.	Sie haben den Zeitrahmen für den Stufentest abgeschätzt: Bei einem Klotz sind es 4 (2½) Wochen, bei zwei Klötzen etwa 8 (4½), bei drei Klötzen etwa 12(6½) und bei vier Klötzen circa 16 (8½) Wochen. Es gibt allerdings eine **Beschleunigungsmöglichkeit,** indem Sie die Tests direkt hintereinander machen, siehe Seite 58. Dadurch reduziert sich die Dauer auf die Angaben in Klammern.	
6.	Sie haben einen „Sparringspartner“ überzeugt, Ihnen bei den Tests zu helfen. Sie wird Ihre Testlösungen mixen und Ihre Symptomvermerkblätter auswerten. Sie können auf ihre Zuverlässigkeit und zeitliche Verfügbarkeit zählen.	
7.	Sie haben alle Tests beendet. Dabei hat Ihr Sparringspartner die Verfahrensanweisungen beachtet, Seite 62 ff, und Sie sind entsprechend des Ablaufschemas auf Seite 74 vorgegangen.	
8.	Abschluss: Sie haben das Ergebnis mit Ihrem Sparringspartner besprochen und ggf. die neuen kombinierten und/oder Einzel-VS in die Tabelle auf Seite 111 eingetragen.	

Diese Seite wurde bewusst frei gelassen.

War Ihr Atem- oder -Ersatztest für einen oder mehrere Klötze positiv? Dann sollten Sie herauszufinden, ob die BVSn für sie passen. Jeder Mensch verträgt unterschiedlich viel von jedem Klotz. Selbst zwischen gesunden Menschen schwankt bspw. die Menge an vertragener Fructose zwischen 5 g und 50 g. Zudem ist die beim Atem- oder Atemtest-Ersatztest aufgenommene einmalige Verzehrmenge höher als die einer gewöhnlichen Mahlzeit. Der Vorteil an einer hohen Test-Dosis ist, dass Sie im Alltag durch den jeweiligen Klotz kaum Beschwerden bekommen werden, wenn Sie beim Test keine Anzeichen einer Unverträglichkeit hatten. Im Falle einer Intoleranz sollten Sie jedoch genauer hinsehen, da lediglich feststeht, dass Ihnen eine Extremmenge Probleme bereitet. Interessant ist, wie viel von einem kritischen Klotz Sie im Rahmen Ihrer gewöhnlichen Ernährung verkraften. Hierzu dient der Stufentest, bei dem Sie in kleinen Stufen, z. B. das Doppelte der BVS, die Verträglichkeitsgrenze eines Klotzes testen und gleichzeitig die geltenden VS-Portionen der übrigen Klötze einhalten. Mit jeder VS wird die Test-Verzehrmenge der gewählten Klötze erhöht. Das Vorgehen wird im Ablaufschema auf Seite 74 dargestellt. Der Stufentest ist spätestens dann beendet, wenn Sie für alle getesteten Klötze die VS ermittelt haben, bei deren Klotzmenge Sie Symptome feststellen. Sofern Sie die rechnerische Möglichkeit B) nutzen, ist dies der Fall, wenn der **L**aufende Grad größer oder gleich dem **K**. O.-Schwellengrad ist. Für jede Test-Verzehrmenge wird das Verfahren zwei Mal durchlaufen, da sonst vielleicht zufällig etwas anderes die Symptome ausgelöst haben kann.

Um sicherzugehen, dass Sie eine neue Einzel-VS auch in Kombination mit der neuen VS der übrigen Klötze vertragen (sofern gegeben), werden diese anschließend zugleich getestet. Hinweis: Zwischen zwei Testtagen müssen für ein unverfälschtes Ergebnis mindestens drei Tage liegen.

Zu testende Klötze

	Fructose	Lactose	Sorbit	Fru-/Galactane
Soll... getestet werden? Ja/Nein				
Ordnen Sie die Klötze nach Priorität (1., 2. ...)				
(Mein berechneter K. O. Schwellengrad ist:)				

Wählen Sie nun die Klötze aus, für die Sie die VS bestimmen wollen. Fructane und Galactane werden dabei zusammen getestet. Sofern Sie Ihre Symptome rechnerisch nach Möglichkeit B) bestimmen, tragen Sie zudem den K-Grad Ihres Wirksamkeitschecks ein. Wichtig: Lassen Sie Klötze die Sie vertragen außen vor und verzehren sie wie gewohnt.

So verläuft eine Testwoche

<table>
<tr><th>Tag 1-3 vor dem Testtag</th><th>Am Testtag</th><th>Folgetag 1-3</th></tr>
<tr><td rowspan="2">Essen Sie so, dass Sie möglichst knapp unter Ihrer aktuellen geltenden VSn bleiben, ohne sich zu zwingen mehr von etwas zu essen als gewöhnlich. Aktuell sind die VSn, die in Kombination getestet und vom Sparringspartner bestätigt wurden. Dies dient dazu am Testtag unbeeinflusst zu sein, da Symptome teils mit drei Tagen Verspätung auftreten. Sie fühlen sich am Testmorgen nicht so gut wie zum Ende der Einführungsdiät? Verschieben Sie den Test besser, bis Sie es tun.</td><td colspan="2">Am Test- und den drei Folgetagen das Symptomvermerkblatt ausfüllen</td></tr>
<tr><td>Nehmen Sie die Testmenge morgens mittags und abends ein und ansonsten nichts von dem/den Testklotz/-klötzen. Für alle anderen Klötze gelten die links beschriebenen aktuellen VS.</td><td>Halten Sie bei Ihrer Ernährung Ihre aktuellen VSn ein.</td></tr>
<tr><td colspan="3">Beschleunigungsmöglichkeit: Führen Sie die Tests direkt hintereinander durch: Drei Tage nach dem letzten Testtag beginnen Sie mit dem nächsten Testtag und sparen sich so die drei Tage in der linken Spalte.</td></tr>
</table>

Eine Testwoche beginnt drei Tage vor dem Testtag, da Symptome teilweise erst nach drei Tagen auftreten. So ist sichergestellt, dass Sie den Test unvorbelastet starten. An den Tagen vor dem Test ernähren Sie sich entsprechend Ihrer aktuellen VSn. Ihre aktuellen VSn entsprechen den VSn, die Sie beide Male beim nachfolgend beschriebenen Kombinationstest ohne Intoleranzsymptome vertragen. Zu Anfang sind dies die BVSn, siehe Seite 111. Nachdem Sie den ersten Stufentest für alle zu prüfenden Klötze abgeschlossen haben, hängen diese vom Ergebnis des darauf ggf. folgenden Kombinationstests ab. Dieser ist sinnvoll, wenn Sie mehr als einen Klotz testen und bei mindestens zwei Klötzen die VS 1 beim Einzeltest vertragen haben. Bei einem Kombinationstest testen Sie die betreffenden Klötze gemeinsam auf der höheren VS.

Während den Vortagen des Tests ist das Ausfüllen des Symptomvermerkblatt auf Seite 35 nicht zwingend, da Sie als Referenz für die Testauswertung das Wirksamkeitscheckblatt nutzen können. Am Testtag bis zum dritten Tag danach sollten Sie es ausfüllen, um Ihre Symptome zu dokumentieren (es sei denn Sie stellen bereits vor dem dritten Tag eine Intoleranz fest). Ihr Sparringspartner bereitet die Testdosen, mit Ausnahme der Fructane (F) und Galactane (G), vor. Um Ihnen ein Gefühl für die Testmengen zu geben, finden Sie unten die Stufen-Tabelle für F und G. Beim Test essen Sie zu den Mahlzeiten (MZ) Frühstück, Mittag und Abendessen die folgenden Mengen der benannten Lebensmittel. Beim ersten Test sind dies die VS 1 Mengen:

VS, Menge/MZ	Portionsgröße	Menge pro Tag
VS 1 F: 0,5 g, G: 0,5 g	26 g Erbsen und 38 g Couscous	78 g Erbsen und 114 g Couscous
VS 2 F: 1 g, G: 1 g	53 g Erbsen und 77 g Couscous	159 g Erbsen und 231 g Couscous
VS 3 F: 1,5 g, G: 1,5 g	79 g Erbsen und 115 g Couscous	237 g Erbsen und 345 g Couscous

Durch den Verzehr der angegebenen Mengen haben Sie bei VS 1 exakt das Doppelte der BVS pro Mahlzeit zu sich genommen. In den kommenden drei Tagen ernähren Sie sich wieder entsprechend der BVS. Dann wiederholen Sie den Test mit der VS 1, um das Ergebnis abzusichern. Teilen Sie Ihrem Sparringspartner mit, ob sich durch den Test Ihre Symptome verschlechtert haben und geben Sie ihr oder ihm das ausgefüllte Symptomvermerkblatt.

Anschließend verfahren Sie entsprechend mit dem nächsten Klotz der Rangfolge. Wenn Sie mit allen zu prüfenden Klötzen durch sind, folgt entweder der kombinierte Test der Klötze, die Sie auf VS 1 vertragen haben, ein weiterer Einzelstufentest oder das Ende der Stufentests. Sollten Sie ein Level zwischen zwei VSn testen wollen, berechnen Sie so dessen Dosis:

Niedrigere Dosis + [(Höhere Dosis – Niedrigere Dosis) / 2]

Haben Sie die Dosis vertragen, müssen Sie dann auch Ihren Multiplikator für die Lebensmitteltabellen, siehe Kapitel 3.1.1 anpassen, wozu Sie in der obigen Formel das Wort Dosis durch Multiplikator ersetzen. Bestätigt Ihnen Ihr Sparringspartner eine Intoleranz, ist der Stufentest für den Klotz beendet. Die zuletzt vertragene VS des Klotzes gilt fortan für Sie und kann in die Tabelle in Kapitel 3.1.1 eingetragen werden. Es wird dort zwischen Einzel VS und kombinierter VS unterschieden. Bei der kombinierten VS handelt es sich zunächst um die BVSn aller für Sie unverträglichen Klötze. Später können sich diese verändern, wenn Sie mehrere dieser Klötze auf einer höheren VS zusammen vertragen. Es kann allerdings auch sein, dass Sie zwei Klötze beim Einhalten der kombinierten VSn der anderen unverträglichen Klötze einzeln auf einer höheren VS vertragen, nicht jedoch gemeinsam. In diesem Fall tragen Sie die höchste einzeln vertragene VS der jeweiligen Kötze in die Spalte Einzel VS ein.

Hinweis: Sofern Sie eine Intoleranz bei einem mehr als zwei Klötze umfassenden kombinierten VSn-Test feststellen, macht es Sinn anschließend den Test mit jeweils nur zwei der Klötze auf der jeweiligen VS zu wiederholen. Für alle übrigen Klötze halten Sie dabei deren zuletzt kombiniert vertragene VS ein. Vertragen Sie eine dieser Zweiergruppen auf der neuen Stufe, notieren Sie die getestete VS als kombinierte VS für die beiden Klötze. Das konkrete Vorgehen können Sie dem Ablaufschema in Unterkapitel 2.2.5 entnehmen. Ein Stufentest von balancierter Fructose ist unnötig. Die vertragene Menge entspricht 10 Mal der vertragenen Menge Fructose, siehe Kapitel 3.1.1.

Die Auswertung eines Tests erfolgt aus verfahrenstechnischen Gründen erst nach dem Ende der Wiederholung. Zeigen Sie vor den Tests bitte Ihrem Sparringspartner die Tabelle mit den Klötzen für die Sie den Stufentest machen möchten auf Seite 58. Der Test kann dann von ihr/ihm angepasst werden. Geben Sie ihr/ihm bitte außerdem ggf. die Zuckerreste und Messinstrumente des Atemtest-Ersatztests.

Sie haben Symptome, was tun?

Nachdem Sie bei einem Test so starke Symptome feststellen, dass Sie Ihrer/Ihrem Sparringspartner von einer Unverträglichkeit der Dosis berichten werden, trinken Sie stilles Trinkwasser (bis zu 3 Flüssigkeiten pro Tag sind in der Regel gesund) und gehen Sie spazieren, um Ihre Symptome zu mindern.

HALT: Lassen Sie zur Verfahrenssicherheit die folgenden drei Textseiten nur Ihren Sparringspartner lesen! Ihr oder Ihm wird dabei erklärt, wie bestimmte Reaktionen Ihrerseits zu interpretieren sind, von denen das Ergebnis abhängt. Wenn Sie davon wissen, ändern Sie möglicherweise Ihr Verhalten, was das Ergebnis verfälschen würde. Lesen Sie auf Seite 74 weiter, um zu erfahren, wie je nach Toleranzaussage Ihres Sparringpartners weiter vorgegangen wird. Die drei Seiten für Ihren Sparringspartner sind von je vier Leerseiten umschlossen. Am besten Sie blättern das Buch von hinten durch, um zu Seite 74 zu gelangen, ohne sie zu lesen.

Die **Anweisungen** für Ihren **Sparringspartner** folgen auf **Seite 62**. Als **Leser** des Buches sollten Sie diese **ungelesen** lassen, um ein **besseres Testergebnis** zu erzielen. **Schlagen** Sie daher eine Seite auf, die deutlich weiter **vorne** liegt und **blättern** Sie dann **zurück** auf **Seite 74**.

Die **Anweisungen** für Ihren **Sparringspartner** folgen auf **Seite 62**. Als **Leser** des Buches sollten Sie diese **ungelesen** lassen, um ein **besseres Testergebnis** zu erzielen. **Schlagen** Sie daher eine Seite auf, die deutlich weiter **vorne** liegt und **blättern** Sie dann **zurück** auf **Seite 74**.

Die **Anweisungen** für Ihren **Sparringspartner** folgen auf **Seite 62**. Als **Leser** des Buches sollten Sie diese **ungelesen** lassen, um ein **besseres Testergebnis** zu erzielen. **Schlagen** Sie daher eine Seite auf, die deutlich weiter **vorne** liegt und **blättern** Sie dann **zurück** auf **Seite 74**.

Die **Anweisungen** für Ihren **Sparringspartner** folgen auf **Seite 62**. Als **Leser** des Buches sollten Sie diese **ungelesen** lassen, um ein **besseres Testergebnis** zu erzielen. **Schlagen** Sie daher eine Seite auf, die deutlich weiter **vorne** liegt und **blättern** Sie dann **zurück** auf **Seite 74**.

Ihre Hilfe ist gefragt! Anweisungen für Test-Partner:

Ihr/e Freund/in möchte herausfinden, wie viel sie/er von bestimmten Lebensmittelninhaltsstoffen verträgt. Leider kommt es bei dem erforderlichen Test oft zu einem Schein-(Placebo)-Effekt. Ihre Rolle ist wichtig, um einen Fehlbefund zu verhindern. Sie testen dazu jeden Inhaltsstoff zwei Mal, wobei jeder Test etwa eine Woche dauert. An einem der beiden Tage verabreichen Sie dabei eine Placebo-Mixtur anstelle der echten. Ihr/e Freund/in weiß nichts von dem Placebo. Stellen Sie es so dar, dass der Doppeltest nötig ist, da Sie auch gewisse Verhaltensmuster beurteilen, welche bei der Interpretation eine Rolle spielen. WICHTIG: Schweigen Sie über den Placebo, bis die Tests für **alle** zu prüfenden Stoffe abgeschlossen sind und Sie die Ergebnisse miteinander besprochen haben. Es kann sein, dass Ihr/e Freund/in noch präzisere Ergebnisse erhalten möchte und für den Fall ist Ihre Verschwiegenheit bis zum Ende der Abschlussbesprechung nötig. Zwischen zwei Testtagen liegen drei Beobachtungs- und drei Regenerationstage. Das brauchen Sie: Einen Messbecher, eine Briefwaage und drei 0,5 l Fläschchen. Ermitteln Sie die zu prüfenden Stoffe auf Seite 58 und besorgen Sie ggf. für den...

Fruktosetest: 0,5 kg Haushaltszucker, 100 g Fruktose, Vanilleextrakt und 1 l Wasser.

Laktosetest: 1 l fettarme Kuhmilch ohne Zusatzstoffe, 1 l lactosebefreite Kuhmilch (bitte keine Soja- oder Reismilch) und Vanilleextrakt.

Sorbittest: Haushaltszucker, 10 g Sorbit, Vanilleextrakt und 1 l Wasser.

Hat Ihr/e Freund/in Ihnen keine Testsubstanzen gegeben, können Sie diese online oder in einer Apotheke beziehen. Die für die einzelnen Tests nötigen Mengen können Sie auch vom Apotheker abwiegen lassen. Sie erhöhen bei den Tests stufenweise die Mengen entsprechend der Tabellen auf den kommenden Seiten. Beginnen Sie mit dem Test des höchstrangigen Zusatzstoffes, siehe Seite 58, auf Stufe 1. Notieren Sie sich jeweils vor dem Wiederholungstest das Ergebnis und ob Sie zuerst den Schein- oder Echtmix ausgehändigt haben. Idealerweise bitten Sie Ihre/n Freund/in um das Symptomvermerkblatt des Tests und schreiben darauf neben dem Ergebnis T für EchTer Mix oder C für SCheinmix. Bewahren Sie alle Blätter für die Abschlussbesprechung aller Tests auf. Ist in der Rangtabelle auf Seite 58 ein K-Grad angegeben, berechnen Sie den L-Grad, siehe Zeile L auf Seite 35. Ist der L-Grad gleichgroß oder größer als der K-Grad, deutet dies auf eine Intoleranz hin. Es gibt nach jedem Test drei mögliche Fälle:

Fall 1: Weder beim Schein- noch beim echten Mix haben sich die Symptome verschlechtert. Ihr/e Freund/in hat also die Menge des Zusatzstoffes vertragen und er kann auf der nächsten Stufe getestet werden. Dies teilen Sie ihr/ihm mit.

Fall 2: Die Symptome haben sich nur beim echten Mix verschlechtert, dass heißt Ihr/e Freund/in hat eine Intoleranz gegenüber der Menge: Die Testreihe für diesen Zusatzstoff ist beendet. Das Ergebnis teilen Sie ihr/ihm mit. Für eine präzisere Stufengrenze können Sie gemäß Seite 60 vorgehen.

Fall 3: Die Symptome haben sich unabhängig von der echten Mischung bei der Scheinmischung verschlechtert. In diesem Fall wiederholen Sie den Test mit gleicher Menge, beginnend mit dem Scheinmix, sagen aber, dass Sie die Menge halbiert hätten. Bitten Sie außerdem während der Wiederholung um das Führen eines Ernährungstagebuchs. Wird der Scheinmix wieder nicht vertragen, brechen Sie den Test ab und behaupten Sie (bis zur Abschlussbesprechung), dass eine Intoleranz vorliegt und die alte(n) VS(n) gelten. Weisen Sie dann beim Abschlussgespräch auf die Ungültigkeit wegen der Symptome beim Placebotest hin Ihr/e Freund/in kann dann im Ernährungstagebuch prüfen, ob andere Klötze eine Rolle gespielt haben und den Test ggf. wiederholen.

Sind die beiden Tests der ersten Stufe für den Zusatzstoff auf Rang 1 abgeschlossen, testen sie die nachrangigen Zusatzstoffe ebenfalls auf der ersten Stufe. Nachdem die Einzeltests auf der ersten Stufe für alle zu testenden Zusatzstoffe beendet sind, fahren Sie entsprechend des Ablaufschemas auf Seite 75 weiter fort. Es könnte ein Kombinationstest folgen:

Kombinationstests: Für den Quertest von Laktose und Fruktose, Laktose und Sorbit sowie Laktose, Sorbit und Fruktose verwenden Sie als Flüssigkeit die Vanille-Kuhmilch/Vanille-lactosebefreite Kuhmilch entsprechend der Stufenmengen bei Laktose. Für die alleinige Kombination von Fruktose und Sorbit nehmen Sie 200 ml Wasser. In die Flüssigkeiten geben Sie alle zu testenden Zusatzstoffe. Nutzen Sie dazu die Stufenmengen der Einzeltabellen der Zusatzstoffe. Nach einem erfolgreichen Kombinationstest gelten die neuen kombinierten Verträglichkeitsstufen (VS) fortan für alle weiteren Testtage.

Es folgen wiederum Einzelstufentests wie zu Beginn, bei denen Sie die Stufe-zwei-Mengen der zu testenden Inhaltsstoffe verwenden und Ihrer/m Freund/in mitteilen, dass für ihn/sie während der Tests nun die neuen kombinierten Verträglichkeitsstufen gelten.

An einem der beiden Test-Tage einer Zusatzstoff-Stufe händigen Sie am Vorabend drei Fläschchen mit der echten Substanz aus, am anderen drei Fläschchen mit der Scheinsubstanz. Zum Frühstück, Mittag- und Abendessen trinkt Ihr/e Freund/in je ein Fläschchen. Die Mixturen der Stufen können Sie den folgenden Erläuterungen und Tabellen entnehmen:

In der **linken Spalte** wird die **Stufe** und die **Gesamtmenge** der Substanzen **pro Tag** angegeben, da es leichter für Sie ist, die **Tagesmenge auf einmal zu mixen** und **danach** auf die **drei Fläschchen zu verteilen**. In den beiden Spalten rechts davon steht die Menge pro Fläschchen für die Schein / Echtsubstanz.

Laktose: Erforderlich: 1 l fettarme Milch, 1 l lactosefreie Milch, 2 TL Vanilleextrakt (**V.**): Um Geschmacksabweichungen der lactosebefreiten Kuhmilch zu verdecken, fügen Sie der normalen und der lactosebefreiten Kuhmilch etwas Vanilleextrakt (**V.**) bei.

Stufe und Laktose-Gehalt, Summe/**Tag**	Echt (E) 3 Fläschchen mit	Schein (S) 3 Fläschchen mit
Stufe 1 (3 g/MZ) pro Tag 180 ml Milch und ½ TL **V.**	4 EL (60 ml) Milch 1 Tropfen **V.**	4 EL lactosefreie Milch 1 Tropfen **V.**
Stufe 2 (6 g/MZ) pro Tag 360 ml Milch und 2 EL Saft, ¾ TL **V.**	120 ml Milch (100) 2 Tropfen **V.**	120 ml lactosefreie Milch 2 Tropfen **V.**
Stufe 3 (9 g/MZ) pro Tag 540 ml Milch und 3 EL Saft, 1 TL **V.**	180 ml Milch 3 Tropfen **V.**	180 ml lactosefreie Milch 3 Tropfen **V.**

Fruktose: Erforderlich: Haushaltszucker, Fruktose und Vanilleextrakt (**V.**). Mixen Sie folgende Mengen mit 200 ml Wasser (**W.**). Wichtig: Die Fläschchen sollen unverdünnt getrunken werden:

Stufe, Echt/Schein in g **pro Tag**+600 ml **W.**	Echt (E) 3 × 200 ml **W.** Fläschchen mit	Schein (S) 3 × 200 ml **W.** Fläschchen mit
Stufe 1, 3 E/3,5 S, 1 TL **V.**	1 g Fruktose, 3 Tropfen **V.**	1,17 g Zucker, 3 Tropfen **V.**
Stufe 2, 6 E/7 S, 1 TL **V.**	2 g Fruktose, 3 Tropfen **V.**	2,34 g Zucker, 3 Tropfen **V.**
Stufe 3, 9 E/10,5 S, 1 TL **V.**	3 g Fruktose, 3 Tropfen **V.**	3,51 g Zucker, 3 Tropfen **V.**

Sorbit: Erforderlich: Haushaltszucker, Fruktose und Vanilleextrakt (**V.**). Mixen Sie folgende Mengen mit 200 ml Wasser (**W.**). Wichtig: Die Fläschchen sollen unverdünnt getrunken werden:

Stufe, Echt/Schein in g **pro Tag**+600 ml **W.**	Echt (E) 3 × 200 ml **W.** Fläschchen mit	Schein (S) 3 × 200 ml **W.** Fläschchen mit
Stufe 1, 0,3 E/0,2 S, 1 TL **V.**	0,1 g Sorbit, 3 Tropfen **V.**	0,06 g Zucker, 3 Tropfen **V.**
Stufe 2, 1,2 E/0,7 S, 1 TL **V.**	0,4 g Sorbit, 3 Tropfen **V.**	0,24 g Zucker, 3 Tropfen **V.**
Stufe 3, 3 E/1,26 S, 1 TL **V.**	0,7 g Sorbit, 3 Tropfen **V.**	0,42 g Zucker, 3 Tropfen **V.**

Herzlichen Dank für Ihre Unterstützung, klasse!

Die **Anweisungen** für Ihren **Sparringspartner** beginnt auf **Seite 62**. Als **Leser** des Buches sollten Sie diese **ungelesen lassen,** um ein **besseres Testergebnis** zu erzielen. Ab Seite 74 geht es weiter.

Die **Anweisungen** für Ihren **Sparringspartner** beginnt auf **Seite 62**. Als **Leser** des Buches sollten Sie diese **ungelesen lassen,** um ein **besseres Testergebnis** zu erzielen. Ab Seite 74 geht es weiter.

Die **Anweisungen** für Ihren **Sparringspartner** beginnt auf **Seite 62**. Als **Leser** des Buches sollten Sie diese **ungelesen lassen,** um ein **besseres Testergebnis** zu erzielen. Ab Seite 74 geht es weiter.

Die **Anweisungen** für Ihren **Sparringspartner** beginnt auf **Seite 62**. Als **Leser** des Buches sollten Sie diese **ungelesen lassen,** um ein **besseres Testergebnis** zu erzielen.

2.2.5 Symptomgerichteter Testablauf

Dem folgenden Ablaufschema können Sie entnehmen, was der jeweils nächste Schritt in Abhängigkeit Ihrer Reaktion auf die Testmengen ist.

Verfahrensbeispiel mit fiktiven Klötzen

Damit Sie unvoreingenommen bleiben, werden im folgenden fiktiven Beispiel die Klötze mit tatsächlichen Materialstoffen bezeichnet. Dies sind Granit, Holz und Sandstein. Sie testen Klotz „Granit" (im Beispiel auf Priorität eins, siehe Klotzauswahl auf Seite 58), „Sandstein" (Priorität zwei) und „Holz" (Priorität drei). Da Sie beim ersten Stufentest für „Granit" die VS 1 Menge laut ihrem Sparrings Partner nicht vertragen, bleibt die BVS für den Klotz bestehen. Die erste VS beim Klotz „Sandstein" haben Sie hingegen gemeistert und dies ist damit die neue vorläufige neue Einzel-VS für „Sandstein". Ebenfalls haben Sie die erste „Holz"-VS vertragen.

Nun folgt der kombinierte Test von „Sandstein" und „Holz", da Sie beim Einzeltest mehr als einen Klotz vertragen haben. Sie können dies erkennen, wenn Sie dem [+] beim ersten Karo des nachfolgenden Ablaufschemas folgen. In Ihren Testlösungsfläschchen erhalten Sie dazu einen Mix aus beiden Klötzen. Parallel zum Test ernähren Sie sich entsprechend der die VS 0 Portionen für „Granit" gemäß der Lebensmitteltabellen in Teil III des Buchs. Sie vertragen die Testmenge. Die VS 1 von „Sandstein" und „Holz" wird daher nun gemeinsam mit der BVS von „Granit" als vorläufige neue kombinierte VS in die Tabelle in Kapitel 3.1.1 eingetragen.

Anschließend führen Sie eine weitere Runde Einzelstufentests durch, was Sie dem Ablaufschema entnehmen können, wenn Sie beim zweiten Karo in der Linie dem [+] folgen. Sie beginnen mit dem Level 2 Test von „Sandstein". Dabei enthält das Testlösungsfläschchen die VS 2-Menge „Sandstein" und die VS 1-Menge „Holz". Am Testtag halten Sie die BVS für „Granit" ein und an den drei Folgetagen orientieren Sie sich an der VS 1 Portionsgröße für „Sandstein" und „Holz". Auch die „Sandstein-Menge" der zweiten VS wird von Ihnen gut vertragen. Es folgt der VS 2 Test von „Holz", bei dem Ihre Testlösung die „Sandstein-Menge" der VS 1 und die „Holz-Menge" der VS 2 enthält. Bei dieser Lösung treten jedoch deutliche Symptome auf. Wenn Sie beim Ablaufschema beim dritten Karo in der Linie (auf den folgenden Seiten) dem [-] folgen und bei dem nachfolgenden Karo dem [+], erkennen Sie, dass Sie nun in der Spalte kombinierte VS für „Sandstein" die VS 2 zusammen mit der VS 1 für „Holz" eintragen können. Außerdem erfahren Sie, dass Sie noch den VS 3-Test für „Sandstein" machen können. Bei diesem wird weiterhin die VS 1-Menge von „Holz" beigemischt. Vertragen Sie auch die VS 3, wird sie als geltende kombinierte VS für „Sandstein" zusammen mit der VS 1 für „Holz" vermerkt.

Vielleicht interessiert Sie, ob Sie beim Einhalten der BVS mehr von „Holz" vertragen: Bitten Sie ggf. Ihren Sparringspartner, den VS 2-Test für „Holz" zu wiederholen und dabei nur die VS 2-Menge „Holz" ohne einen weiteren Klotz zu verabreichen. Während der Testtage halten Sie dann die BVSn-Portionen für alle anderen Klötze ein. Vertragen Sie die Menge, tragen Sie bei „Holz" in der Spalte Einzel-VS VS 2 ein und notieren dahinter BVSn, da die Einzel-VS nur beim Einhalten der BVSn der übrigen Kötze gilt.

Achtung: Während des Stufentests dürfen keine der zum jeweiligen Zeitpunkt geltenden VS überschritten werden, da das Ergebnis ansonsten verfälscht wird. Sollte es dazu kommen, müssen Sie den Test leider wiederholen. Ausnahme: Sie haben den Test bereits absolviert, da Sie eine Intoleranz gegenüber der Klotzmenge festgestellt haben.

Das Ablaufschema

Beginnend mit dem Quadrat oben rechts können Sie den Pfeilen folgend den nächsten Schritt ablesen. Eine Raute bedeutet, dass der nächste Schritt von einer Bejahung [+] oder Verneinung [-] der Aussage in der Raute abhängt. Bejahen Sie die Aussage folgen Sie dem [+]-Pfeil, verneinen Sie die Aussage dem [-]-Pfeil. In den quadratischen Feldern finden Sie jeweils eine Aussage, was als nächstes zu tun ist. In Feldern, die auf ein Feld mit dem Fähnchen PFAD 1 oder PFAD 2 folgen, finden Sie zudem Angaben in Klammern. Diese spielen nur und erst dann für Sie eine Rolle, wenn Sie auf der zweiten Seite des Ablaufschemas am Ende gebeten wurden dem jeweiligen PFAD zu folgen. Die Angaben in runden Klammern gelten, wenn Sie nur auf PFAD 1 gestoßen sind und die Angaben in eckigen Klammern wenn Sie gebeten wurden PFAD 2 zu folgen.

Alle Anweisungen beruhen auf der Annahme, dass Sie alle Stufentests bis zum Ende durchführen möchten, was Sie nicht müssen. Vielleicht genügt es Ihnen zu wissen, dass Sie die VS 1 Portionen vertragen. Hören Sie ggf. einfach nach dem kombinierten VS 1 Test auf. Das reguläre Vorgehen endet dann, wenn Sie ein Feld mit abgerundeten Ecken erreichen. Die entsprechenden neuen VSn tragen Sie in die Tabelle in Kapitel 3.1.1 ein.

Wozu dient der Kombinationstest? Es kommt beim Aufkommen von Beschwerden auf die Gesamtmenge der Klötze an, die am „Abfangschild Ihres Bauches“ vorbeigelangen. Nehmen wir an, Sie haben beim Einzelstufentest gleich mehrere Klötze auf einem höheren Level vertragen. Wenn Sie die daraus hervorgehenden neuen Portionsgrößen nun für diese Klötze zugleich ausreizen, kann dies wegen Wechselwirkungen dennoch zu Symptomen führen. Mit dem Kombinationstest prüfen Sie daher, ob sich bei einer Maximalbelastung Ihres Schildes in Folge der neuen Stufenportionen dennoch Ihre Symptome im Zaum halten.

*Folgestufentests zur Bestimmung der maximalen Einzel-VSn der beim letzten Stufentest vertragenen Klötze sind möglich.

**Folgestufentests zur Bestimmung der maximalen kombinierten VS des/der höchstgestuften Klotzes/Klötze sind möglich. Für nicht getestete Klötzen gelten dabei die neuen kombinierten VSn Portionen.

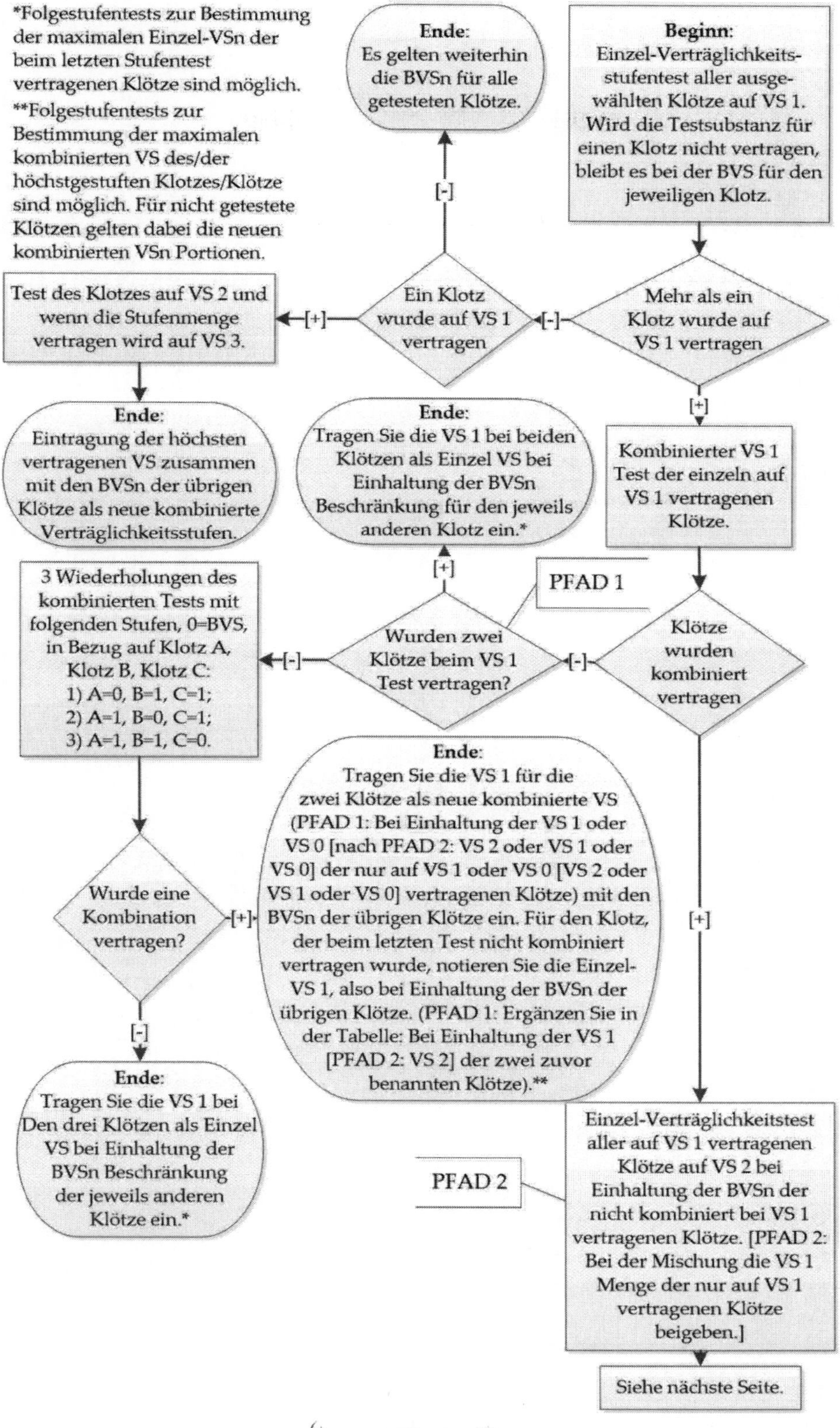

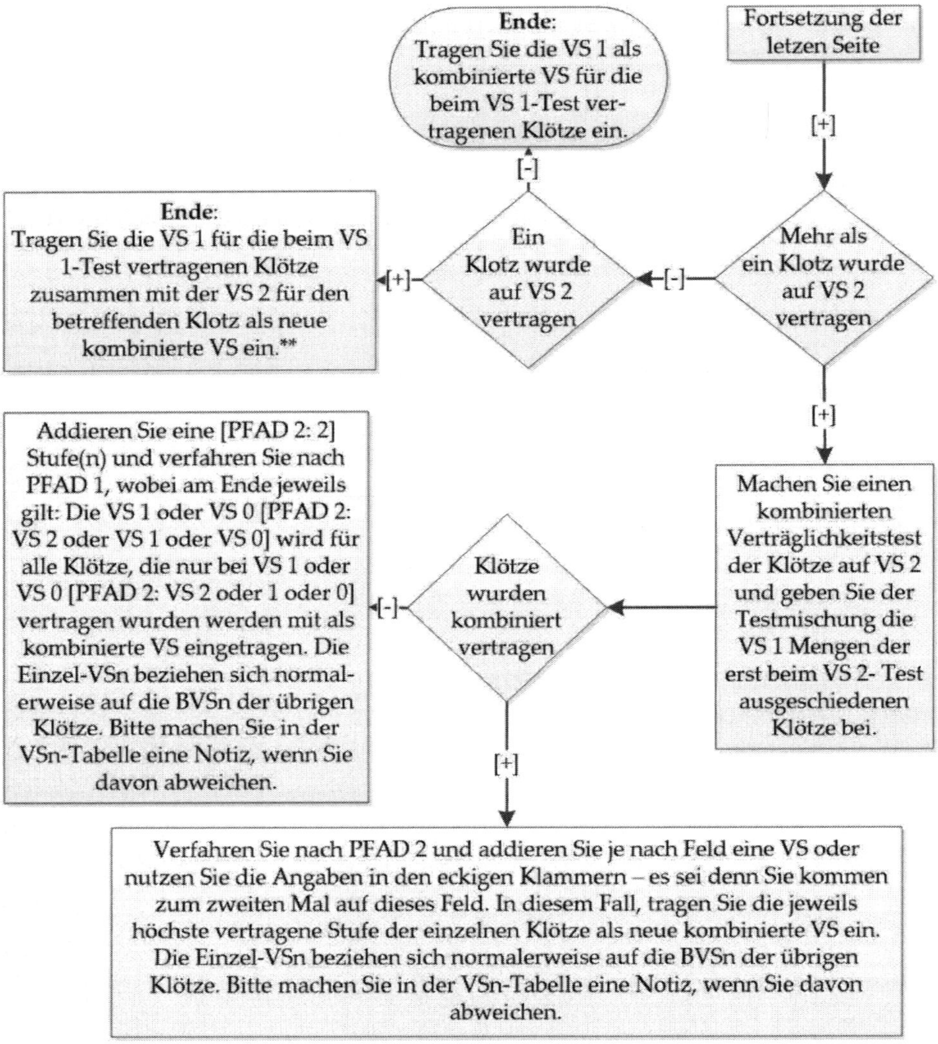
Fortsetzung der letzen Seite
[+]
Mehr als ein Klotz wurde auf VS 2 vertragen
[-]
Ein Klotz wurde auf VS 2 vertragen
[-]
Ende: Tragen Sie die VS 1 als kombinierte VS für die beim VS 1-Test ver-tragenen Klötze ein.
[+]
Ende: Tragen Sie die VS 1 für die beim VS 1-Test vertragenen Klötze zusammen mit der VS 2 für den betreffenden Klotz als neue kombinierte VS ein.**
[+]
Machen Sie einen kombinierten Verträglichkeitstest der Klötze auf VS 2 und geben Sie der Testmischung die VS 1 Mengen der erst beim VS 2- Test ausgeschiedenen Klötze bei.
Klötze wurden kombiniert vertragen
[-]
Addieren Sie eine [PFAD 2: 2] Stufe(n) und verfahren Sie nach PFAD 1, wobei am Ende jeweils gilt: Die VS 1 oder VS 0 [PFAD 2: VS 2 oder VS 1 oder VS 0] wird für alle Klötze, die nur bei VS 1 oder VS 0 [PFAD 2: VS 2 oder 1 oder 0] vertragen wurden werden mit als kombinierte VS eingetragen. Die Einzel-VSn beziehen sich normalerweise auf die BVSn der übrigen Klötze. Bitte machen Sie in der VSn-Tabelle eine Notiz, wenn Sie davon abweichen.
[+]
Verfahren Sie nach PFAD 2 und addieren Sie je nach Feld eine VS oder nutzen Sie die Angaben in den eckigen Klammern – es sei denn Sie kommen zum zweiten Mal auf dieses Feld. In diesem Fall, tragen Sie die jeweils höchste vertragene Stufe der einzelnen Klötze als neue kombinierte VS ein. Die Einzel-VSn beziehen sich normalerweise auf die BVSn der übrigen Klötze. Bitte machen Sie in der VSn-Tabelle eine Notiz, wenn Sie davon abweichen.

2.2.6 Alternativstrategien

Allgemeine Verursacher von Bauchbeschwerden

Die folgenden Auslöser wurden bei der Auswertung von Ernährungstagebüchern am häufigsten entdeckt. Auf einer subjektiven Skala von 1 (selten) bis 5 (sehr häufig): Weizen 5, Milch 5, Kaffee 5, Eier 5, Kartoffeln 5, Nüsse 4, Roggen 2, Gerste 2, Mais 2, Haferflocken 2, Banane 2, Zwiebeln 2, Erbsen 2. Mit Ausnahme von Eiern, Kaffee, Kartoffeln, Mais und Nüssen lassen sich die Unverträglichkeiten auf der Basis von Analysen, die dem Autor vorliegen, durch betrachtete Kohlenhydrate wie Fructose, Lactose, Fructane und Galactane begründen. Zu dem Fructan- und Galactangehalt von Eiern Kaffee und Nüsse konnte der Autor keine Studien finden.

Alternative Diätstrategie

Vielleicht ist eines der Produkte, deren Beschwerdefolgen auf anderen Zusammenhängen als den genannten Kohlenhydraten beruhen, wie z. B. Kaffee, ein Verursacher, vielleicht haben Sie auch selbst eine Vermutung im Hinblick auf das ein oder andere Lebensmittel oder einen Inhaltsstoff. In diesen Fällen machen Sie doch eine alternative Einführungsdiät. Dazu verzichten Sie drei Wochen lang auf Kaffee, Eier, Kartoffeln, Mais, Nüsse und ggf. bis zu vier (zwei) andere von Ihnen verdächtigte Produkte (Inhaltsstoffe). Notieren Sie sich vorab morgens, mittags und abends die jeweils für Sie alltäglich höchsten Verzehrmengen der betroffenen Lebensmittel in Gramm oder Stück. Sie benötigen diese Angaben später, um herauszufinden, welches Lebensmittel ggf. zu Ihren Symptome geführt hat, also bewahren Sie sie gut auf. Am Ende der drei Testwochen messen Sie wieder die Diätwirkung. Füllen Sie dazu das Symptomvermerkblatt, siehe Seite 35, aus und vergleichen Sie es mit dem alten Status Quo-Blatt. Je nach Vorliebe mit der Berechnungstabelle, siehe Seite 36, das Blatt vom Ende Ihrer Alternativdiät ist in dem Fall das Wirksamkeitscheck-Blatt. Vor Beginn der Diät ist es sinnvoll, ggf. vorhandene persönliche Risiken mit dem Arzt abzuklären.

War die Diät erfolgreich, testen Sie jeweils im Abstand von drei Tagen einzeln die Lebensmittel, auf die Sie verzichtet haben. Dazu greifen Sie auf Ihre Angaben zu den üblichen Verzehrmengen der in den Test einbezogenen Lebensmittel zurück. Am Testtag verzehren Sie dann die für Sie übliche Tagesmenge zu den gewohnten Zeiten. Am Testtag und den drei Folgetagen füllen Sie außerdem das Symptomvermerkblatt aus und berechnen ggf. Ihren L-

Grad. Während der Testwochen verzichten Sie außerdem auf alle noch zu testenden Lebensmittel und die, deren Test darauf hingedeutet hat, dass Sie sie nicht vertragen. War ein Test negativ, spricht dies dafür, dass Sie das entsprechende Lebensmittel wie vor der Diät verzehren können. Bei einem positiven Ergebnis haben Sie zwei Möglichkeiten: Entweder Sie verzichten ganz auf das oder die Lebensmittel oder Sie ermitteln eine verträgliche Portionsgröße, machen also einen Stufentest. Für den Stufentest teilen Sie Ihre gewöhnliche Portion durch vier. Während der Stufentestwochen verzichten Sie auf alle symptomauslösenden Lebensmittel, die Sie ermittelt haben. Nur am Testtag verzehren Sie zu den für Sie üblichen Zeiten die jeweils getestete Portionsmenge. Sie beginnen dabei mit ¼ der normalen Höchstmenge. Empfinden Sie keine bedeutsame Verschlechterung, wiederholen Sie die Testwoche mit der halben Portion. Vertragen Sie auch dies, wiederholen Sie den Test, z. B. am vierten Tag nach dem letzten Testtag, mit ¾ Ihrer normalen Portion. Spätestens wenn Sie diese vertragen, ist der Stufentest beendet. Sie vertragen dann ¾ Ihrer gewöhnlichen Portionsmenge. Vertragen Sie ¼ Ihrer normalen Portion nicht, sollten Sie auf das Lebensmittel oder den Stoff lieber ganz verzichten – Sie können natürlich auch die Portion weiter reduzieren. Vertragen Sie ½ (¾) Ihrer gewöhnlichen Portion nicht, liegt Ihre Verträglichkeitsmenge bei ¼ (½) davon. Konnten Sie erneut kein kritisches Lebensmittel bzw. keinen kritischen Stoff ausfindig machen, kehren Sie zu Ihrer gewohnten Ernährung zurück. Es verbleiben bspw. niedrig dosierte Antidepressiva als Behandlungsalternative. Außerdem kann es sinnvoll sein, andere Ursachen, wie z. B. eine Histaminintoleranz[12] oder vielfache Chemikalienunverträglichkeit (MCS) zu prüfen. Besuchen Sie Ihren Arzt, um sich über das weitere Vorgehen abzustimmen.

[12] MCS steht für Multiple Chemical Sensitivity.

2.3 Allgemeine Tipps zur Diät

2.3.1 Gute Gründe für Ihr Durchhalten

Nehmen wir an, einer Ihrer besten Freunde fährt für zwei Wochen in den Urlaub. Für diese Zeit überlässt er Ihnen seinen geliebten Labrador Retriever und gibt Ihnen einige Hinweise zur gesunden Ernährung des Hundes, welcher eine Intoleranz gegenüber einem Inhaltsstoff hat von manchen Hundefuttern hat. Am Ende der ersten Woche geht Ihnen das Futter aus und als Se sich gerade auf den Weg machen, um neues zu kaufen, hält Sie Ihr/e Lebensgefährte/in auf. „Warte," sagt er/sie. „wir haben noch etwas von dem Futter übrig, das wir immer dem Hund unserer Tante geben." Sie sind geneigt dieses Futter zu nutzen und sich die Stunde Fahrt zum Fachgeschäft und zurück zu sparen, haben jedoch den vom Hund nicht vertragenen Inhaltsstoff in der Zusammensetzung entdeckt. Anders als der fröhlich schauende Hund auf der Packung suggeriert, wird dieses Futter dem Hund Ihres Freundes Schmerzen bereiten, der arme wird dauernd pupsen müssen und sich kaum noch aufraffen können, geschweige denn einen Stock fangen. Das erklären Sie Ihrem/er Partner/in. „Mach dir nicht so viele Sorgen," sagt er/sie. „Die Hunde, mit denen ich aufwuchs, haben es immer gegessen und hatten nie ein Problem!" Aber Sie wissen, dass auch wenn ihre/seine Familie das immer so gemacht hat, es noch lange nicht das Richtige für diesen Hund ist. Der Hund Ihres Freundes ist es Ihnen also Wert, dass Sie Zeit und Geld für sein Wohlergehen investieren und bedacht handeln. Die Frage, die Sie sich nun beantworten müssen, ist: Sind Sie selbst sich das auch wert?

In Anbetracht der Folgen fordere ich Sie auf, Verantwortung für Ihre Ernährung zu übernehmen. Zeigen Sie Ihrem Körper gegenüber Respekt. Eignen Sie sich den nötigen Mut und die nötige Disziplin an. Ihr Körper ist ein Teil von Ihnen. Wie auch Vegetarier zu sich und ihrer Entscheidung stehen, sollten Sie zu Ihrer Diät und Ihrem Körper stehen. Seien Sie Sie selbst. Es geht dabei weniger darum, fehlerfrei zu beginnen, sondern vielmehr überhaupt anzufangen und es täglich ein klein wenig besser zu machen. Das schaffen Sie!

Ihr Ziel sollte es sein, Ihre Ernährung Tag für Tag, Lebensmittel für Lebensmittel, so umzustellen, dass Sie ein weitgehend beschwerdefreies Leben führen. Aller Anfang ist schwer, doch sobald Sie erst mal die Anfangsschwierigkeiten gemeistert haben, werden Sie merken, wie sehr es sich für Sie lohnt, und Ihre zusätzliche Motivation wird sich positiv auf Ihre Disziplin auswirken.

Der erste Schritt dorthin ist, dass Sie dieses Ziel mit dem verknüpfen, was Ihnen in Ihrem Leben am wichtigsten ist. Unabhängig davon, um was und um welchen Lebensbereich es sich bei dieser Herzensangelegenheit handelt, werden Sie von mehr Energie und Wohlbefinden profitieren.

Erlauben Sie sich also Ihre Fähigkeiten bestmöglich einzusetzen, um sich erfolgsorientiert zu ernähren. Überwinden Sie damit verbundene Ängste, in dem Sie sich vorstellen, dass Sie es bereits geschafft haben. Wie? Schneiden Sie das nachfolgende Faltschildchen aus und stellen Sie es an einen Platz, an dem Sie täglich als Erinnerung darauf schauen. Idealerweise kleben Sie ein Bild von Ihnen nach einem großen Erfolg auf die Zeichnung. Ziehen Sie dann daraus jeden Tag die Aufmunterung, Ihre Ernährung zu verbessern.

Stephen William Hawking lässt sich von seiner Muskelschwäche nicht abhalten, herausragende Arbeiten im Dienste der Wissenschaft zu erbringen. Wieso? Weil er das macht, was ihm eine Herzensangelegenheit ist und er eine positive Lebenseinstellung hat. Wer kommt schon bei einer Herzensangelegenheit auf die Idee, nach Ausflüchten zu suchen? Bei einer Herzensangelegenheit geht es um das Wie. Es geht darum zu tun, was möglich ist, und damit stets um die Lösung. Ähnliche Beispiele gibt es im Sport. Melissa Stockwell erzielt trotz eines verlorenen Beins sportliche Spitzenleistungen. Der Sport ist für Sie eine Herzensangelegenheit und sie findet Lösungen, um sich dennoch darin zu verwirklichen.

Was ist Ihre Herzensangelegenheit? Schreiben Sie es auf. Machen Sie sich dann klar, dass eine symptommildernde Ernährung Ihrer Herzensangelegenheit zugutekommt. Als nächstes machen Sie sich auf den Weg diese Ernährung zu einem Teil Ihres Lebens zu machen.

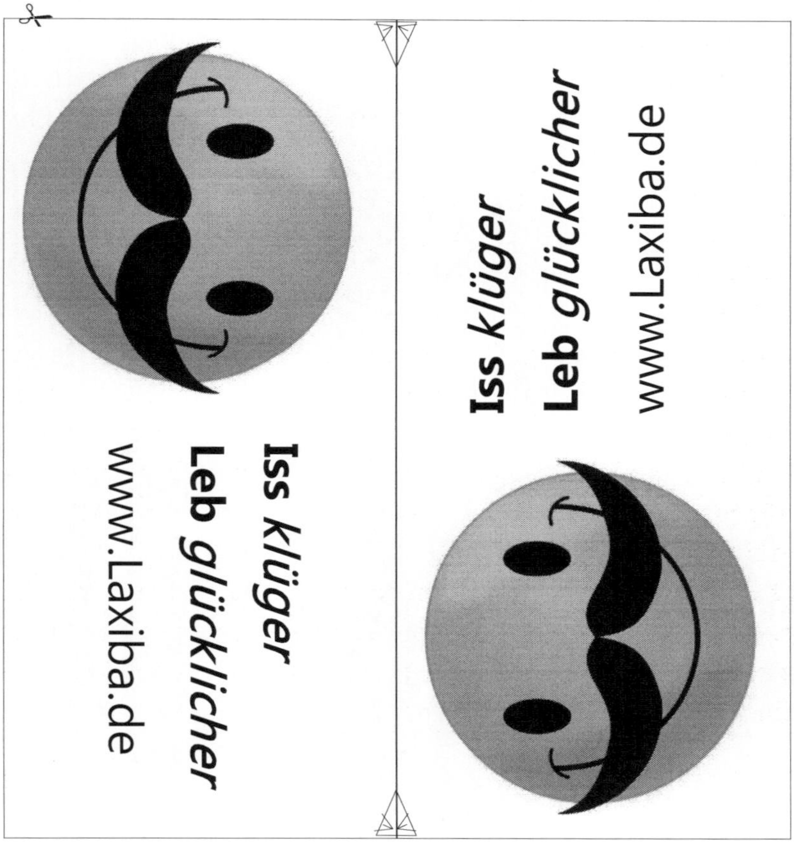
Iss klüger
Leb glücklicher
www.Laxiba.de
Iss klüger
Leb glücklicher
www.Laxiba.de

Diese Seite wurde bewusst frei gelassen.

2.3.2 Essenszeiten

Auch wann und wie oft Sie essen, hat einen Einfluss auf die Verdauung. Wer kennt sich hiermit wohl am besten aus? Menschen, bei denen es besonders auf eine optimale Energieversorgung ankommt, also Sportler. Eine Analyse kanadischer Elitesportler ergibt, dass diese zu über 97 % mindestens drei Mal am Tag essen. 57 % nehmen außerdem vormittags, 71 % nachmittags und 58 % abends noch einen Snack zu sich. Es gibt darüber hinaus Hinweise, dass feste Essenszeiten sich positiv auf das Herz-Kreislaufsystem auswirken. Eine Studie mit über 4 500 Kindern zeigte zudem, dass das Risiko an Übergewicht zu leiden bei Kindern deutlich abnimmt je häufiger am Tag gegessen wird.

2.3.3 Motive der Klotzverwendung

Was haben Klötze in Medikamenten oder Wurst zu suchen? Gründe bestehen unter anderem darin, bestimmte Geschmacksnuancen zu entfalten, das Produkt als zuckerfrei deklarieren zu können, z. B. damit Diabetiker es nutzen können, Wurst und Fleischwaren zu verdicken, Geld zu sparen und Süßigkeiten (im Falle von Sorbit) feucht zu halten. Darüber hinaus wird bspw. Lactose und Sorbit als Trägerstoff für Medikamente verwendet. Bisher gibt es leider noch keine starke Lobby gegen die Verwendung in Lebensmitteln, bei denen auf sie ohne große Einbußen verzichtet werden könnte. Klar kommen die Klötze auch natürlich vor, das ist jedoch noch kein Grund sie z. B. dem ebenfalls in der Natur vorkommenden Stevia bei der Kaugummiproduktion vorzuziehen.

2.3.4 Essen außer Haus

Zuhause ist eine klotzarme Ernährung eher einfach doch wie steht es außer Haus? Einige Produkte sollten immer gehen, wie z. B. Blattsalate mit Öl, Salz, Pfeffer und Oregano als Dressing, Eier, Fisch oder Fleisch ohne Panade und Sauce, Kartoffeln, Kiwis, Orangen, Pesto Verde, Reis, Tomaten, Tomatensoße, Tortilla. Bei Diabetikerprodukten und Fertigsoßen müssen Sie teilweise vorsichtig sein, da hier häufig Klötze wie Sorbit enthalten sind. Doch wie steht es mit Menüs? Sind Sie schon einmal in ein Restaurant gegangen und haben sich beim Betrachten der Karte überlegt, was die ideale Kombination aus einzelnen Komponenten verschiedener Gerichte für Sie wäre? Das Gute ist, Sie können diese meistens ohne großen Aufpreis erhalten, wenn Sie den Mut haben die

Bedienung danach zu fragen. Ebenso können Sie auf Gastgeber zugehen, wenn Sie zum Essen eingeladen werden. Geben Sie dem Gastgeber der Einfachheit halber Ihre Liste sicherer Produkte, siehe Kapitel 2.4.3. Verschicken Sie sie z. B. mit folgendem Anschreiben:

> *„LiebeR [Name der/des GastgeberIn],*
> *über [Ihre/Deine] Einladung zum [Anlass der Einladung, z. B. Dinner] habe ich mich sehr gefreut und sage gern zu. Wenn [Sie/Du] einige der in der beigefügten Tabelle genannten Lebensmittel getrennt von anderen Gerichten zubereiten [können/kannst], nehme ich auch an [Ihrem/Deinem] Essen teil. [Können Sie/Kannst Du] mir bitte mitteilen, ob das machbar ist, damit ich entsprechend planen kann?*
> *Vielen Dank und bis bald,*
> *[Ihr Name]"*

Die Liste sicherer Produkte macht es auch der Restaurant-Bedienung leichter, ein verträgliches Menü zusammenzustellen. Da eine Menüanpassung bei Fastfoodketten schwieriger ist, finden Sie die Produkte von vielen Fastfoodketten, sowie die für Sie jeweils verträglichen Portionsgrößen von ihnen, im dritten Buchteil. Haben Sie das Buch dabei, sind Sie auf der sicheren Seite. Es ist jedoch kaum immer zur Hand. Ein Handzettel fürs Portemonnaie schon. In Kapitel 2.4 finden Sie zwei Handzettel, mit den verträglichen Portionsmengen einiger zentraler Produkte bei den verschiedenen Klotz-Unverträglichkeiten. Außerdem finden Sie hier die Inhaltsstoffbezeichnungen, die das Vorhandensein von Klötzen in dem jeweiligen Lebensmittel anzeigen.

2.3.5 Fertiggerichte

Leider werden vielen Fertiggerichten Sorbit, Fructose und Lactose zugesetzt oder diese sind bereits in den natürlichen Zutaten enthalten. Es gibt allerdings Ausnahmen, sogar bei den Discountern. Dies sind meistens solche Fertiggerichte, bei denen explizit auf natürliche Zutaten hingewiesen wird und solche, bei denen Tomatensauce enthalten ist. Mit Hilfe der Handzettel, siehe Kapitel 2.4, erfahren Sie, hinter welchen Zutatenbezeichnungen in der Liste der Inhaltsstoffe sich Klötze verstecken.

2.3.6 Medikamente und Mundhygiene

Alles, was Sie in den Mund nehmen kann Beschwerden verursachen, wenn es einen Klotz enthält, den Sie nicht vertragen. Besonders Sorbit ist in vielen Mundhygieneartikeln enthalten. Eine davon freie Zahnpasta ist blend-a-med® original. Als Zahnseide eignet sich solche ohne Wachs, als Mundwasser das blaue Odol med 3® Zahnfleisch aktiv.

Bei Medikamenten berät Sie am besten Ihr Apotheker. Besonders bei Erkältungsmitteln ist die Suche im Hinblick auf Sorbit schwierig. Viele Nasensprays, Augentropfen und Schleimlöser enthalten den Zusatzstoff. Bei längerer Suche finden sich jedoch meist auch hier Alternativen. Beispiele sind Alcon® Dexa-Polyspectran Augen- und Ohrentropfen, Artelac Splash® MDO Augentropfen, essex pharma® SULMYCIN® Nasensalbe, Hexal® Citirizin® Filmtabletten (gegen Heuschnupfen), Immodium akut® sowie Perenterol® forte Kapseln gegen Durchfall, Mucosolvan® Retardkapseln als Schleimlöser, Sinupret® Tropfen (nicht jedoch die Tabletten) bei verstopften Stirnhöhlen, tetesept® Meerwasser Nasen-Spray Care, Vividrin® akut Nasenspray bei Heuschnupfen.

Die Verwendung von Medikamenten mit Lactose oder Fructose sollten Sie entsprechend Ihrer Verträglichkeitsstufen erwägen (Lactose: VS 1: 1,5 g, VS 2: 3 g; Fructose: VS 1: 0,5 g, VS 2: 1 g). Hier ist es gut zu wissen, dass mittelgroße Kapseln maximal 0,58 g und die größtmöglichen maximal 1,6 g pro Stück wiegen und Tabletten meist noch etwas weniger. Bei Säften entspricht ein Teelöffel etwa 5 ml=g und ein Esslöffel 5-15 ml=g. Trotz aller Recherche kann es sein, dass Sie ein Medikament, aus welchen Gründen auch immer, nicht vertragen. In dem Fall suchen Sie sich eine Alternative. Im Zweifel können Sie das Symptomvermerkblatt hinzuziehen um die Symptome nach der Einnahme des Medikaments mit denen vergleichen, die Sie beim Wirksamkeitscheck-Blatt notiert haben, also zu einem Zeitpunkt, an dem Sie das Mittel nicht eingenommen und auf kritische Klötze verzichtet haben.

2.3.7 Nahrungsergänzungsmittel

Sofern Sie Nahrungsergänzung nehmen, sind z. B. die folgenden Präparate frei von Klötzen: EUNOVA® Multi-Vitalstoffe Langzeit Kapseln, revoMed® Vitamin B Komplex Kapseln und revoMed® Vitamin B12 Tabletten. Der Nutzen von Multivitamintabletten konnte in einer Langzeitstudie nicht belegt werden. Sollten Sie sie dennoch schlucken, achten Sie bei einigen Vitaminen darauf, nicht zu viel davon einzunehmen. Neben Vitamin B_3 und B_6 können die Vitamine E, **D**, K und **A** bei einer Überdosierung zu Vergiftungserscheinungen führen. Es empfiehlt sich daher, Ihre Vitamineinnahme zunächst mit Ihrem Arzt zu besprechen. Eine etwaige Strategie für die genannten Vitamine besteht darin, sie im Drei-Monatszyklus einzunehmen. Das heißt: drei Monate einnehmen und dann wieder drei Monate verzichten.

2.3.8 Positive Seiten der Diät

Einhergehend mit der Beschränkung klotzhaltiger Lebensmittel befassen Sie sich mehr damit, was Sie essen und dies führt wahrscheinlich zu einer insgesamt gesünderen Ernährung.

2.3.9 Selbsttest

Manche Reizdarm-Betroffenen berichten von Unverträglichkeitserscheinungen gegenüber Stoffen wie Aspartam, Maltodextrin oder spezifischen Lebensmitteln. Haben Sie eine solche Vermutung, probieren Sie doch die alternative Einführungsdiät, wie in Kapitel 2.2.6 beschrieben.

2.3.10 Eiweißshakes – Sportlernahrung

Es gibt unter Sportlern einen, wenngleich von der Erforderlichkeit her teils fragwürdigen, Trend zu speziellen Nahrungsmitteln. Sofern Sie Ihren Eiweißbedarf, siehe Kapitel 2.1.4, durch die dort aufgeführten Lebensmittel decken, benötigen sie bspw. Eiweißshakes (auch unter der englischen Bezeichnung Proteinshakes bekannt) nicht. Energieriegel und Elektrolyte-Produkte enthalten teilweise direkt oder indirekt über darin verarbeitete Früchte Sorbit. In Apotheken finden Sie allerdings Riegel, die frei von Klötzen sind. Außerdem gibt es zu diesen Produkten in den Lebensmitteltabellen eine eigene Rubrik.

2.3.11 Süßstoffe

Pures Stevia ist frei von Sorbit. Ansonsten ist Sorbit ganz oder in Teilen in vielen Süßstoffen enthalten. Dies gilt ebenfalls für light, d. h. zuckerfreie, Softdrinks.

2.3.12 Fisch und Fleisch

Fisch und Fleisch mit Panade, Soße oder zermahlen als Brat-, Fleisch- oder Leberwurst können Klötze enthalten. Dies wird auf den Verpackungen angegeben. Die im nächsten Kapitel enthaltenen Handzettel für Ihr Portemonnaie listen die Bezeichnungen und Nummern auf, die sich auf die Klötze beziehen.

2.3.13 Maßnahmen für Nachhaltigkeit

Für einen nachhaltigen Erfolg ist es wichtig, dass Sie sich bei Ihrer Ernährungsweise beobachten. Stellen Sie bspw. fest, dass Sie die empfohlenen Mengen vernachlässigen, korrigieren Sie Ihr Verhalten, um schnell zurück auf den gewünschten Pfad zu gelangen. Schreiben Sie sich dazu das Ziel auf, Ihre Ernährung an den von Ihnen vertragenen Portionen der Lebensmittel und Getränke auszurichten, damit Sie Bauchbeschwerden mindern und Lebensfreude gewinnen. Verdeutlichen Sie sich anhand des ersten Buchteils die negativen Folgen Ihrer derzeitigen „blinden" Ernährung. Wieso ist es wichtig, dass Sie Ihre Ess-Gewohnheiten ändern? Schreiben Sie sich die fünf für Sie wichtigsten Gründe unter Ihr Ziel. Beantworten Sie sich außerdem die Frage, warum **jetzt** die Zeit ist zu handeln. Informieren Sie dann auch Ihr Umfeld darüber, weshalb Ihre Ernährungsumstellung wichtig ist und bitten Sie um Unterstützung. Eine kurzfristige Veränderung ist leicht. Die Herausforderung liegt darin, Ihr gewünschtes Verhalten auf die Dauer beizubehalten. Ein Weg, um im Einklang mit Ihrem Ziel zu bleiben, ist es, sich jeden Morgen zur Erinnerung die positiven Auswirkungen der Diät auf Ihre Lebensqualität aufzuschreiben oder entsprechende Erinnerungen in Ihren Terminkalender einzutragen. Es hilft außerdem einen Partner zu haben. Sie können einen Trainer auf www.Laxiba.de/trainer buchen, der Ihnen bei der Umstellung und den einzelnen Buchschritten hilft. Außerdem können Sie andere Betroffene für eine gegenseitige Motivation und einen Austausch auf www.Laxiba.de/team finden.

Stellen Sie sich vor, Sie leben einen nahezu beschwerdefreien Alltag. Sehen Sie schon jetzt vor Ihrem inneren Auge den Zielzustand – Sie haben mit Elan und Entschlossenheit Ihre Ernährung so umgestellt, dass sich Ihr Wohlbefinden im Bauch merklich gebessert hat. Je lebhafter und facettenreicher Sie sich Ihr Leben nach der erfolgreichen Umstellung vorstellen, desto eher werden Sie das Mögliche tun. Kommt es auf dem Weg zu Fehltritten, nehmen Sie es leicht und machen Sie es am nächsten Tag besser. Sofern Sie, wie bei einem Kompass, die Route stets wieder anpassen, kommen Sie letztlich zum Ziel. Sofern die Strategie Ihnen hilft, können Sie es schaffen sie langfristig zu verfolgen, wenn Sie es wollen.

2.4 Die Handzettel

Schneiden Sie die zwei Handzettel den kleinen Punkten folgend aus den nächsten Seiten aus. Bitte knicken Sie sie dann an den dazu fett markierten Linien. Beginnen Sie mit der durchgehend gepunkteten Knicklinie. Anschließend knicken Sie jedes Faltheft nochmals an der halb gestrichelten Linie. Nun können Sie es praktisch im Scheckkartenfach Ihres Portemonnaies aufbewahren. So haben Sie beim Ausgehen und bei Einkäufen die wichtigsten Infos jederzeit zur Hand.

Front

Faltheft Lactose, Fructane & Galactane

Unkritisch bei einer Lactoseintoleranz sind:

Laktate	Kaliumlactat	Reis- und Mandelmilch
Calciumlactat	Glucono-delta-Lacton	Milchsäure
Natriumlactat	E-Nummern: 575, 325-327	

Kritische bei einer Lactoseintoleranz sind:

Lactose, Laktose	Joghurt	Molke
Butter & -reinfett	Käse	Milch, -pulver
Kefir, Lassi	Quark	Sahne

Italienische, spanische, griechische und asiatische Gerichte sind eher lactosearm. Asiatische Reisgerichte sind zudem fructan- und galactanarm. Fisch, andere Meerestiere, Fleisch, schwarzer Kaffee, Eier und Nüsse und Öle sind per se lactosefrei. Obst und Gemüse sind es auch, enthalten allerdings tlw. Fructane und Galactane.

Rücken

LAXIBA®

Vorsicht…:

Lactose ist häufig enthalten in:

- Cerealien
- Eis und Süßigkeiten, wie Schokolade
- Kaffee mit Milch, Kondensmilch
- Milchprodukten
- Panaden, Soßen, püriertem Fleisch, Tzatziki
- Süße Backwaren wie Kekse, Teilchen Kuchen, Torten und Sahne

Fructane:

Ananas, Artischocken, Backwaren (z. B. Brot, Kuchen, Nudeln und Pizzen), Cerealien inulinversetzte Produkte, Bananen, Broccoli, Chicorée Wurzel, Couscous, Hartweizengrieß, Heidelbeeren, Knoblauch, Kohl, Leinsamen, Nektarinen, Porree, Rosinen, Schalotten, Spargel, Topinambur und Zwiebeln

Galactane kommen besonders vor in:

Bohnen, Erbsen, Haferflocken, Leinsamen, Linsen, Sprossen, Sojaprodukten und Weizen

Innenseite links

Lactose-, Fructan- und Galctanfrei

Äpfel	Getränke	Kürbis
Aprikosen	ohne Milch,	Möhren
Birnen	Joghurt etc.	Orangen
Blattsalate	Gummibären	Paprika
Dinkelmehl	Kartoffeln	Parmesan
Eistee	Ketchup	Reis
Essig und Öl	Kiwi	Schoko-Sorbet
Fisch und Fleisch	Kokosnuss	Sellerie

Lactosearm bei normaler Portion

Butter☺; 14g	Margarine$^{21¾P.; 9g}$	Schweizer Käse☺; 30g
Cheddar$^{33¼P.; 30g}$	Nutella$^{®32¼P.; 37g}$	
Fonduekäse☺; 53g	Parmesan☺; 5g	

Durch jede eingenommene starke Lactasekapsel können Sie etwa 75 % der angegebenen Portion zusätzlich verzehren. :

Maßeinheit in (g pro Einheit folgt)

Exemplar	Glas	Portion	Scheibe	Tasse
E	G	P	S	T

☹=meiden; ☹²=1/4 Maß ab VS2; ☺=Spuren enthalten; ☻=frei davon

Berechnung der übrigen VS-Portionen

Lactose (VS1)	S0 = ÷2	S2 = x2	S3 = x3
Fru-/Galactan (VS0)	S1 = x2	S2 = x4	S3 = x6

Innenseite recht

Hoher Lactosegehalt

Auflauf$^{½P.; 238g}$	Kartoffelpüree$^{½P.; 140g}$	Milcheis$^{¼P.; 107g}$
Cremesuppe$^{½P.; 245g}$	Käsesoße$^{¼P.; 66g}$	Mozzarella$^{9¾P.; 30g}$
Eierlikör$^{¼G.; 200g}$	Kefir$^{¼P.; 220g}$	Pfannkuchen$^{½P.; 187g}$
Joghurt$^{¼P.; 250g}$	Kond.milch$^{½P; 38g}$	Torte$^{½P.; 87,5g}$
Kakao$^{¼T.; 150g}$	Milch$^{¼G.; 200g}$	

F+G VS 0 Portionen

Apfelstrudel$^{¾ P., 64g}$	Haferflocken$^{1¼P., 55g}$	Semmelknödel$^{½P., 55g}$
Arme Ritter$^{¼ P., 131g}$	Hamburger$^{½E., 100g}$	
Baguette$^{1¾S., 42g}$	Hot Dog$^{¼E., 199g}$	
Bananensaft$^{½G., 200g}$	Kaffeeteilchen$^{¼E., 125g}$	Nudeln$^{1P., 140g}$
Calzone$^{¼P., 168g}$	Käsekuchen☹P., 220g	
Sandwich☹E., 276g	Knäckebrot$^{¼S., 42g}$	Spargel$^{½P., 85g}$
Chop Suey$^{¼P., 166g}$	Kuchen$^{¼P., 122g}$	
Cookie$^{½E., 45g}$	Linsen$^{¾P., 90g}$	Tofu$^{½P., 85g}$
Corn Flakes$^{1½P., 30g}$	Muffin$^{¼E., 113g}$	
Couscous$^{¼P., 140g}$	Müsli $^{¼P., 55g}$	Waffeln$^{½P., 95g}$
Cracker$^{¼P., 30g}$	Müsliriegel$^{½P., 27g}$	
Crêpe$^{¾E., 55g}$	Onion Rings$^{¼P., 70g}$	Weizenvollkornbrot$^{¾S., 42g}$
Donut$^{½E., 105g}$	Pizza$^{½P., 209g}$	
Doppelkeks$^{3½E., 14,5g}$	Porree$^{¼P., 89g}$	
Erbsen$^{1¼P., 15g}$	Ravioli$^{¼P., 250g}$	Zuckerschoten$^{¾ P., 85g}$
Frühlingsrolle$^{¼P., 140g}$	Roggenbrot$^{¾S., 42g}$	
Gartenbohne$^{¼P., 90g}$	Schalotte $^{¼E., 15g}$	

Front

Faltheft Fructose und Sorbit

Unkritisch bei einer Sorbitintoleranz sind:

Sorbate	Maltodextrin	Gersten-malzextrakt
Sorbitan...	Sorbinsäure	
...sorbate	Polysorbat	Polyoxyethylen-sorbitan...

E-Nummern: 200-203, 432-436, 491-495

Kritisch bei einer Sorbitintoleranz sind:

Sorbit(ol)	Mannit(ol)	Xylit(ol)
Lactit(ol)	(Cyclo-) Hexanhexol	Glucit(ol)
Inosit(ol)	(Ethyl-) Maltol	Sionon
Isomalt(it)	Maltit(ol)/-sirup	Pinitol
Erythrit(ol	Palatinit®	

E-Nummern: 420-21, 636-37, 953, 965-67.

Rücken

Vorsicht... Freie Fructose enthalten:

- Cerealien mit Fructose- Glucosesirup
- Vielen Fertigprodukten
- Gelierzucker, Honig und Maissirup
- Einigen Süßstoffen
- Vielen Obstsorten und Trockenfrüchten
- Vielen Softdrinks, Säften und Alkoholika

Zuckeralkohole sind oft enthalten in:

- Diabetiker- und Diätprodukten
- Elektrolytprodukten und Energybars

- Fertigprodukten und Fertigsoßen
- Kaugummis und Mintpastillen außer solchen, die bspw. nur mit Stevia gesüßt sind
- Manchen light und isotonischen Getränken
- Medikamenten und Mundhygieneartikeln
- Riegel, Pralinen, Sahne und Torten
- Würsten, paniertem, püriertem und eingelegtem Fisch- und Fleisch
- Einigen Früchten, deren Säften und Alkoholika

LAXIBA®

Innenseite links

Weitere praktische Hilfsmittel

Ananas F¾; S¾;P 140 g
Apfel F☹; S☹²;E 182 g
Aprikosen F☺ +¾ P; S¾;E 35 g
Bals. Essig F☺; S23;P 15,94 g
Banane F☺ +¼ P.; S9¼;E 118 g
Blaubeermuffin F☺;S☺;E113 g
Bier F50; S10;G 200 ml
Big Mac ®F5; S6½;E 215 g
Bitter Lemon F☹; S☺;G 200 ml
Birnen F½; S¼;E 15 g
Blattsalate F8¼; S16¾;P 85 g
Blumenkohl F☺; S2½;P 85 g
Broccoli F3; S☺;P 85 g
Brombeeren F3¾; S☺;P 140 g
Cranberries F☺ +2¾ P.; S45¼;P 55 g
Nestle® CiniMinis F¼; S☺;P 30 g
Coca Cola ®F½; S☺;G 200 ml
Cornflakes F☺ +1½ P.; S☻;P 30 g
Erdbeeren F½; S¼;P 140 g
Nestle® Fitness F41½; S☺;P 30 g
Gartensalat F8¼; S16¾;P85 g
Ginger Ale F☹; S☺;G 200 ml
Gurke F4¾; S1;E 85 g
Haferflocken F☺; S☺;P 55 g

Maßeinheiten in (g pro Einheit folgt)

Exemplar	EL	Glas	Portion	Scheibe	Tasse
E	L	G	P	S	T

☹=meiden; ☹²=1/4 Maß ab VS2; ☺=nur Spuren sind enthalten; ☻=ist frei davon

Übrige VS für Fructose (F) und Sorbit (S)

Fructose (VS 0)	VS1 = x2	VS2 = x4	VS3 = x5
Sorbit (VS 1)	VS0 = x0	VS2 = x4	VS3 = x10

Innenseite rechts

gibt es auf www.Laxiba.de

Hähnchen süß-sauer F2½; S☻;L 15 g
Himbeeren F½; S1½;P 140 g
Honig F½; S1¾;L 15 g
Johannisbeeren F1; S☻;P 140 g
Kaffee F☺; S☺;T 150 g
Kartoffeln F☺; S45¼;P 110 g
Ketchup F☺ +¼ P.; S3¾;L 15 g
Kirschen F10; S½;L 15 g
Kiwi F1; S☺;E 86 g
Kohl F☺ +¾ P.; S58¾;P 85 g
Kürbis Bn. F☺; S☺;P 130 g
Long Island Icetea F¾; S16½;G 200 ml
M & M's ®F☺; S☺;P 40 g
Mango F1; S4;L 15 g
Mate-Tee F☺; S☺;G 200 ml
Mayonnaise F☺; S☺;P 15 g
Melone F1; S14¼;P 140 g
Milch F☺; S☺;G 200 ml
Müsliriegel F☺ +4¼ P.; S71¼;E 35 g
Nektarinen F8¼; S1;L 15 g
Nudeln F☺ +¼ P.; S☺;P 140 g
Orangen F2¼; S☺;E 140 g
Paprika F½; S☺;E 85 g
Pepsi ®F½; S☺;P 200 ml
Pfirsiche F☺ +½ P.; S¼;E 140 g
Pflaumen F☺ +¼ P.; S¾;E 15 g
Pilze F☺ +¼ P.; S¾;L 15 g
Pizza F☺ +¾ P.; S¾;E 209 g
Red Bull ®F☺ +7¾ P.;S☺;G200ml
Reis F☺; S☺;P 140 g
Sauerkraut F☺; S¾;L 15 g
Schokolade F☺; S48; P 25 g
Sekt F31¼; S¾;G 200 ml
Smacks ®F☺ +12 P.; S83¼;P 30g
Sushi F☺; S1½;P 140 g
Tomaten F4½; S1;E 85 g
Tonic Water ®F☹; S☺;G 200 ml
Trauben F¼; S½;P 140 g
Wassereis F☺ +1¼ P.; S☺;P52g
Wein F31¼; S¾;G 200 ml
Weingummi F☺+12 P; S☺;P30g
Weizenbrot F¾; S26¼;S 42 g
Whopper ®F2¾; S1;E 315 g
Zitrone F☺; S☺;E 58 g
zf. Kaugummis F¼; S☹²;E 2 g
7UP ®F☹; S☺;G 200 ml

2.4.1 Fructose und Zuckeralkohole

Für die Bestimmung Fructosefreier Produkte brauchen Sie beim Lesen der Inhaltsstoffe lediglich auf Fructose, sowie in manchen Ländern auf HFCS (High Fructose Corn Syrup / Maissirup mit einem hohen Fructoseanteil), zu achten. Zur Ermittlung sorbitfreier Produkte müssen Sie sich dagegen leider, trotz der Häufigkeit dieser Intoleranz, in einem unfassbaren Kennzeichendschungel zurechtfinden[13]:

Unkritische Inhaltsstoffe bei einer Sorbitintoleranz		
Maltodextrin	Sorbinsäure	Gerstenmalzextrakt
Calciumsorbat	Kaliumsorbat	Natriumsorbat
Sorbitan...	Polyoxyethylen-**sorbitan**-...	Polysorbat 20/40/60/65/80
(Zusatzstoff-) E-Nummern: 200-203, 432-436, 491-495		

Kritische Inhaltsstoffe bei einer Sorbitintoleranz		
Sorbit(ol)	Mannit(ol)	Xylit(ol)
Lactit(ol)	Glucit(ol)	(Cyclo-) Hexanhexol
Inosit(ol)	(Ethyl-) Malt(ol)	Sionon
Isomalt(it)	Maltit(ol)/-sirup	Pinitol
Erythrit(ol)	Palatinit®	
(Zusatzstoff-) E-Nummern: 420-21, 636-37, 953, 965-67		

[13] Es besteht hier dringender Vereinfachungsbedarf. Die Deklaration „bei Sorbitintoleranz kritisch" würde sehr viel Mühe sparen.

Vorsicht...

Freie Fructose ist enthalten in:

- Cerealien mit Fructose-Glucosesirup (Unterart des Maissirups)
- Vielen Fertigprodukten
- Gelierzucker
- Honig und Maissirup (Fructoseanteil ist unklar)
- Einigen Süßstoffen
- Vielen Obstsorten
- Vielen Softdrinks
- Vielen Säften und Alkoholika
- Vielen Trockenfrüchten

Sorbit, d. h. Zuckeralkohole, sind oft enthalten in:

- Diabetiker- und Diätprodukten
- Elektrolytprodukten und Energybars
- Fertigprodukten, auch Fertigsoßen
- Kaugummis und Mintpastillen, außer solchen, die bspw. **nur** mit Stevia gesüßt sind. Sorbit ist höchstens in Spuren vorhanden in: Wrigley's® Spearmint, Doublemint und Juicy Fruit
- Manchen Light und isotonischen Getränken
- Medikamenten und Mundhygieneartikeln
- Riegeln, Pralinen, Teilchen mit Füllung, Torten, ja sogar Sahne
- Würsten, paniertem, püriertem und eingelegtem Fisch- und Fleisch

Außerdem enthalten einige Früchte (wie Ananas, Äpfel, Aprikosen, Bananen, Birnen, Cranberries, Erdbeeren, Granatäpfel, Guaven, Himbeeren, Kirschen, Mangos, Nektarinen Pfirsiche, Pflaumen, Preiselbeeren, Trauben, Wassermelonen, Zuckermelonen), deren Säfte und Alkoholika, Branntweine ausgenommen (sind meist sorbitfrei), ebenso wie manche Gemüsesorten (Artischoken, Aubergine, Bleichsellerie, Blumenkohl, Chicorée, Eisbergsalat, Endiviensalat, Fenchelknolle, Gartensalat, Grünkohl, Gurken, Karotten, Kastanien, Kichererbsen, Kohlrabi, Kopfsalat, Krautsalat, Lollo Rosso, Oliven, Pilze, Porree, Radieschen, Römersalat, Rote Beete, Sauerkraut, Sellerie, Senfkohl, Sojobohnen, Sojasprossen, Spargel, Spinat, Tempeh, Tomaten, Weiße Rübe, Weißkohl, Wirsing, Zuckermais, Zwiebeln) ebenfalls Sorbit.

2.4.2 Fructane, Galactane und Lactose

Unkritische Inhaltsstoffe bei einer Lactoseintoleranz		
Laktate	Kaliumlactat	Reis- und Mandelmilch
Calciumlactat	Glucono-delta-Lacton	Milchsäure
Natriumlactat	E-Nummern: 575, 325-327	

Kritische Inhaltsstoffe bei einer Lactoseintoleranz		
Lactose, Lactose	Joghurt	Molke
Butter & -reinfett	Kefir, Lassi	Milch & -pulver
Quark	Käse	Sahne

Asiatische, griechische, italienische und spanische Gerichte sind eher Lactosearm. Asiatische Reisgerichte sind zudem fructan- und galactanarm. Fisch, andere Meerestiere, Fleisch, schwarzer Kaffee, Eier und Nüsse und Öle sind per se Lactosefrei. Obst und Gemüse ebenfalls, enthalten allerdings teilweise Fructane und Galactane.

Vorsicht...:

Lactose ist auch enthalten in:

- Vielen Eissorten, Schokolade und anderen Süßigkeiten
- Kaffee mit Milch, Kondensmilch
- Manchen Cerealien
- Einigen Panaden und Soßen
- Sahne
- Süßen Backwaren wie Keksen, Teilchen, Kuchen und Torten
- Teilweise Würsten
- Tsatsiki

Fructane kommen besonders in ... vor:

- Ananas
- Artischocken
- Backwaren wie Brot, Kuchen, Plätzchen
- Banane
- Broccoli
- Cerealien
- Chicorée Wurzel
- Couscous
- Hartweizengrieß
- Heidelbeeren
- Inulin-versetzten Produkten wie manche Cerealien, Schokoladen- und Eissorten
- Knoblauch
- Kohl
- Leinsamen
- Nektarine
- Nudeln
- Pizzen
- Porree
- Rosenkohl
- Rosine
- Schalotte
- Spargel
- Topinambur
- Zwiebeln

Galactane kommen besonders vor in:

- Bohnen
- Erbsen
- Haferflocken
- Leinsamen
- Linsen
- Sprossen
- Sojaprodukte, auch Tofu
- Weizen

2.4.3 Die Liste sicherer Produkte

Obst	Gemüse	Warme Speisen
Datteln, frisch	Avocado, grün	Branntweinessig
Feigen, frisch	Basilikum	Chinesische Austernsoße
Gemeiner Bocksdorn	Koriander	
Hagebutte	Kresse	Dinkelmehl
Loganbeere	Kürbis: Butternuss, Riesen, Spaghetti und Wachsflaschen	Fisch, Garnelen, Muscheln und Fleisch*
Papaya	Lotuswurzel	Italian Dressing Kraft®
Passionsfrucht	Mangold	Kaviar
Rhabarber	Meerrettich	Mayonnaise Kraft®
Sapodilla	Oregano	Öle
Stachelbeere	Paprika grün	Pfeffer und Salz
Zitronenschale	Pastinak	Reisbrot
	Pfefferminze, frisch	Reisnudeln
	Reis	Sojaöl
	Rosmarin	Tabasco® Soße
	Schnittlauch	Thousand Island Dressing Kraft®
	Seetang	
	Steckrübe	
	Süßkartoffel	*Unpürriert und ohne Marinade und Soße.
	Thymian	

Getränke	Sonstiges	
Branntwein	Ahornsirup	Kürbiskerne
Gin	Brauner Zucker	Macadamianuss
Jasmintee	Cashewkerne	Paranuss
Kaffee, schwarz	Chia Samen	Pecannuss
Mate-Tee	Dinkelmehl	Pinienkerne
Pfefferminztee	Erdnussbutter	Pistazien
Rum	Erdnüsse	Reisbrot
Tequila	Gelatine	Walnüsse
Tonic Water	Ginkonuss	Weißer Zucker
Wasser	Lakritze	
Whiskey, Wodka	Kokosnuss	

Diese Seite wurde bewusst frei gelassen.

2.5 Für Gastgeber

Sicherlich kennen Sie in Ihrem Freundeskreis jemanden, der eine Intoleranz gegenüber dem einen oder anderen Inhaltsstoff wie Lactose oder ein sogenanntes Reizdarmsyndrom hat. Als guter Gastgeber machen Sie sich natürlich Gedanken und möchten jeden Gast zufrieden stellen. Um Betroffenen eine passende Auswahl an Lebensmitteln anbieten zu können, fragen Sie am besten zuerst nach, ob ggf. jemand eine Intoleranz hat. Dies wird bei Ihren Gästen stets einen positiven Eindruck hinterlassen. Sie zeigen, dass Ihnen Ihre Gäste wichtig sind. Schneiden Sie sich dann die beiden Handzettel aus dem vorhergehenden Kapitel aus. Auf Ihnen finden Sie die verträglichen Portionsgrößen einiger alltäglicher Lebensmittel. Sollte einer Ihrer Gäste eine Sorbitintoleranz haben, kochen Sie sorbithaltige Lebensmittel bitte separat.

Allgemein gut gerüstet sind Sie mit Blattsalat, Cheddarkäse, Cornflakes, Eiern, Erbsen, Fisch und Fleisch an einem Stück ohne Fertigsoße oder Panade, Haushaltszucker, Kartoffeln, Kiwis, Mais, Margarine statt Butter, Nüssen, Öl mit Oregano, Pfeffer und Salz als Soßenersatzangebot, Orangen, Pommes Frites, Reis, Reismilch, salzigem Popcorn, salzige Kartoffelchips, schwarzer Kaffee, Spinat, Stevia, Tomaten, Wasser, Zitronen. Die meisten Gewürze und Kräuter, außer Knoblauch und Zwiebeln, sind unbedenklich. Betroffenen gerecht zu werden ist eigentlich ganz leicht: Bieten Sie verträgliche Lebensmittel einfach ohne Soßen in separaten Schalen an, z. B. eine Schale mit Kartoffeln und eine mit der Butter sowie eine Schale mit dem Salat und eine mit dem Dressing.

2.6 Stressmanagement

Stress kann uns sprichwörtlich auf den Magen schlagen und Reizdarm-Symptome verstärken. Es ist daher für Sie wichtig, ihn bewusst zu reduzieren. Dazu gilt es einen lösungsorientierten Umgang mit den eigenen Ängsten zu erlernen. Wieso ist das hilfreich? Je mehr Sie vor etwas Angst haben, desto mehr schaltet Ihr Gehirn die Areale, welche für vernünftiges Entscheiden nötig sind, ab. Dies geschieht, weil unser Körper zum Teil auf ein anderes Zeitalter der Menschheit eingerichtet ist. Gefahrsituationen der Vergangenheit, wie der Angriff eines Wolfsrudels, ließen uns im Grunde nur drei Optionen: Kampf, Flucht oder als Joker Totstellen. Denken wir in einer solchen Situation lange nach, sind wir verloren.

Heutzutage lösen jedoch ganz andere Situationen Angst und Sorge bei uns aus. Abgesehen von Krach, Extremtemperaturen und Luftverschmutzung ist es besonders das Gefühl, die Kontrolle über eine Situation zu verlieren.

Kampf- und Fluchtreaktionen werden durch die Ausschüttung von Hormonen unterstützt, die Sie schnell, wenn auch unüberlegt, entscheiden lassen. Der Großteil des Gehirns wird dazu abgeschaltet. Sie empfinden Stress. Der Joker Totstellen entspricht in gewisser Weise der Steigerungsform, welche unter der Diagnose Burnout bekannt wurde.

Da Sie weder unüberlegt handeln noch wie eine Hyäne Kadaver spielen möchten, müssen Sie Ihren Geist und damit Ihren Körper im Griff haben. Um im Alltag angemessen handeln zu können sind Sie auf vernünftiges Denken angewiesen. Dies erreichen Sie durch vorbeugende Maßnahmen. Fühlt sich Ihr Körper einmal in Gefahr, ist es kaum möglich, das rollende Rad der körperlichen Notfallkettenreaktion abrupt zu stoppen. Zur Prävention sind Yoga und Techniken wie die progressive Muskelentspannung vor der Arbeit hilfreich.

Dies vor der Arbeit zu tun ist sinnvoll, da es im Berufsalltag selten möglich ist, sich eine Stunde frei zu nehmen. Pausen und Unterbrechungen während der Arbeitszeit sind bei komplexen Aufgaben zudem **kontraproduktiv**, führen sie doch häufig zu schlechteren Entscheidungen, mehr Stress und mieser Stimmung. Versuchen Sie daher, Unterbrechungen Ihrer Arbeit bei anspruchsvollen Aufgaben weitestgehend zu vermeiden. Bei einfachen geistigen Aufgaben sowie körperlicher Arbeit zeigen sich leicht positive Effekte von zwischenzeitlichen Unterbrechungen, besonders wenn diese ein paar Minuten anstatt Sekunden dauern. Wirklich nützlich ist das Pausieren bei harter körperlicher Arbeit. Hier senkt es das Verletzungsrisiko und steigert Ihre Ausdauer.

Entspannung allein ist jedoch möglicherweise noch keine Lösung. Ihre Ängste haben meistens einen Grund. Die beste Strategie ist es daher, sich regelmäßig mit ihnen auseinanderzusetzen und sich geeignete Lösungsstrategien zum Umgang mit den Risiken zu überlegen. Dann können Sie sich Ihre Ängste sogar zu Nutze machen, um in Ihrem Alltag noch erfolgreicher zu werden. Setzen Sie sich dazu zu Beginn oder zum Ende eines Tages in aller Ruhe an einen Schreibtisch. Denken Sie nun darüber nach, was Ihnen zum aktuellen Zeitpunkt Angst bereitet und welche Lösungen Sie sich zur Vermeidung der gefürchteten Folgen vorstellen können.

Hilfreich ist es, wenn Sie hierzu eine Exceltabelle erstellen oder die standardisierte und druckoptimierte PaceAce-Version kostengünstig erwerben auf: www.Laxiba.de. Wenn Sie die Tabelle selbst erstellen möchten, benennen Sie das erste Tabellenblatt „Ängste" und das zweite „Aufgabenliste". Notieren Sie nun folgende Spalten-Überschriften im ersten Tabellenblatt: „Aktuelle Ängste", „Vorbeugende Maßnahme A", „Vorbeugende Maßnahme B" und „Vorbeugende Maßnahme C". Im zweiten Tabellenblatt vergeben Sie anschließend folgende Spaltentitel: „Aufgabe", „Dringlichkeit", „Deadline", „Wer macht's" und „Erledigt".

In der ersten Spalte des ersten Tabellenblatts notieren Sie nun Ihre Ängste. Anschließend überlegen Sie sich Maßnahmen zur Vermeidung der gefürchteten Situation. Überlegen Sie sich jeweils drei Alternativen, um für mehrere Eventualitäten gewappnet zu sein. Tragen Sie diese in die nebenstehenden Felder „Präventivmaßnahme A" bis „-C" ein, wobei A die Maßnahme ist, welche Sie zuerst durchführen möchten. Übertragen Sie dann „Präventivmaßnahme A" in das Tabellenblatt „Aufgabenliste".

Als nächstes bewerten Sie deren Priorität, angelehnt an das Eisenhower-Prinzip, einer Entscheidungsmethode, gemäß ihrer Wichtigkeit und ihrer Dringlichkeit von A bis E:

Aufgabe ist wichtig	***A*** *uf geht's*	***B*** *ald erledigen*
Aufgabe ist unwichtig	***C*** *hance auf Erledigung hat sie, nachdem alles Wichtige getan ist*	***D*** *as kann warten*
E *gal, sein lassen*	**Aufgabe ist dringend**	**Aufgabe ist aufschiebbar**

In der Reihenfolge von A bis D arbeiten Sie dann täglich Ihre Aufgaben ab. Aufgaben der Kategorie E sind wirkungslos, darum lassen Sie sie bleiben. Durch dieses Vorgehen beugen Sie Ängsten vor und machen sich frei von Zweifeln, ob Sie gerade das Richtige tun. Nach der Bewertung füllen Sie dann noch die Spalte „Deadline" aus. Hier tragen Sie das Datum ein, zu dem Sie die Aufgabe erledigen möchten. Außerdem notieren Sie in der Spalte „Wer macht's" entweder „Ich" oder den Namen desjenigen, dem Sie die Aufgabe zuweisen möchten. In der Spalte „Erledigt" setzen Sie einen Haken, sobald die Aufgabe abgeschlossen ist.

Arbeit: Aufgaben sauber erledigen	**Ausruhen:** Täglich spazieren gehen
Familie: Zeit für Angehörige und Kinder nehmen	**Freizeit:** Regelmäßig dem Lieblingshobby nachgehen

Ein weiterer wichtiger Aspekt ist, dass Sie darauf achten Ihr Leben in einer gesunden Balance zu halten. Das heißt statt in einem Quadranten Ihres Lebens überragende Leistungen zu bringen und in allen anderen miserabel abzuschneiden in jedem Quadranten zumindst befriedigende Ergebnisse zu erzielen, um dauerhaft leistungsfähig zu bleiben. Welche Quadranten für Sie eine Rolle spielen, hängt von Ihnen ab. Ein Beispiel sind Arbeit, Ausruhen, Familie und Freizeit. Gleiches gilt für die Ergebnisse wie z. B. die Aufgaben sauber erledigen, täglich spazieren gehen, Zeit für Angehörige oder Kinder zu haben und dem Lieblingshobby regelmäßig nachzugehen. Dabei ist auch wichtig sich möglichst frei vom Einfluss fremder Anerkennung zu machen, dem Sprichwort „ein gutes Pferd springt nur so hoch, wie es muss" zu folgen und ein gesundes Maß an Selbstvertrauen aufzubauen sowie Gelassenheit zu entwickeln. Ihren Erfolg in den vier Quadranten können Sie monatlich messen, indem Sie ihn von 1 (sehr schlecht) bis 7 (sehr gut) bewerten. Dazu vergeben Sie stets 7 Punkte auf den Quadranten, in dem Sie die besten Ergebnisse erzielt haben und relativ dazu 1-7 Punkte auf die übrigen Quadranten. Überlegen Sie sich anschließend wo Sie sich verändern möchten und wie Sie dies tun. Dazu können Sie wiederum das Tabellenblatt zum Umgang mit Ängsten nutzen.

Nun noch ein letzter Punkt zum Thema. Achten Sie darauf, gut drauf zu sein! Was dazu nötig ist, hängt von Ihnen ab. Vielleicht müssen Sie sich erst dazu entschließen, gut drauf zu sein. Jeder Mensch hat sein Päckchen zu tragen, und doch trägt es sich leichter, wenn Sie sich weitgehend von Schwermut befreien.

Tun Sie dazu möglichst viel von den Dingen, für die Sie sich begeistern können. Das wird der Fall sein, wenn möglichst viele Ihrer Aktivitäten mit dem im Einklang stehen, was Ihnen in Ihrem Leben am wichtigsten ist. Was das ist, können nur Sie selbst herausfinden. Dass es möglich ist, können nur Sie selbst beweisen. Es ist Ihr Schatz, also müssen Sie ihn auch ausgraben. Abraham Lincoln, ein ehemaliger US-Präsident, sowie Marcus Aurelius Antonius, ein römischer Kaiser, geben Ihnen zur Ermunterung mit auf den Weg, dass andere es auch geschafft haben, ihre Träume zu verwirklichen. Wenn das so ist, warum sollten **Sie** es dann nicht auch können?

2.7 Generalzusammenfassung

1. Mit was Sie es zu tun haben

Haben Sie eine Intoleranz und empfinden Sie Beschwerden? Dann reagiert Ihr Bauch leicht gereizt auf manche Stoffe, „Klötze", in Lebensmitteln. Ein Problem besteht dabei in seiner eingeschränkten Kapazität, diese rechtzeitig abzubauen. Mit Klotz im Bauch lebt es sich schwer. Es ist eine meist dauerhafte Erkrankung, die allerdings keinen Krebs verursacht. Die Symptome können in den meisten Fällen durch eine passende Diät auf ein akzeptables Maß reduziert werden.

2. Sind Sie ein Sonderfall?

Den Angaben der internationalen Organisation für gastroenterologische Erkrankungen (WGO[14]) zufolge sind weltweit womöglich über eine Milliarde Menschen betroffen. Sie haben in gewisser Hinsicht Glück, denn im Unterschied zu vielen anderen haben Sie mit dem vorliegenden Buch eine gute Chance, Ihre Symptome in den Griff zu bekommen.

3. Gute Gründe für die Diät

Eine Unverträglichkeit begleitet Sie in der Regel auf lange Zeit, vielleicht sogar den Rest Ihres Lebens. Schlägt die Diät an, ist sie günstiger und oft effektiver als eine medikamentöse Behandlung. Die meisten Medikamente haben zudem auch Nebenwirkungen. Durch Berücksichtigung der diversen Klötze finden Sie wahrscheinlich heraus, welchem Klotz oder welchen Klötzen gegenüber Sie intolerant sind. Die Durchführung des Stufentests ermöglicht es Ihnen, sich im Rahmen einer effektiven Diät so frei wie möglich zu ernähren. Zudem haben Sie in diesem Teil des Buches gelernt, wie Sie sich trotz des eingeschränkten Verzehrs mancher Lebensmittel ausgewogen ernähren können. Sofern die Diät anschlägt, wird sie auch zu einer ganz allgemeinen Verbesserung Ihres Wohlbefindens beitragen. Sie sind wahrscheinlich weniger häufig krank, können sich besser konzentrieren, besser soziale Rollen wahrnehmen, sind sportlich leistungsfähiger, und sogar auf Ihr Lustempfinden hat die neue Ernährung einen positiven Effekt. Beginnen Sie noch heute mit dem ersten LAXIBA®-Navigator-Schritt, Seite 55. Dieser Schritt besteht darin, dass Sie vier Tage lang Ihre Symptome auf dem Symptomvermerkblatt festhalten.

---

[14] World Gastroenterology Organization.

4. Darum wollen Sie den Stufentest

Die Toleranzgrenzen der Klötze sind für jeden Menschen anders. Je mehr Sie von den Klötzen essen können, desto weniger müssen Sie sich in Ihrem Alltag einschränken. Sie sparen also unter Umständen Aufwand und können sich abwechslungsreicher ernähren.

5. Worauf Sie in Zukunft bei der Diät achten sollten

Auf zwei Dinge: Zum einen darauf, Ihre geltenden VSn durch Befolgung der für Sie geltenden Portionsgrenzen einzuhalten. Das heißt von den Klötzen so viel zu essen, wie Sie vertragen. Essen Sie gar nichts von den Klötzen, ist nachher der Bauchwächter zu schwach, um sein Abfangschild zu tragen, siehe Kapitel 1.5, und Sie sind wieder da, wo Sie angefangen haben. Zum anderen auf eine ausgewogene Ernährung, indem Sie die drei Töpfe für Ballaststoffe, Eiweiße und Fette täglich angemessen füllen, siehe Kapitel 2.1.4.

6. Der letzte Trumpf des leidigen Klotzdrachens

Wichtig ist, dass Sie die Veränderung wirklich wollen. Ihr erster Schritt dahin ist zu verstehen, dass die Umsetzung einer wirksamen Lösung Ihnen hilft, ein besseres Leben zu führen. Haben Sie dies dann noch mit Ihrem Herzenswunsch in Verbindung gebracht, müssen Sie nur noch den Mut aufbringen, auch bei vorübergehenden Rückschlägen am nächsten Tag wieder mit neuem Elan zu starten, um die Umsetzung Ihrer Ernährungsstrategie voranzutreiben. Es kann Ihnen helfen, wenn Sie sich für die nächsten zwölf Monate jeden Sonntag einen Termin zum Ausfüllen Ihres Symptomvermerkblattes – unabhängig von Tests – eintragen. Hierdurch werden Sie regelmäßig an Ihr Bestreben erinnert und können die notwendigen Schritte zur Verwirklichung Ihres Ziels in der jeweils folgenden Woche planen.

Wichtig ist außerdem, dass Sie sich die Hürden schon heute bewusst machen. Es wird emotional schwer sein, durch das Befolgen der Diät von dem ein oder anderen liebgewonnenen Lebensmittel nur noch weniger essen zu können. Als Gast wird es besonders zu Anfang eine Herausforderung für Sie sein, für sich und Ihren Ernährungsplan einzustehen. Für Ihre Mitmenschen ist Ihre bewusste Art der Ernährung neu und viele werden sich unbewusst durch Ihr Pochen auf das neue Essverhalten kritisiert fühlen. Machen Sie klar, dass Sie es Ihrer Gesundheit zuliebe tun. Drücken Sie gleichzeitig Ihre Wertschätzung des Anderen aus, wenn Sie auf Ihre Diät verweisen. Geben Sie außerdem nicht ungefragt Diätratschläge und respektieren Sie die Essgewohnheiten Anderer. So steigt die Wahrscheinlichkeit, dass diese auch Ihre respektieren.

Die Klotzdrachen wetten auf eine letzte Karte. Dies ist der Einfluss Ihrer alten Gewohnheiten. Sie schleichen sich meist nach einigen Tagen des Durchhaltens ein. Es passiert dann, wenn Ihre Wachsamkeit nachlässt. Das Gegenmittel ist Ihr wöchentlicher Check. Dadurch werden Sie stets wieder an Ihren Plan erinnert. Bleiben Sie dabei und achten Sie darauf, Ihren Klotzdrachen dauerhaft an die Kette zu nehmen, damit er aufhört Ihnen weiter zu Leibe zu rücken. Nehmen Sie es stets leicht. Wenn Sie Ihre Ernährungsweise nur immer wieder zurück auf das Ziel richten – Ihren Kurs korrigieren, gelangen Sie auf Dauer zumindest in dessen Nähe.

7. Gibt es allgemeine Ernährungstipps?

Trinken Sie täglich wenigstens 1,5 l Wasser, möglichst stilles. Essen Sie abwechslungsreich. Trotz Lactoseintoleranz sollten Sie z. B. Trockenkäse in verträglichen Mengen zu sich nehmen, um Ihren Bedarf an kurzkettigen Fettsäuren zu decken. Besonders als Veganer sollten Sie Ihre Eiweißversorgung planen. Eine kleine Herausforderung kann zudem die Versorgung mit Ballaststoffen darstellen, sofern Sie Ihren Fructan und Galactankonsum einschränken. Ein gangbarer Weg dazu ist bspw. neben der Einnahme von Leinsamen oder Reiskleie und einer Handvoll Nüssen, auch Getreideprodukte, Bohnen, Erbsen und Linsen entsprechend der für Sie geltenden VSn-Portionen zu verzehren. Bedenken Sie: Es ist okay und sogar gut für Sie, Lebensmittel mit Klötzen zu essen, solange Sie dabei Ihre VSn einhalten. Um noch mehr für Ihre Gesundheit zu tun, sorgen Sie für einen sportlichen Ausgleich.

Was tun, wenn ein Saft zu viele Klötze enthält um ein normales Glas davon zu trinken? Durch eine entsprechende Verdünnung mit Wasser kann Ihre verträgliche Portion vervielfacht werden.

Wie lässt sich Kochzeit sparen? Indem Sie in großen Portionen kochen. Das dauert nur wenig länger als eine kleine Portion und das Aufwärmen geht schnell. Besonders Reis und Kartoffeln halten sich gut für ein paar Tage im Kühlschrank. Empfehlenswert sind hier Glasbehältnisse mit Aromaschutzdeckel, da sie das Essen länger frisch halten.

Bei akuten Beschwerden trinken Sie stilles Wasser und bewegen Sie sich – gehen Sie z. B. spazieren.

8. Die LAXIBA® Auf-die-Schnelle-Tipps

Fructane & Galactane: Essen Sie weniger Bohnen, Erbsen, Linsen und Getreideprodukte, wie Backwaren und Nudeln.

Fructose (& Sorbit): Lassen Sie Apfel- und Pfirsichsaft weg und trinken Sie stattdessen z. B. O-Saft. Seien Sie besonders mit Softdrinks vorsichtig.

Lactose: Reduzieren Sie den Konsum von Milch oder nutzen Sie Ersatzprodukte. Trockenkäse wie Cheddar sind Lactosearm.

Sorbit: Vorsicht bei Trockenfrüchten, Diabetes-, Diät- und Lightprodukten.

Diese Seite wurde bewusst frei gelassen.

3

LEBENSMITTELTABELLEN

3.1 Einführung in die Datentabellen

Nachfolgend erfahren Sie die verträglichen Portionsgrößen. Für jede der Klotzarten: Fructose, Lactose, der Summe aus neun Zuckeralkoholen sowie der Summe aus Fructanen und Galactanen gibt es dabei eine einzelne Spalte. Die Angaben beziehen sich jeweils auf **eine Mahlzeit**, ausgehend von **drei Mahlzeiten** am Tag, welche in etwa morgens um 7 Uhr, mittags um 13 Uhr und abends um 19 Uhr, also mit jeweils etwa **sechs Stunden Abstand** verzehrt werden. (Dabei handelt es sich jedoch nur um Richtwerte zur Ausrichtung Ihrer Verzehrmengen, Sie müssen selbstverständlich nicht Ihren Tages- bzw. Essrhythmus umstellen.)

Die Listen sind zuerst nach Kategorien geordnet. Produkte von McDonald's® finden Sie z. B. in der Kategorie Schnellrestaurants. Alternativ können Sie die alphabetischen Stichworttabelle verwenden, z. B. um schnell die verträgliche Portionsgröße eines BigMac® zu finden. Diese wird in den Tabellen jeweils hinter dem Lebensmittel aufgeführt. Zuerst wird dazu die Messgröße benannt, die für alle Portionsangaben des Lebensmittels gilt. Die verwendeten Größen werden im nächsten Unterkapitel vorgestellt. In den **Kategorietabellen** beruhen die Portionen auf nachfolgenden VSn, welche anhand der Klotzmengen der Level definiert wurden: **Lactose: VS 1, Fructose (sorbitadjustiert oder nicht): VS 0 (BVS), Sorbit: VS 0 und VS 1, Fructane und Galactane: VS 0 und VS 1.** In den alphabetischen Stichworttabelle, welche nach den Kategorietabellen beginnen, wird nur die sorbitadjustierte Fructose angezeigt, auf der VS 0 und der VS 1. In der ersten Zeile jeder Tabellenseite ist jeweils der Multiplikator für die Bestimmung der Portionsgröße der drei anderen VSn angegeben.

3.1.1 Ihre Verträglichkeitsstufen

Streichen Sie die Klötze, die Sie uneingeschränkt vertragen, in der unten stehenden Tabelle durch. In der ersten Spalte werden die betrachteten Klotzarten benannt. Die Spalte daneben führt die VSn auf (je höher Ihre VS, desto unempfindlicher sind Sie trotz Ihrer Intoleranz gegenüber Lebensmitteln, die den Klotz enthalten). Daneben steht jeweils die Mengenbegrenzung der VS pro Mahlzeit. In die letzten zwei Spalten tragen Sie mit Bleistift die für Sie geltende VS ein. Vor dem Stufentest ist dies die BVS, d. h. VS 0. Die Tabelle ist weitgehend selbsterklärend. In das Feld „Kombiniere VS" gehören die kombiniert mit den anderen Klötzen vertragenen VSn. In das Feld „Einzel VS" schreiben Sie die höchste vertragene Stufe bei Einhaltung BVSn der übrigen Klötze oder notieren für welche VS der übrigen Klötze diese andernfalls gilt.

Klotz	VS	g	Kombinierte VS	Einzel VS
freie Fructose g / Mahlzeit	0	0,5		
	1	1		
	2	2		
	3	3		
freie sorbitkorrigierte Fructose g / Mahlzeit	0	0,5		
	1	1		
	2	2		
	3	3		
Lactose g / Mahlzeit	0	1,5		
	1	3		
	2	6		
	3	9		
Sorbit u. a. Zuckeralkohole g / Mahlzeit	0	0		
	1	0,1		
	2	0,4		
	3	0,7		
Fructane und Galactane g / Mahlzeit	0	0,5		
	1	1		
	2	2		
	3	3		

3.1.2 Erklärung der Kürzel

Überblick

Hier sehen Sie einen Kategorietabellenausschnitt. Das Schema lautet dabei: „Wieviele Bananen / Burger / etc. kann ich pro Mahlzeit zu mir nehmen, wenn ich eine Intoleranz gegenüber Fructose / Lactose / Sorbit (also Zuckeralkoholen) und/oder Fructanen und Galactanen habe?"

Lebensmittelkategorie[a]	**Maß**[b]	**Lactose**[c] 1 / **+ Maß/💊**[c]	**Fructose***[d] 0 / **Fructose**[d] 0	**Sorbit**[e] 0 / **Sorbit**[e] 1	**Fruc-/Galactane**[f] 0 📖 / **Fruc-/Galactane**[f] 1
Baguette, Weizen	Scheibe	☺	☺	☺	×1¾ [A]
	42 g		☺	☺	×3½
Grasshopper (Drink)	Glas	×1¼[g]	☺+ ×1¼ Maß[h]	☹[i]	×7
	200 ml	+ ×1 Maß[g]	☺+ ×1½ Maß[h]	×¾	×14
Rotweinessig	EL	☺	☺[j]	☹	☺
	15 g		☺[j]	×20	☺

0 *Stufe 0*[k]: Lactosemaßzahl ×½
1 *Stufe 1*[k]: Fructosemaßzahl ×2

+ Maß/💊: Zusätzlich vertragene Maßzahl pro starker Lactasekapsel
Fructose*: Fructose, sorbitkorrigiert

2 *Stufe 2*[k]: Fructose-/Sorbitmaßzahl ×4, Übrige ×2
3 *Stufe 3*[k]: Sorbitmaßzahl ×7, Übrige ×3
📖: Quelle Fruc-/Galactane

☺+ ×[Zahl] Maß: Je zeitgleich verzehrter Portion vertragen Sie bis zu [Zahl] × Fructose(*)-Maßzahl mehr Fructose(*) eines anderen Lebensmittels.

☹: Meiden; ☹[1]: ¼ ab VS 1; ☹[2]: ¼ ab VS 2; ☹[3]: ¼ ab VS 3; ☺: Enthält nur Spuren; ☺: Ist frei davon

Erklärung

a	Kategorie der darunter aufgeführten Lebensmittel.
b	Die Maßeinheit, auf die sich die Maßzahlen in den Inhaltsstoff-Spalten beziehen. Darunter finden Sie die Grammangabe zu der Maßeinheit. Die Maßzahl ist die Zahl, mit der die Maßeinheit mal genommen werden muss, um die für Sie geltende Portionsgröße zu bestimmen.
c	Lactose 1 = Angabe der Maßzahlen bei einer Lactoseintoleranz für VS 1 (VS steht für Verträglichkeitsstufe, also Ihre Empfindlichkeit gegenüber Lactose Falle einer -intoleranz. Neben der Basis Verträglichkeitsstufe (BVS), VS 0, gibt es die VSn 1 bis 3. Je höher Ihre VS, desto weniger empfindlich sind Sie trotz ihrer Intoleranz und desto größere Portionen vertragen Sie von Lebensmitteln, die Lactose enthalten.). + Maß/💊: Zusätzlich vertragene Maßzahl pro starker Lactasekapsel (Bezieht sich lediglich auf die Beschränkung durch den Lactosegehalt).

d	Fructose* 0 = Maßzahl für freie Fructose unter Berücksichtigung der Wechselwirkung mit Sorbit für VS 0. Fructose 0 = Freie Fructose ohne Berücksichtigung von Sorbit bei VS 0.
e	Sorbit = Mengenangaben bei einer Zuckeralkohol-(=Sorbit-)intoleranz oben (0) für VS 0 und unten (1) für VS 1.
f	Fru-/Galactane = Verträgliche Mengen bei einer Fructan- und Galactanunverträglichkeit. Oben (0) für VS 0 und unten (1) für VS 1. Sofern in der Spalte rechts davon ein Buchstabe steht, liegt für die Angabe eine Quelle vor. Andernfalls beruht die Angabe auf einer Herleitung auf Grundlage des Lactoseanteils und folglich auf der Mindestmenge enthaltener Fructane und Galactane.
g	1¼ = 250 ml des Getränks werden trotz Lactoseintoleranz bei VS 0 vertragen, da sich die Angabe auf ein 200 ml Glas bezieht (1,25 × 200 ml = 250 ml). + 1 Maß/💊 = Durch jede eingenommene Lactasekapsel wird zusätzlich ein 200 ml Glas vertragen, da dies hier die Maßeinheit ist.
h	☺+ ×[Zahl] Maß = Mehr Glucose als Fructose ist im Lebensmittel enthalten. Somit wird pro verzehrter angegebener Mengeneinheit das bis zu **[Zahl]fache** einer **VS 0 Mengenangabe**, wie z. B. 1¼, eines anderen Lebensmittels in Bezug auf Fructose **zusätzlich** vertragen, wenn dieses Lebensmittel **zeitgleich** gegessen wird. Sicherheitshalber sollten Sie den Wert halbieren.
i	☹ = Das Lebensmittel bei Einhaltung der VS 0 für Sorbit meiden.
j	☺ = Das bis über 90fache der angegebenen Maßeinheit wird vertragen. ☺ = Das Lebensmittel ist frei von dem jeweiligen Klotz.
k	Multiplikatoren zur Berechnung der Portionen, wenn eine andere als die im Spaltentitel benannte Verträglichkeitsstufe für Sie zu trifft. Möchten Sie beispielsweise die Lactose-Maßzahl für den Drink „Grasshopper" für die Verträglichkeitsstufe (VS) 0 von Lactose bestimmen, multiplizieren Sie in diesem Fall 1¼ mit ½, was etwa ½ ergibt. Sie vertragen also ein halbes 0,2 Glas, also 100 ml.

Hinweis: Bitte beachten Sie stets auch die Inhaltsstoffangaben auf der Verpackung. Besonders wenn kein Hersteller angegeben ist, variiert zum Teil die Zusammensetzung. Eine Orientierung für Portionsgrößen von lactosehaltigen Fleisch und Fischprodukten finden Sie am Ende von Kapitel 3.5.2 unter der Überschrift „Lactoseverstecke".

Spaltentitel der Tabellen

Maß	Angabe der Maßeinheit der Mengenangaben zum Lebensmittel.
Lactose +Maß/💊	Oben steht jeweils die Anzahl des „Maß"es, welche im Falle einer Lactoseintoleranz bei Verträglichkeitsstufe (VS) 1 vertragen wird. Unten steht die zusätzlich vertragene Menge pro eingenommener starker (~12.000 FCC[15] enthaltende) Lactasekapsel: +[Zahl] Maß bedeutet also Zusatzportion pro Kapsel.
Fructose*	Anzahl des „Maß"es bei einer Fructoseintoleranz unter Berücksichtigung des Sorbitgehalts des Lebensmittels für VS 0. In der Stichworttabelle, finden Sie unten auch die Fructose*-Angabe für VS 1. Hierbei findet sich teilweise die Sonderkennzeichnung „☺+ ×[Zahl] Maß". Diese bedeutet, dass mehr Glucose als Fructose in dem Lebensmittel enthalten ist. Somit werden beim **gleichzeitigen** Verzehr einer „Maß"-Einheit des Lebensmittels bis zu der angegebenen [Zahl] zusätzliche VS 0-Maßeinheiten eines anderen Fructosehaltigen Lebensmittels vertragen. Steht bei einem Eis bspw. unten in der Fructose*-Zelle „☺+ ×3 Maß", so bedeutet dies, dass Sie nun von Trauben, deren verträgliche Fructose*-Portion normalerweise auf ¼ von „Maß" beschränkt ist, bei **gleichzeitigem** Verzehr mit dem Eis nun ¼ plus 3 × ¼ also bis zu eine ganze „Maß"-Einheit vertragen. Mit gleichzeitig ist dabei gemeint, dass Sie die beiden Lebensmittel zugleich im Mund zerkauen. Zur Sicherheit empfiehlt sich eine Halbierung der „☺+ ×[Zahl] Maß" Angabe. Sofern eine höhere VS für Sie zutrifft, müssen Sie die „☺+ ×[Zahl] Maß"-Angabe durch die in Kapitel 3.1.3 beschriebenen Multiplikatoren **dividieren (teilen), da** bei höheren VSn die **Portionen** entsprechend **größer** sind. Nehmen wir an, für Sie trifft die VS 2 für „Fruktose*" zu. In der Stuchworttabelle lesen Sie bei Aprikose in der Fructose*

[15] Food Chemical Codex, Maßeinheit für Enzyme.

	Zeile pro Stück ☺+ ×3¾ Maß. Der VS 2 Multiplikator von „Fruktose*" ist 2. 3¾ geteilt durch den Multiplikator 2 ergibt etwa 1¾. Bei VS 2 vertragen Sie per se eine Portion Trauben. Essen Sie gleichzeitig eine Aprikose vertragen Sie nun also 1 Portion plus 1¾ × 1, also 2¾ Portionen Trauben.
Fructose	Anzahl „Maß"-Einheiten bei Fructoseintoleranz ohne Berücksichtigung des Sorbitgehalts für VS 0. Auch hier findet sich die bei Fructose* beschriebene Sonderkennzeichnung „☺+ ×[Zahl] Maß". Wichtig: Fructose wird nur in den Kategorietabellen und dort unten angegeben.
Sorbit	Anzahl „Maß"-Einheiten bei Sorbit(=Zuckeralkohol)intoleranz, oben für VS 0 und unten für VS 1.
Fruc-/Galactane	Anzahl „Maß"-Einheiten bei Fructan und Galactan Unverträglichkeit, oben für VS 0 und unten für VS 1.
🕮	Quelle der Kalkulationsgrundlage, siehe Seite 36, der Fructane und Galactane. Ist das Feld leer, beruht die „Fru-/Galactane"-Angabe lediglich auf einer Herleitung auf Basis des Lactoseanteils und ist damit **ungewisser**.

Kürzel der Portions-Maßeinheiten

EL	=	Esslöffel (12 g / 15 ml)
Glas	=	Glas / Gläser
Hand	=	Hand voll / Händevoll
Päck. (9 g)	=	Päckchen (9 g)
Portion	=	Gewöhnliche Portionsgröße
Prise (1 g)	=	Prise(n) (1 g)
Scheibe	=	Scheibe(n) (42 g)
Stück	=	Stück(e) (mittlere Größe)
2 Stück	=	2 Stück (1,15 g) ×
Tafel	=	125 g Tafel(n)
Tasse 150 ml	=	150 ml Tasse(n)
TL	=	Teelöffel (4 g/5 ml)

Ausführliche Erläuterung

In der Maß-Spalte, neben dem Lebensmittelnamen, wird die verwendete Portions-Maßeinheit angegeben. Die Liste der Maßeinheiten finden Sie auf der vorherigen Seite. Unter der jeweiligen Maßeinheit wird zudem das ungefähre Gewicht einer Einheit „Maß" in Gramm angegeben. In den Spalten rechts von „Maß" steht jeweils, wie viele Einheiten von „Maß" pro Mahlzeit bei Vorliegen einer Intoleranz gegenüber dem jeweiligen Klotz vertragen werden:

In der Lactose-Spalte finden Sie oben die bei Verträglichkeitsstufe (VS) 1 vertragene Anzahl der „Maß"-Einheit bei einer **Lactose**intoleranz und darunter die zusätzlich vertragene Menge der „Maß"-Einheit je eingenommener starker Lactasekapsel.

Die Fructose*/Fructose Spalte führt die im Falle einer Fructoseintoleranz relevante Anzahl „Maß"-Einheiten an. Oben steht die maximal verträgliche Zahl für freie Fructose unter Berücksichtigung des Sorbitanteils (Fructose* bedeutet Anzahl „Maß"-Einheiten aufgrund des Fructosegehalts, sorbitkorrigiert). Dazu wird zur freien Fructose die Menge Sorbit addiert und die Portion in Anbetracht der VS für freie Fructose bestimmt. In den Kategorietabellen bezieht sich die Fructose*-Angabe auf die VS 0, in den Stichworttabelle wird darunter zudem die Fructose*-VS 1 Anzahl angegeben. In den Kategorietabellen steht unter Fructose* stattdessen die VS 0 von freier Fructose Fructose ohne Berücksichtigung des Sorbitanteils.

Die Sorbit-Spalte enthält die sich aus den neun Zuckeralkoholen inklusive Sorbit ergebende verträgliche Anzahl „Maß"-Einheiten des Lebensmittels bei einer Sorbitintoleranz.

In der Fru-/Galactane Spalte wird die verträgliche Anzahl „Maß"-Einheiten angeführt, die aus der Summe von Fructanen und Galactanen ergibt. Oben steht dabei die Anzahl bei VS 0 und unten bei VS 1. Die Spalte 🕮 weist, sofern ein Buchstabe angegeben wird, auf die Quelle(n) hin, auf der die Berechnung der Anzahl „Maß" im Falle einer Fructan- und Galactan-Unverträglichkeit beruht.[16] Wird **keine Quelle** angegeben, beruht die Angabe nur auf einer **Herleitung** aufgrund des **Lactosegehalts** des Lebensmittels. Es fehlen dann konkrete Studienergebnisse zum der Fructan- und Galactangehalt des jeweiligen Lebensmittels und die Angabe ist ungewisser.

---

[16] A steht für Biesiekierski et al., 2011; B für Muir et al., 2009; C für Muir et al., 2007; D für Shepherd & Gibson, 2006; E für van Loo et al., 1995; F für Muir et al., 2007 und Van Loo et al., 1995; und G für Monash University, 2014.

Mengensymbole

☺	Freiverzehr - Am Smiley erkennen Sie z. B. vollständig Fructose- oder sorbitfreie Produkte.
☺	Das über 90-fache von „Maß“ wird vertragen.
¼, ½, ¾, 1, 1¼, 1½, 1¾, 2, usw.	Die vertragene Anzahl „Maß“, z. B. Cookie / Stück / ½ bedeutet ein halber Cookie der Sorte wird pro Mahlzeit vertragen und Suppe / Portion / 1¾ bedeutet ein- dreiviertel Portion der Suppe werden vertragen.
☹	Die vertragene Menge liegt unter ¼ von „Maß“ bei VS 3.
☹^{1}	Sie vertragen ¼ „Maß“, sofern für Sie die VS 1 zutrifft, andernfalls gilt „☹“. Trifft für Sie VS 2 (3) zu, vertragen Sie ½ (¾) „Maß“. „☹^{1}“ wird nur in den Kategorietabellen und dort nur für Fructose* und Fructose angegeben.
☹^{2}	Sie vertragen ¼ von „Maß“, sofern für Sie die VS 2 zutrifft, andernfalls gilt „☹“. Trifft für Sie VS 3 zu, erhöht sich lediglich bei Sorbit die Anzahl „Maß“-Einheiten auf ½.
☹^{3}	Sie vertragen ¼ von „Maß“, sofern für Sie die VS 3 zutrifft, andernfalls gilt „☹“.
+ [Zahl] Maß	Durch die Einnahme einer hochdosierten Lactasekapsel zusätzlich verträgliche Anzahl „Maß“. Diese ist unabhängig von der VS. Geht es bspw. um Milch und „Maß“ ist eine Tasse, so bedeutet +¼ Maß in der unteren Zeile, dass pro eingenommener Kapsel zusätzlich eine ¼ Tasse Milch trotz einer Lactoseintoleranz vertragen wird.

☺+ ×1¼Maß	Das Produkt enthält mehr Glucose als freie Fructose. Durch den **gleichzeitigen** Verzehr von einer Portions-Maßeinheit („Maß") des entsprechenden Lebensmittels kann zusätzlich das bis zu [Zahl]fache der VS 0 eines anderen fructosehaltigen Lebensmittels vertragen werden. Teilen Sie die [Zahl] zur Sicherheit durch zwei, da teilweise die Glucose schon im Mund abgebaut wird und die Nahrung nicht immer ganz zerkaut wird. Bspw. wird bei Kellogs® Corn Flakes bei einer 30 g Portion „☺+ ×1½ Maß" angegeben. Teilen Sie die Angabe nun durch 2, bedeutet dies, dass Sie statt der normalen 1½ EL Apfelmus nun die 1½ EL + 1½ EL × (1½ Maß ÷2 [sofern Sie zur Sicherheit die Angabe halbieren]), also zusammen etwa 2½ EL vertragen. Trifft für Sie eine höhere VS zu, **teilen** Sie die [Zahl] durch den jeweiligen Stufen-Multiplikator, siehe Kapitel 3.1.3, da bei höheren Stufen auch die Portionen größer sind. In den Stichworttabelle finden Sie auch die VS 1 Angabe für Fructose*.

Sollten Sie sich bei Sorbit an die BVS (VS 0) halten, verzichten Sie komplett auf alle Produkte ohne ☺-Smiley im oberen Teil der Sorbit-Spalte. Beachten Sie bei der Verwendung der Tabellen die Grammangaben. Portionsgrößen sind unter Umständen größer oder kleiner als gedacht, z. B. 30 g für Corn Flakes.

3.1.3 Stufen-Multiplikatoren

Die Multiplikatoren dienen Ihnen zur Ermittlung der verträglichen Mengen der Maßeinheit, wenn Ihre VS von der VS abweicht, auf der die Mengenangaben in der Tabelle basieren. In den Kategorietabellen beruhen die Multiplikatoren bei Fructose auf der VS 0 und bei den übrigen Klötzen auf VS 1. In den Stichworttabelle basieren alle Multiplikatoren auf der VS 1. Die Abstufungen wurden primär im Hinblick auf die Verträglichkeit gewählt. Bei Fructose stehen in der rechten Spalte die abweichenden Multiplikatoren für die Stichworttabelle.

Lactose (Lactose) [BVS: 1]
der Multiplikation zugrundeliegende VS: 1

VS 0 = Mengenangabe ÷ 2
VS 2 = Mengenangabe × 2
VS 3 = Mengenangabe × 3

Sorbitkorrigierte freie Fructose (Fructose*) sowie freie Fructose ohne Beachtung von Sorbit (Fructose) [BVS: 0]. Der Multiplikation zugrundeliegende VS: 0

VS 1 = Mengenangabe × 2
VS 2 = Mengenangabe × 4
VS 3 = Mengenangabe × 6

Sorbitkorrigierte Fructose (Fructose*) [BVS: 0]. Der Multiplikation zugrundeliegende VS: 1

VS 2 = Mengenangabe × 2
VS 3 = Mengenangabe × 3

Zuckeralkohole (Sorbit) inklusive Sorbit [BVS: 0]
Der Multiplikation zugrundeliegende VS: 1

VS 2 = Mengenangabe × 4
VS 3 = Mengenangabe × 7

Fructane und Galactane (Fru-/Galactane) [BVS: 0]
Der Multiplikation zugrundeliegende VS: 1

VS 2 = Mengenangabe × 2
VS 3 = Mengenangabe × 3

Diese Seite wurde bewusst frei gelassen.

Kategorietabellenerzeichnis

3.2 Eis

Eis	Maß	Lactose + Maß/	Fructose* Fructose	Sorbit Sorbit	Fruc-/Galactane Fruc-/Galactane
Ben & Jerry's® Ice Cream, Chocolate Fudge Brownie	Portion 110 g	¼ +¼ Maß	☺+ ×3 Maß ☺+ ×3 Maß	☹ ☺	1¼ 2¾
Ben & Jerry's® Ice Cream, Chunky Monkey	Portion 107 g	¼ +¼ Maß	☺+ ×2¾ Maß ☺+ ×2¾ Maß	☹ ☺	2½ 5¼
Ben & Jerry's® Ice Cream, Clever Cookies	Portion 107 g	½ +½ Maß	☺+ ×5 Maß ☺+ ×5 Maß	☺ ☺	3½ 7
Ben & Jerry's® Ice Cream, Cookie Dough	Portion 104 g	½ +¼ Maß	☺+ ×4¾ Maß ☺+ ×4¾ Maß	☺ ☺	3¼ 6½
Ben & Jerry's® Ice Cream, Fairly Nuts	Portion 106 g	½ +¼ Maß	☺+ ×4¾ Maß ☺+ ×4¾ Maß	☺ ☺	3 6¼
Ben & Jerry's® Ice Cream, Half Baked	Portion 108 g	¼ +¼ Maß	☺+ ×2¼ Maß ☺+ ×2¼ Maß	☺ ☺	2¼ 4¾
Ben & Jerry's® Ice Cream, Karamel Sutra	Portion 106 g	½ +¼ Maß	☺+ ×4¾ Maß ☺+ ×4¾ Maß	☺ ☺	3 6¼
Ben & Jerry's® Ice Cream, New York Super Fudge Chunk	Portion 106 g	½ +½ Maß	67¼ 67¼	☹ ☺	3½ 7¼
Ben & Jerry's® Ice Cream, New York Super Fudge Chunk®	Portion 104 g	¼ +¼ Maß	☺+ ×2¼ Maß ☺+ ×2¼ Maß	☺ ☺	2¼ 4¾
Ben & Jerry's® Ice Cream, Peanut Butter Cup	Portion 115 g	½ +¼ Maß	☺+ ×5¼ Maß ☺+ ×5¼ Maß	☺ ☺	3¼ 6½
Ben & Jerry's® Ice Cream, Vanilla	Portion 103 g	½ +¼ Maß	☺+ ×4½ Maß ☺+ ×4½ Maß	☺ ☺	3¼ 6½
Eiscreme light	TL 5 g	9¾ +8 Maß	2¼ ☺	☹ ¼	54¾ ☺
Fruchtsorbet	Portion 106 g	☺	☺+ ×5½ Maß ☺+ ×5½ Maß	☺ ☺	☺ ☺
Häagen-Dazs® Eiscreme BAILEYS®	Portion 102 g	½ +¼ Maß	☺+ ×2¾ Maß ☺+ ×2¾ Maß	☹ ☺	1½ 3
Häagen-Dazs® Eiscreme Cherry	Portion 101 g	½ +½ Maß	☺+ ×4½ Maß ☺+ ×4½ Maß	☺ ☺	3¼ 6½
Häagen-Dazs® Eiscreme Chocolate	Portion 106 g	¼ +¼ Maß	☺+ ×2¾ Maß ☺+ ×2¾ Maß	☹ ☺	1¼ 2¾
Häagen-Dazs® Eiscreme Coffee	Portion 106 g	¼ +¼ Maß	☺+ ×2¾ Maß ☺+ ×2¾ Maß	☹ ☺	2½ 5¼
Häagen-Dazs® Eiscreme Cookies & Cream	Portion 102 g	½ +¼ Maß	☺+ ×4½ Maß ☺+ ×4½ Maß	☺ ☺	3¼ 6½

Eis	Maß	Lactose (1) + Maß/(Kapsel)	Fructose* (0) Fructose (0)	Sorbit (0) Sorbit (1)	Fruc-/Galactane (0) Fruc-/Galactane (1) 📖
Häagen-Dazs® Eiscreme Erdbeere	Portion 106 g	½ +¼ Maß	☺+ ×4¾ Maß ☺+ ×4¾ Maß	☺ ☺	3 6¼
Häagen-Dazs® Eiscreme Mango	Portion 106 g	¼ +¼ Maß	☺+ ×2¼ Maß ☺+ ×2¼ Maß	☺ ☺	2¼ 4¾
Häagen-Dazs® Eiscreme Pecanuss	Portion 106 g	½ +½ Maß	☺+ ×4¾ Maß ☺+ ×4¾ Maß	☺ ☺	2¼ 4¾
Häagen-Dazs® Eiscreme Pistazie	Portion 106 g	½ +½ Maß	☺+ ×4¾ Maß ☺+ ×4¾ Maß	☺ ☺	½ 1¼
Häagen-Dazs® Eiscreme Rocky Road	Portion 104 g	¼ +¼ Maß	☺+ ×2¾ Maß ☺+ ×2¾ Maß	☹ ☺	2½ 5¼
Häagen-Dazs® Eiscreme Secret Sensations Crème Brûlée	Portion 107 g	½ +¼ Maß	☺+ ×4¾ Maß ☺+ ×4¾ Maß	☺ ☺	3 6¼
Häagen-Dazs® Eiscreme Vanille	Portion 106 g	½ +½ Maß	☺+ ×4¾ Maß ☺+ ×4¾ Maß	☺ ☺	3½ 7
Haagen-Dazs® Frozen Yogurt, Schokolade	Portion 106 g	½ +½ Maß	☺+ ×¾ Maß ☺+ ×¾ Maß	☹ ☺	1¾ 3½
Haagen-Dazs® Frozen Yogurt, Vanille	Portion 106 g	½ +½ Maß	☺+ ×3 Maß ☺+ ×3 Maß	☺ ☺	3½ 7
Kokosnusssorbet	Portion 106 g	18¾ +15½ Maß	☺+ ×5 Maß ☺+ ×5 Maß	☺ ☺	3¼ 6½
Nestlé Schöller® Nucki Nuss Eishörnchen	Stück 96 g	1 +¾ Maß	☺+ ×2¼ Maß ☺+ ×2¼ Maß	☹ ☺	6¼ 12¾
Sandwicheis	Stück 72 g	1¼ +1 Maß	☺+ ×1½ Maß ☺+ ×1½ Maß	☺ ☺	6¼ 12½
Schokoladeneis	Portion 65 g	1 +1 Maß	☺+ ×¾ Maß ☺+ ×¾ Maß	☹ ☺	2¾ G 5¾
Schokoladeneis, zuckerfrei	TL 5 g	11½ +9½ Maß	¾ ☺	☹ ☹²	32¾ G 65½
Schokoladensorbet	Portion 105 g	☺	☺+ ×3¼ Maß ☺+ ×3¼ Maß	☺ ☺	3 G 6¼
Vanilleeis, lactosefrei	Portion 65 g	4 +3¼ Maß	☺+ ×4¾ Maß ☺+ ×4¾ Maß	☺ ☺	23¼ 46½
Walnusseis	Portion 106 g	½ +½ Maß	☺+ ×4¾ Maß ☺+ ×4¾ Maß	☺ ☺	1½ 3

(0) *Stufe 0:* Lactosemaßzahl ×½
(1) *Stufe 1:* Fructosemaßzahl ×2
(2) *Stufe 2:* Fructose-/Sorbitmaßzahl ×4, Übrige ×2
(3) *Stufe 3:* Sorbitmaßzahl ×7, Übrige ×3
📖: Quelle Fruc-/Galactane

+ Maß/(Kapsel): Zusätzlich vertragene Maßzahl pro starker Lactasekapsel
Fructose*: Fructose, sorbitkorrigiert

☺+ ×[Zahl] Maß: Je zeitgleich verzehrter Portion vertragen Sie bis zu [Zahl] × Fructose(*)-Maßzahl mehr Fructose(*) eines anderen Lebensmittels.

☹: Meiden; ☹¹: ¼ ab VS 1; ☹²: ¼ ab VS 2; ☹³: ¼ ab VS 3; ☺: Enthält nur Spuren; ☺: Ist frei davon

Eis	Maß	Lactose + Maß/	Fructose* Fructose	Sorbit Sorbit	Fruc-/Galactane Fruc-/Galactane
Wassereis	Stück 52 g	☺	☺+ ×1¼ Maß ☺+ ×1¼ Maß	☺ ☺	☺ ☺
Wassereis aus Saft	Stück 77 g	☺	☺+ ×1¼ Maß ☺+ ×1¼ Maß	☹ 4½	☺ ☺
Wassereis, zuckerfrei	Stück 55 g	☺	☺ ☺	☺ ☺	☺ ☺

3.3 Getränke

3.3.1 Alkoholika

Alkoholika	Maß	Lactose 1 + Maß/(Kapsel)	Fructose* 0 / Fructose 0	Sorbit 0 / Sorbit 1	Fruc-/Galactane 0 / Fruc-/Galactane 1 📖
Amaretto	Glas	☺	☺+ ×4½ Maß	☹	☺
	200 ml		☺+ ×5 Maß	¼	☺
Apfelschnaps	Glas	☺	☺	☺	☺
	200 ml		☺	☺	☺
Aquavit	Glas	☺	☺	☺	☺
	200 ml		☺	☺	☺
Bier	Glas	☺	50	☹	☺
	200 ml		☺	10	☺
Bier, alkoholfrei	Glas	☺	☺+ ×2¼ Maß	☺	☺
	200 ml		☺+ ×2¼ Maß	☺	☺
Bier, schwarz	Glas	☺	50	☹	☺
	200 ml		☺	10	☺
Bier, stark	Glas	☺	50	☹	☺
	200 ml		☺	10	☺
Black Russian	Glas	☺	☺	☹	☺
	200 ml		☺	8¼	☺
Bloody Mary	Glas	☺	1¾	☹	☺
	200 ml		1¾	½	☺
Bourbon Whiskey	Glas	☺	☺	☺	☺
	200 ml		☺	☺	☺
Bowle mit Früchten	Glas	☺	¾	☹	☺
	200 ml		¾	1	☺
Branntwein	Glas	☺	☺	☺	☺
	200 ml		☺	☺	☺
Branntwein, Obst	Glas	☺	☺+ ×4½ Maß	☹	☺
	200 ml		☺+ ×5 Maß	¼	☺
Burgunder, rot	Glas	☺	17¾	☹	☺
	200 ml		☺	½	☺

0 *Stufe 0:* Lactosemaßzahl ×½
1 *Stufe 1:* Fructosemaßzahl ×2

+ Maß/(Kapsel): Zusätzlich vertragene Maßzahl pro starker Lactasekapsel
Fructose*: Fructose, sorbitkorrigiert

2 *Stufe 2:* Fructose-/Sorbitmaßzahl ×4, Übrige ×2
3 *Stufe 3:* Sorbitmaßzahl ×7, Übrige ×3
📖: Quelle Fruc-/Galactane

☺+ ×[Zahl] Maß: Je zeitgleich verzehrter Portion vertragen Sie bis zu [Zahl] × Fructose(*)-Maßzahl mehr Fructose(*) eines anderen Lebensmittels.

☹: Meiden; ☹[1]: ¼ ab VS 1; ☹[2]: ¼ ab VS 2; ☹[3]: ¼ ab VS 3; ☺: Enthält nur Spuren; ☺: Ist frei davon

Alkoholika	Maß	Lactose + Maß/	Fructose* Fructose	Sorbit Sorbit	Fruc-/Galactane Fruc-/Galactane
Burgunder, weiß	Glas	☺	31¼	☹	☺
	200 ml		☺	¾	☺
Campari®	Glas	☺	☺+ ×4½ Maß	☹	☺
	200 ml		☺+ ×5 Maß	¼	☺
Cape Cod	Glas	☺	☺+ ×5 Maß	☹	☺
	200 ml		☺+ ×5 Maß	25	☺
Champagner	Glas	☺	31¼	☹	☺
	200 ml		☺	¾	☺
Champagner Punch	Glas	☺	¾	☹	☺
	200 ml		¾	1	☺
Chardonnay	Glas	☺	31¼	☹	☺
	200 ml		☺	¾	☺
Club Soda	Glas	☺	☺	☺	☺
	200 ml		☺	☺	☺
Cognac	Glas	☺	☺	☺	☺
	200 ml		☺	☺	☺
Cointreau®	Glas	☺	☺+ ×4½ Maß	☹	☺
	200 ml		☺+ ×5 Maß	¼	☺
Crème de Cacao® (Likör)	Glas	☺	☺	☹	☺
	200 ml		☺	2½	☺
Cremé de Methe	Glas	☺	☺+ ×4½ Maß	☹	☺
	200 ml		☺+ ×5 Maß	¼	☺
Curaçao	Glas	☺	☺+ ×4½ Maß	☹	☺
	200 ml		☺+ ×5 Maß	¼	☺
Daiquiri	Glas	☺	☺	☺	☺
	200 ml		☺	☺	☺
Eierlikör	Glas	¼	☺+ ×4¾ Maß	☺	1½
	200 ml	+0,24 Maß	☺+ ×4¾ Maß	☺	3¼
Gibson	Glas	☺	☺	☹	☺
	200 ml		☺	3¼	☺
Gin	Glas	☺	☺	☺	☺
	200 ml		☺	☺	☺
Grand Marnier®	Glas	☺	☺+ ×4½ Maß	☹	☺
	200 ml		☺+ ×5 Maß	¼	☺
Grasshopper	Glas	1¼	☺+ ×1¼ Maß	☹	7
	200 ml	+1 Maß	☺+ ×1½ Maß	¾	14
Harvey Wallbanger	Glas	☺	16½	☹	☺
	200 ml		☺	¼	☺
Kaffeelikör	Glas	☺	☺	☹	☺
	200 ml		☺	2½	☺

Alkoholika	Maß	Lactose ¹ + Maß/Kapsel	Fructose* ⁰ Fructose ⁰	Sorbit ⁰ Sorbit ¹	Fruc-/Galactane ⁰ Fruc-/Galactane ¹ 📖
Kamikaze	Glas	☺	☺+ ×1½ Maß	☹	☺
	200 ml		☺+ ×1¾ Maß	1	☺
Kirschschnaps	Glas	☺	☺+ ×4½ Maß	☹	☺
	200 ml		☺+ ×5 Maß	¼	☺
Long Island Eistee	Glas	☺	¾	☹	☺
	200 ml		¾	16½	☺
Mai Tai	Glas	☺	☺+ ×½ Maß	☹	☺
	200 ml		☺+ ×½ Maß	1¾	☺
Manhattan	Glas	☺	½	☹	☺
	200 ml		½	2	☺
Margarita, frozen	Glas	☺	☺+ ×¼ Maß	☹	☺
	200 ml		☺+ ×¼ Maß	7	☺
Martini®	Glas	☺	83¼	☹	☺
	200 ml		☺	3¼	☺
Merlot, rot	Glas	☺	17¾	☹	☺
	200 ml		☺	½	☺
Merlot, weiß	Glas	☺	¾	☺	☺
	200 ml		¾	☺	☺
Mint Julep	Glas	☺	☺	☺	☺
	200 ml		☺	☺	☺
Mojito	Glas	☺	☺	☺	☺
	200 ml		☺	☺	☺
Muskatwein	Glas	☺	☹²	☹	☺
	200 ml		☹²	½	☺
Ouzo	Glas	☺	☺+ ×4½ Maß	☹	☺
	200 ml		☺+ ×5 Maß	¼	☺
Pina Colada	Glas	☺	☺+ ×1¼ Maß	☹	☺
	200 ml		☺+ ×1¼ Maß	4	☺
Portwein	Glas	☺	☹²	☹	☺
	200 ml		☹²	½	☺
Riesling	Glas	☺	31¼	☹	☺
	200 ml		☺	¾	☺
Rob Roy	Glas	☺	¼	☹	☺
	200 ml		¼	2½	☺

⁰ *Stufe 0:* Lactosemaßzahl ×½
¹ *Stufe 1:* Fructosemaßzahl ×2

+ Maß/Kapsel: Zusätzlich vertragene Maßzahl pro starker Lactasekapsel
Fructose*: Fructose, sorbitkorrigiert

² *Stufe 2:* Fructose-/Sorbitmaßzahl ×4, Übrige ×2
³ *Stufe 3:* Sorbitmaßzahl ×7, Übrige ×3
📖: Quelle Fruc-/Galactane

☺+ ×[Zahl] Maß: Je zeitgleich verzehrter Portion vertragen Sie bis zu [Zahl] × Fructose(*)-Maßzahl mehr Fructose(*) eines anderen Lebensmittels.

☹: Meiden; ☹¹: ¼ ab VS 1; ☹²: ¼ ab VS 2; ☹³: ¼ ab VS 3; ☺: Enthält nur Spuren; ☺: Ist frei davon

Alkoholika	Maß	Lactose + Maß/	Fructose* Fructose	Sorbit Sorbit	Fruc-/Galactane Fruc-/Galactane
Rompope	Glas	¼	☺	☺	2¾
	200 ml	+¼ Maß	☺	☺	5½
Rum	Glas	☺	☺	☺	☺
	200 ml		☺	☺	☺
Rum und Cola	Glas	☺	1	☺	☺
	200 ml		1	☺	☺
Rusty Nail	Glas	☺	☺+ ×1¾ Maß	☹	☺
	200 ml		☺+ ×2 Maß	¾	☺
Sake	Glas	☺	☹²	☹	☺
	200 ml		☹²	½	☺
Sambuca	Glas	☺	☺+ ×4½ Maß	☹	☺
	200 ml		☺+ ×5 Maß	¼	☺
Sangria	Glas	☺	7¾	☹	☺
	200 ml		11¼	¾	☺
Schlehen-Gin	Glas	☺	☺+ ×4½ Maß	☹	☺
	200 ml		☺+ ×5 Maß	¼	☺
Schnaps	Glas	☺	☺+ ×2¼ Maß	☹	☺
	200 ml		☺+ ×2½ Maß	½	☺
Scotch und Soda	Glas	☺	☺	☺	☺
	200 ml		☺	☺	☺
Screwdriver	Glas	☺	2	☹	☺
	200 ml		2	¼	☺
Seabreeze	Glas	☺	☺+ ×5¼ Maß	☹	☺
	200 ml		☺+ ×5¼ Maß	2½	☺
Singapore Sling	Glas	☺	☺+ ×¼ Maß	☹	☺
	200 ml		☺+ ×¼ Maß	4½	☺
Sloe Gin Fizz	Glas	☺	☺+ ×¾ Maß	☹	☺
	200 ml		☺+ ×¾ Maß	1½	☺
Southern Comfort®	Glas	☺	☺	☺	☺
	200 ml		☺	☺	☺
Spritzer	Glas	☺	27¾	☹	☺
	200 ml		☺	1	☺
Tequila	Glas	☺	☺	☺	☺
	200 ml		☺	☺	☺
Tequila Sunrise	Glas	☺	☺+ ×¼ Maß	☹	☺
	200 ml		☺+ ×¼ Maß	3¼	☺
Tokajer	Glas	☺	☹²	☹	☺
	200 ml		☹²	½	☺
Tom Collins	Glas	☺	31¼	☹	☺
	200 ml		31¼	16½	☺

Alkoholika	Maß	Lactose 1 + Maß/💊	Fructose* 0 Fructose 0	Sorbit 0 Sorbit 1	Fruc-/Galactane 0 Fruc-/Galactane 1 📖
Triple Sec	Glas	☺	☺+ ×4½ Maß	☹	☺
	200 ml		☺+ ×5 Maß	¼	☺
Vodka	Glas	☺	☺	☺	☺
	200 ml		☺	☺	☺
Wein, alkoholfrei	Glas	☺	2¼	☹	☺
	200 ml		2¼	50	☺
Wein, rosé	Glas	☺	¾	☺	☺
	200 ml		¾	☺	☺
Wein, Silvaner	Glas	☺	31¼	☹	☺
	200 ml		☺	¾	☺
Whisky	Glas	☺	☺	☺	☺
	200 ml		☺	☺	☺
Whisky sour	Glas	☺	9½	☹	☺
	200 ml		9½	6¼	☺
White Russian	Glas	1½	☺	☹	9
	200 ml	+1¼ Maß	☺	8¼	18¼
Wurzelbier	Glas	☺	½	☺	☺
	200 ml		½	☺	☺

0 *Stufe 0:* Lactosemaßzahl ×½
1 *Stufe 1:* Fructosemaßzahl ×2
2 *Stufe 2:* Fructose-/Sorbitmaßzahl ×4, Übrige ×2
3 *Stufe 3:* Sorbitmaßzahl ×7, Übrige ×3
📖: Quelle Fruc-/Galactane

+ Maß/💊: Zusätzlich vertragene Maßzahl pro starker Lactasekapsel
Fructose*: Fructose, sorbitkorrigiert
☺+ ×[Zahl] Maß: Je zeitgleich verzehrter Portion vertragen Sie bis zu [Zahl] × Fructose(*)-Maßzahl mehr Fructose(*) eines anderen Lebensmittels.

☹: Meiden; ☹¹: ¼ ab VS 1; ☹²: ¼ ab VS 2; ☹³: ¼ ab VS 3; ☺: Enthält nur Spuren; ☺: Ist frei davon

3.3.2 Heiße Getränke

Heiße Getränke	Maß	Lactose + Maß/	Fructose* Fructose	Sorbit Sorbit	Fruc-/Galactane Fruc-/Galactane
Brauner Zucker	EL 15 g	☺	☺ ☺	☺ ☺	☺ ☺
Cafe Latte mit Sirup	Tasse 150 ml	½ +¼ Maß	☺ ☺	☺ ☺	3 6
Cafe Latte ohne Sirup	Tasse 150 ml	¼ +¼ Maß	☺ ☺	☺ ☺	2¾ 5½
Cappuccino, entkoffeiniert	Tasse 150 ml	½ +¼ Maß	☺ ☺	☺ ☺	2¾ 5¾
Cappuccino, entkoffeiniert, mit Sirup	Tasse 150 ml	½ +¼ Maß	☺ ☺	☺ ☺	3 6¼
Cappuccino, in Flasche	Tasse 150 ml	½ +½ Maß	☺ ☺	☺ ☺	4 8
Chai Tee	Glas 200 ml	☺	☺ ☺	☺ ☺	1[G] 2
Chicorée Kaffee	Tasse 150 ml	☺	☺ ☺	☹ 11	☹[E] ☹
Espresso mit Sirup	Tasse 150 ml	☺	☺ ☺	☺ ☺	☺ ☺
Fencheltee	Glas 200 ml	☺	☺ ☺	☺ ☺	¾[G] 1½
Grüner Tee, stark	Glas 200 ml	☺	☺ ☺	☺ ☺	☺[G] ☺
Heiße Schokolade, weiß	Tasse 150 ml	¼ +¼ Maß	☺+ ×½ Maß ☺+ ×½ Maß	☺ ☺	1¾ 3¾
Instantkaffee	Tasse 150 ml	☺	8¼ 8¼	☹ ☹[2]	☺ ☺
Irish Coffee mit Sahne	Tasse 150 ml	3¾ +3 Maß	☺ ☺	☺ ☺	21 42
Jasmintee	Glas 200 ml	☺	☺ ☺	☺ ☺	☺ ☺
Kaffee Americano	Tasse 150 ml	☺	☺ ☺	☺ ☺	☺ ☺
Kaffee Americano mit Sirup	Tasse 150 ml	☺	☺ ☺	☺ ☺	☺ ☺
Kaffee aus FertigMix	Tasse 150 ml	☺	☺ ☺	☹ 66½	☺ ☺

Heiße Getränke	Maß	Lactose 1 + Maß/Kapsel	Fructose* 0 Fructose 0	Sorbit 0 Sorbit 1	Fruc-/Galactane 0 Fruc-/Galactane 1 📖
Kaffee, entkoffeiniert	Tasse 150 ml	☺	☺ ☺	☺ ☺	☺ ☺
Kaffeesubstitut, koffeinfrei, Kaffee Caro® Kaffee	Tasse 150 ml	☺	☺ ☺	☺ ☺	☺ ☺
Kaffeeweißer	Portion 22,64 g	¼ +0,21 Maß	☺ ☺	☺ ☺	1¼ 2¾
Kakao, selbstgemacht	Tasse 150 ml	¼ +¼ Maß	27¾ 55½	☹ 66½	1¾ 3¾
Kamilletee	Glas 200 ml	☺	☺ ☺	☺ ☺	¾ G 1½
Kondensmilch, gesüßt	Portion 38 g	½ +½ Maß	☺ ☺	☺ ☺	3¾ 7½
Kondensmilch, gesüßt fettreduziert	Portion 39 g	½ +½ Maß	☺ ☺	☺ ☺	3½ 7¼
Kräutertee, stark	Glas 200 ml	☺	☺ ☺	☺ ☺	¾ G 1½
Löwenzahntee, stark	Glas 200 ml	☺	☺ ☺	☺ ☺	1 G 2
Milch, fettfrei	Tasse 150 ml	¼ +¼ Maß	☺ ☺	☺ ☺	1¾ 3¾
Milch, lactosereduziert	Tasse 150 ml	☺	☺+ ×7½ Maß ☺+ ×7½ Maß	☺ ☺	☺ ☺
Milch, lactosereduziert fettfrei	Tasse 150 ml	☺	☺+ ×7½ Maß ☺+ ×7½ Maß	☺ ☺	☺ ☺
Milchkaffee	Tasse 150 ml	1 +¾ Maß	☺ ☺	☺ ☺	6½ 13
Mokka ohne Sirup	Tasse 150 ml	½ +¼ Maß	☺+ ×1¾ Maß ☺+ ×1¾ Maß	☺ ☺	3 6
Mokkatasse	Tasse 150 ml	☺	☺ ☺	☺ ☺	☺ ☺
Nestlé® Choccino	Tasse 150 ml	¼ +¼ Maß	☺ ☺	☹ ☺	1¾ 3¾
Nestlé® feinste heiße Schokolade, Vollmilch zubereitet	Tasse 150 ml	¼ +¼ Maß	☺+ ×½ Maß ☺+ ×½ Maß	☹ ☺	1¾ 3¾

0 *Stufe 0:* Lactosemaßzahl ×½
1 *Stufe 1:* Fructosemaßzahl ×2

+ Maß/Kapsel: Zusätzlich vertragene Maßzahl pro starker Lactasekapsel
Fructose*: Fructose, sorbitkorrigiert

2 *Stufe 2:* Fructose-/Sorbitmaßzahl ×4, Übrige ×2
3 *Stufe 3:* Sorbitmaßzahl ×7, Übrige ×3
📖: Quelle Fruc-/Galactane

☺+ ×[Zahl] Maß: Je zeitgleich verzehrter Portion vertragen Sie bis zu [Zahl] × Fructose(*)-Maßzahl mehr Fructose(*) eines anderen Lebensmittels.

☹: Meiden; ☹[1]: ¼ ab VS 1; ☹[2]: ¼ ab VS 2; ☹[3]: ¼ ab VS 3; ☺: Enthält nur Spuren; ☺: Ist frei davon

Heiße Getränke	Maß	Lactose + Maß/	Fructose* Fructose	Sorbit Sorbit	Fruc-/Galactane Fruc-/Galactane
Nestlé® Nesquik®	Glas 200 ml	¼ +0,21 Maß	1½ 1½	☹ 5½	1½[G] 3¼
Oolong-Tee, stark	Glas 200 ml	☺	☺ ☺	☺ ☺	¾[G] 1½
Pfefferminztee	Glas 200 ml	☺	☺ ☺	☺ ☺	☺[G] ☺
Sahne, 20 % Fett	Portion 15 g	5¼ +4½ Maß	☺ ☺	☺ ☺	30¼ 60½
Schwarzer Tee, stark	Glas 200 ml	☺	¾ ¾	☺ ☺	1¾[G] 3½
Sojamilch, Schokolade mit Zucker	Tasse 150 ml	☺	☺ ☺	☹ 4¼	¼[A] ½
Sprühsahne	Portion 7 g	☺	☺ ☺	☺ ☺	☺ ☺
Sprühsahne, fettfrei	Portion 5 g	18¾ +15¾ Maß	☺+ ×¼ Maß ☺+ ×¼ Maß	☺ ☺	☺ ☺
Starbucks® Bottled Vanilla Frappuccino®	Tasse 150 ml	½ +½ Maß	☺ ☺	☺ ☺	3½ 7
Starbucks® Caramel Hot Chocolate	Tasse 150 ml	¼ +¼ Maß	33¼ 33¼	☹ 66½	1¾ 3¾
Starbucks® Frappuccino®	Tasse 150 ml	½ +½ Maß	☺ ☺	☺ ☺	3¾ 7½
Starbucks® Frappuccino® light	Tasse 150 ml	½ +½ Maß	☺ ☺	☺ ☺	4 8
Starbucks® Premium Hot Chocolate	Tasse 150 ml	¼ +¼ Maß	37 37	☹ 66½	1¾ 3¾
Süßstoff (Splenda®)	Portion 0 g	☺	☺ ☺	☺ ☺	☺ ☺
Süßstoff (Zsweet®)	Portion 5 g	☺	☺ ☺	☹ ☹	☺ ☺
Trinkschokolade	Tasse 150 ml	¼ +¼ Maß	27¾ 55½	☹ 66½	1¾ 3¾
Weißer Tee, stark	Glas 200 ml	☺	☺ ☺	☺ ☺	☺[G] ☺
Weißer Zucker	EL 15 g	☺	☺ ☺	☺ ☺	☺ ☺

3.3.3 Säfte

Säfte	Maß	Lactose 1 / + Maß/Kapsel	Fructose* 0 / Fructose 0	Sorbit 0 / Sorbit 1	Fruc-/Galactane 0 / Fruc-/Galactane 1 📖
Ananas-Orangensaft	Glas	☺	¾	☺	1½[CB]
	200 ml		¾	☺	3
Ananassaft	Glas	☺	☺+ ×3¼ Maß	☹	1½[CB]
	200 ml		☺+ ×3¼ Maß	1¾	3
Apfel- Erdbeer- Bananensaft	Glas	☺	☹[1]	☹	¾[FB]
	200 ml		☹[1]	☹[2]	1¾
Apfelsaft	Glas	☺	☹[2]	☹	1½[CB]
	200 ml		☹[2]	☹[2]	3
Apfel-Traubensaft	Glas	☺	☹[1]	☹	1½[CB]
	200 ml		☹[1]	¼	3
Aprikosensaft	Glas	☺	☹[1]	☹	☺
	200 ml		☹[1]	¼	☺
Bananensaft	Glas	☺	☹[1]	☹	½[FB]
	200 ml		☹[1]	25	1
Birnensaft	Glas	☺	☹[2]	☹	☺[B]
	200 ml		☹[2]	☹[2]	☺
Capri-Sonne®	Glas	☺	☺+ ×1 Maß	☹	☺
	200 ml		☺+ ×1 Maß	2	☺
Cranberry-Apfelsaft	Glas	☺	☹[1]	☹	1½[CB]
	200 ml		☹[1]	☹[2]	3
Cranberry-Heidelbeer-Mix	Glas	☺	☹[1]	☹	☺
	200 ml		☹[1]	☹[2]	☺
Cranberrysaft	Glas	☺	☺+ ×7¼ Maß	☹	☺
	200 ml		☺+ ×7¼ Maß	25	☺
Erdbeersaft	Glas	☺	☹[1]	☹	☺[C]
	200 ml		☹[1]	¾	☺
Gemüsesaft	Glas	☺	¼	☹	2¾[B]
	200 ml		¼	3	5½
Granatapfelsaft	Glas	☺	¾	☹	☺
	200 ml		2¾	☹[2]	☺

0 *Stufe 0:* Lactosemaßzahl ×½
1 *Stufe 1:* Fructosemaßzahl ×2
2 *Stufe 2:* Fructose-/Sorbitmaßzahl ×4, Übrige ×2
3 *Stufe 3:* Sorbitmaßzahl ×7, Übrige ×3
📖: Quelle Fruc-/Galactane

+ Maß/Kapsel: Zusätzlich vertragene Maßzahl pro starker Lactasekapsel
Fructose*: Fructose, sorbitkorrigiert

☺+ ×[Zahl] Maß: Je zeitgleich verzehrter Portion vertragen Sie bis zu [Zahl] × Fructose(*)-Maßzahl mehr Fructose(*) eines anderen Lebensmittels.

☹: Meiden; ☹[1]: ¼ ab VS 1; ☹[2]: ¼ ab VS 2; ☹[3]: ¼ ab VS 3; ☺: Enthält nur Spuren; ☺: Ist frei davon

Säfte	Maß	Lactose + Maß/	Fructose* Fructose	Sorbit Sorbit	Fruc-/Galactane Fruc-/Galactane
Grapefruitsaft	Glas	☺	☺+ ×5 Maß	☹	1[CB]
	200 ml		☺+ ×5 Maß	¼	2
Heidelbeersaft	Glas	☺	¼	☺	☺
	200 ml		¼	☺	☺
Himbeer-Cranberrysaft	Glas	☺	☹[1]	☹	¾[B]
	200 ml		☹[1]	☹[2]	1½
Himbeersaft	Glas	☺	☹[2]	☹	¾[B]
	200 ml		☹[2]	☹[2]	1½
Johannisbeersaft, schwarz	Glas	☺	☺+ ×1½ Maß	☹	☺
	200 ml		☺+ ×1½ Maß	1½	☺
Karottensaft	Glas	☺	☺+ ×1 Maß	☹	☺[B]
	200 ml		☺+ ×1 Maß	4	☺
Kirschsaft	Glas	☺	¼	☹	☺
	200 ml		¼	2½	☺
Limettensaft	Glas	☺	☺+ ×¾ Maß	☺	2¼[B]
	200 ml		☺+ ×¾ Maß	☺	4½
Mango-Orangensaft	Glas	☺	☹[1]	☹	3[B]
	200 ml		☹[1]	2	6¼
Mangosaft	Glas	☺	1	☹	☺[B]
	200 ml		1	1¼	☺
Maracujasaft	Glas	☺	☺+ ×3¾ Maß	☺	☺
	200 ml		☺+ ×3¾ Maß	☺	☺
Marillensaft	Glas	☺	☺+ ×4¾ Maß	☹	☺
	200 ml		☺+ ×5 Maß	¼	☺
Multivitaminsaft	Glas	☺	☺+ ×1 Maß	☹	1½[C]
	200 ml		☺+ ×1 Maß	2	3
Orangen-Kiwisaft	Glas	☺	☺	☹	☺[B]
	200 ml		☺	¾	☺
Orangensaft	Glas	☺	1½	☹	☺[B]
	200 ml		1½	¼	☺
Pfirsichsaft	Glas	☺	¾	☹	½[B]
	200 ml		¾	¾	1¼
Pflaumensaft	Glas	☺	☹[2]	☹	1½[C]
	200 ml		☹[2]	☹[3]	3
Tomatensaft	Glas	☺	1¼	☹	2¾[B]
	200 ml		1¼	¼	5½
Traubensaft	Glas	☺	☹[1]	☹	1½[CB]
	200 ml		☹[1]	¼	3
Zitronensaft	Glas	☺	2¼	☹	2¼[B]
	200 ml		2¼	1½	4½

3.3.4 Sonstige Softdrinks

Sonstige Softdrinks	Maß	Lactose 1 + Maß/💊	Fructose* 0 / Fructose 0	Sorbit 0 / Sorbit 1	Fruc-/Galactane 0 / Fruc-/Galactane 1 📖
7UP®	Glas	☺	☹[2]	☺	☺
	200 ml		☹[2]	☺	☺
7UP® light	Glas	☺	☺	☺	☺
	200 ml		☺	☺	☺
Cherry Coke®	Glas	☺	½	☺	☺
	200 ml		½	☺	☺
Coca Cola®	Glas	☺	½	☺	☺
	200 ml		½	☺	☺
Coca Cola® lemon	Glas	☺	½	☺	☺
	200 ml		½	☺	☺
Coca Cola® light®	Glas	☺	☺	☺	☺
	200 ml		☺	☺	☺
Coke Zero®	Glas	☺	☺	☺	☺
	200 ml		☺	☺	☺
Dr. Pepper® Zero	Glas	☺	☺	☺	☺
	200 ml		☺	☺	☺
Fanta®	Glas	☺	8¼	☺	☺
	200 ml		8¼	☺	☺
Fanta® Himbeere	Glas	☺	☹[1]	☺	☺
	200 ml		☹[1]	☺	☺
Fanta®, zero	Glas	☺	☺	☺	☺
	200 ml		☺	☺	☺
Ginger Ale	Glas	☺	☹[2]	☺	☺
	200 ml		☹[2]	☺	☺
Lipton® Eistee	Glas	☺	☺	☺	☺
	200 ml		☺	☺	☺
Lipton® Eistee Zero	Glas	☺	☺	☺	☺
	200 ml		☺	☺	☺
Mate-Tee	Glas	☺	☺	☺	☺
	200 ml		☺	☺	☺

0 *Stufe 0:* Lactosemaßzahl ×½
1 *Stufe 1:* Fructosemaßzahl ×2

+ Maß/💊: Zusätzlich vertragene Maßzahl pro starker Lactasekapsel
Fructose*: Fructose, sorbitkorrigiert

2 *Stufe 2:* Fructose-/Sorbitmaßzahl ×4, Übrige ×2
3 *Stufe 3:* Sorbitmaßzahl ×7, Übrige ×3
📖: Quelle Fruc-/Galactane

☺+ ×[Zahl] Maß: Je zeitgleich verzehrter Portion vertragen Sie bis zu [Zahl] × Fructose(*)-Maßzahl mehr Fructose(*) eines anderen Lebensmittels.

☹: Meiden; ☹[1]: ¼ ab VS 1; ☹[2]: ¼ ab VS 2; ☹[3]: ¼ ab VS 3; ☺: Enthält nur Spuren; ☺: Ist frei davon

Sonstige Softdrinks	Maß	Lactose + Maß/	Fructose* Fructose	Sorbit Sorbit	Fruc-/Galactane Fruc-/Galactane
Monster Energy Drink®	Glas 200 ml	☺	☺+ ×17½ Maß ☺+ ×17½ Maß	☺ ☺	☺ ☺
Monster Energy Drink® Khaos®	Portion 240 g	☺	☺+ ×9 Maß ☺+ ×9½ Maß	☹ ¼	☺ ☺
Mountain Dew®	Glas 200 ml	☺	☹[1] ☹[1]	☺ ☺	☺ ☺
Mountain Dew® Code Red	Glas 200 ml	☺	☹[1] ☹[1]	☺ ☺	☺ ☺
Nestea®	Glas 200 ml	☺	☺ ☺	☺ ☺	☺ ☺
Nestea® ohne Zucker	Glas 200 ml	☺	☺ ☺	☺ ☺	☺ ☺
Nestea®, Instantpulver	Glas 200 ml	☺	☺+ ×22 Maß ☺+ ×22 Maß	☺ ☺	☺ ☺
Nestea®, Instantpulver zuckerfrei	Glas 200 ml	☺	☺+ ×11½ Maß ☺+ ×11½ Maß	☺ ☺	☺ ☺
No Fear®	Glas 200 ml	☺	☺+ ×6¼ Maß ☺+ ×6¼ Maß	☹ 50	☺ ☺
No Fear® Sugar Free	Glas 200 ml	☺	☺ ☺	☺ ☺	☺ ☺
Pepsi®	Glas 200 ml	☺	½ ½	☺ ☺	☺ ☺
Pepsi® light	Glas 200 ml	☺	☺ ☺	☺ ☺	☺ ☺
Pepsi® Max	Glas 200 ml	☺	☺ ☺	☺ ☺	☺ ☺
Pepsi® Twist	Glas 200 ml	☺	½ ½	☺ ☺	☺ ☺
Red Bull® Energy Drink	Glas 200 ml	☺	☺+ ×7¾ Maß ☺+ ×7¾ Maß	☺ ☺	☺ ☺
Red Bull® Energy Drink Sugarfree	Glas 200 ml	☺	☺ ☺	☺ ☺	☺ ☺
Rockstar Original®	Glas 200 ml	☺	☺+ ×23¾ Maß ☺+ ×23¾ Maß	☹ 5	☺ ☺
Rockstar Original® Zero Sugar	Glas 200 ml	☺	☺ ☺	☹ 5	☺ ☺
Schweppes® Bitter Lemon®	Glas 200 ml	☺	☹[2] ☹[2]	☺ ☺	☺ ☺
Sprite Zero®	Glas 200 ml	☺	☺ ☺	☺ ☺	☺ ☺

Sonstige Softdrinks	Maß	Lactose (Stufe 1) + Maß/[Kapsel]	Fructose* (Stufe 0) Fructose (Stufe 0)	Sorbit (Stufe 0) Sorbit (Stufe 1)	Fruc-/Galactane (Stufe 0) Fruc-/Galactane (Stufe 1) [Buch]
Sprite®	Glas	☺	☹²	☺	☺
	200 ml		☹²	☺	☺
Sprudelwasser	Glas	☺	☺	☺	☺
	200 ml		☺	☺	☺
Tonic Water	Glas	☺	☹²	☺	☺
	200 ml		☹²	☺	☺
Tonic Water, Slimline	Glas	☺	☺	☺	☺
	200 ml		☺	☺	☺
Vanilla Coke®	Glas	☺	½	☺	☺
	200 ml		½	☺	☺
Wasser, still	Glas	☺	☺	☺	☺
	200 ml		☺	☺	☺

(Stufe 0) *Stufe 0:* Lactosemaßzahl ×½
(Stufe 1) *Stufe 1:* Fructosemaßzahl ×2
(Stufe 2) *Stufe 2:* Fructose-/Sorbitmaßzahl ×4, Übrige ×2
(Stufe 3) *Stufe 3:* Sorbitmaßzahl ×7, Übrige ×3
[Buch]: Quelle Fruc-/Galactane

+ Maß/[Kapsel]: Zusätzlich vertragene Maßzahl pro starker Lactasekapsel
Fructose*: Fructose, sorbitkorrigiert

☺+ ×[Zahl] Maß: Je zeitgleich verzehrter Portion vertragen Sie bis zu [Zahl] × Fructose(*)-Maßzahl mehr Fructose(*) eines anderen Lebensmittels.

☹: Meiden; ☹¹: ¼ ab VS 1; ☹²: ¼ ab VS 2; ☹³: ¼ ab VS 3; ☺: Enthält nur Spuren; ☺: Ist frei davon

3.4 Kalte Speisen

3.4.1 Aufschnitt

Aufschnitt	Maß	Lactose + Maß/	Fructose* Fructose	Sorbit Sorbit	Fruc-/Galactane Fruc-/Galactane
Ahornsirup	EL 15 g	☺	☺+ ×¼ Maß ☺+ ×¼ Maß	☺ ☺	☺ ☺
Alpenkäse, 25 % Fett	Portion 30 g	37¼ +31 Maß	☺ ☺	☺ ☺	☺ ☺
Blauschimmelkäse	Portion 30 g	20 +16½ Maß	☺ ☺	☺ ☺	☺ ☺
Blauschimmelkäse, flüssig	Portion 30 g	1¾ +1¼ Maß	☺ ☺	☺ ☺	9¾ 19½
Brie	Portion 30 g	22 +18½ Maß	☺ ☺	☺ ☺	☺ ☺
Butter, leicht gesalzen	Portion 14 g	☺	☺ ☺	☺ ☺	☺ ☺
Butter, ungesalzen	Portion 14 g	☺	☺ ☺	☺ ☺	☺ ☺
Camembert	Portion 30 g	21½ +18 Maß	☺ ☺	☺ ☺	☺ ☺
Cheddar Käse	Portion 30 g	43¼ +36 Maß	☺ ☺	☺ ☺	☺ ☺
Colby-Jack	Portion 30 g	27¼ +22¾ Maß	☺ ☺	☺ ☺	☺ ☺
Edamer	Portion 30 g	6¾ +5¾ Maß	☺ ☺	☺ ☺	38¾ 77½
Fleischwurst, fettreduziert	Portion 55 g	☺	☺+ ×½ Maß ☺+ ×½ Maß	☺ ☺	☺ ☺
Fleischwurst, Rind	Portion 55 g	☺	☺+ ×5¾ Maß ☺+ ×5¾ Maß	☺ ☺	☺ ☺
Frischkäse	Portion 30 g	2¾ +2¼ Maß	☺ ☺	☺ ☺	15¾ 31½
Frischkäse mit Kräutern	Portion 30 g	2½ +2 Maß	☺ ☺	☺ ☺	14 28
Gorgonzola	Portion 30 g	20 +16½ Maß	☺ ☺	☺ ☺	☺ ☺
Gouda	Portion 30 g	4½ +3¾ Maß	☺ ☺	☺ ☺	25 50

Aufschnitt	Maß	Lactose 1 + Maß/💊	Fructose* 0 Fructose 0	Sorbit 0 Sorbit 1	Fruc-/Galactane 0 Fruc-/Galactane 1 📖
Halbfettmargarine	Portion 9 g	21¾ +18 Maß	😃 😃	😃 😃	☺ ☺
Honig	Portion 21,19 g	☺	¼ ¼	☹ 1¼	☺ ☺
Käsesoße	Portion 66 g	¼ +¼ Maß	😃 😃	😃 😃	1¾ 3¾
Kräuterquark	Portion 55 g	3½ +2¾ Maß	😃 😃	😃 😃	19¾ 39½
Lactosereduzierter Hüttenkäse, 1 % Fett	Portion 110 g	3¼ +2¾ Maß	😃+ ×1¾ Maß 😃+ ×1¾ Maß	😃 😃	18¾ 37¾
Limburger	Portion 30 g	20¼ +17 Maß	😃 😃	😃 😃	☺ ☺
Margarine	Portion 14 g	31 +25¾ Maß	😃 😃	😃 😃	☺ ☺
Margarine mit Leinöl	Portion 14 g	32¼ +27 Maß	😃 😃	😃 😃	☺ ☺
Margarine, fettfrei	Portion 14 g	15½ +13 Maß	😃 😃	😃 😃	86¾ ☺
Marmelade	Portion 20 g	😃	😃+ ×2¾ Maß 😃+ ×2¾ Maß	☹ 1¾	😃 😃
Marmelade, ohne Zuckerzusatz	EL 15 g	😃	¼ ¼	☹ ☹[2]	😃 😃
Marmelade, zuckerfrei mit Aspartam	Portion 17 g	😃	15¾ 17½	☹ 5¼	😃 😃
Marmelade, zuckerfrei mit Saccharin	Portion 14 g	😃	2¼ 2¼	☹ 19¼	😃 😃
Marmelade, zuckerfrei mit Sucralose	Portion 17 g	😃	😃 😃	☹ 65¼	😃 😃
Marmelade, zuckerreduziert	Portion 20 g	😃	7 7	☹ 41½	😃 😃
Mascarpone	Portion 30 g	2½ +2 Maß	😃 😃	😃 😃	13¾ 27¾
Mortadella	Portion 55 g	😃	😃+ ×¼ Maß 😃+ ×¼ Maß	😃 😃	😃 😃

0 *Stufe 0:* Lactosemaßzahl ×½
1 *Stufe 1:* Fructosemaßzahl ×2

+ Maß/💊: Zusätzlich vertragene Maßzahl pro starker Lactasekapsel
Fructose*: Fructose, sorbitkorrigiert

2 *Stufe 2:* Fructose-/Sorbitmaßzahl ×4, Übrige ×2
3 *Stufe 3:* Sorbitmaßzahl ×7, Übrige ×3
📖: Quelle Fruc-/Galactane

😃+ ×[Zahl] Maß: Je zeitgleich verzehrter Portion vertragen Sie bis zu [Zahl] × Fructose(*)-Maßzahl mehr Fructose(*) eines anderen Lebensmittels.

☹: Meiden; ☹[1]: ¼ ab VS 1; ☹[2]: ¼ ab VS 2; ☹[3]: ¼ ab VS 3; ☺: Enthält nur Spuren; 😃: Ist frei davon

Aufschnitt	Maß	**Lactose** **+ Maß/**	**Fructose*** **Fructose**	**Sorbit** **Sorbit**	**Fruc-/Galactane** **Fruc-/Galactane**
Münsterkäse	Portion 30 g	8¾ +7¼ Maß	☺ ☺	☺ ☺	49½ ☺
Nutella®	Portion 37 g	32¼ +27 Maß	67½ 67½	☹ 20¾	1¼[G] 2¾
Orangenmarmelade, zuckerfrei mit Aspartam	Portion 17 g	☺	15¾ 17½	☹ 5¼	☺ ☺
Orangenmarmelade, zuckerfrei mit Saccharin	Portion 16 g	☺	2 2	☹ 16¾	☺ ☺
Orangenmarmelade, zuckerfrei mit Sucralose	Portion 17 g	☺	☺ ☺	☹ 65¼	☺ ☺
Roquefort	Portion 30 g	5 +4 Maß	☺ ☺	☺ ☺	27¾ 55½
Sahnekäse	Portion 30 g	3 +2½ Maß	☺ ☺	☺ ☺	17¼ 34½
Salami	Portion 55 g	☺	☺+ ×3 Maß ☺+ ×3 Maß	☺ ☺	☺ ☺
Sandwichkäse	Portion 30 g	4½ +3¾ Maß	☺ ☺	☺ ☺	25¾ 51½
Schweizer Käse	Portion 30 g	☺	☺+ ×¼ Maß ☺+ ×¼ Maß	☺ ☺	☺ ☺
Schweizer Käse, salzreduziert	Portion 30 g	☺	☺+ ×¼ Maß ☺+ ×¼ Maß	☺ ☺	☺ ☺
Sojakäse, verschieden Ges-chmacksrichtungen	Portion 30 g	9 +7½ Maß	55½ 55½	☹ 18½	1¼[A] 2¾
Sonnenblumenölmargarine	Portion 14,19 g	30 +25 Maß	☺ ☺	☺ ☺	☺ ☺
Tilsiter	Portion 30 g	5¼ +4¼ Maß	☺ ☺	☺ ☺	29½ 59
Ziegenkäse	Portion 30 g	4½ +3¾ Maß	☺ ☺	☺ ☺	25½ 51

3.4.2 Brot

Brot	Maß	Lactose 1 / + Maß/💊	Fructose* 0 / Fructose 0	Sorbit 0 / Sorbit 1	Fruc-/Galactane 0 / Fruc-/Galactane 1 📖
Baguette, Weizen	Scheibe	😊	😊	😊	1¾[A]
	42 g		😊	😊	3½
Bretzeln	Scheibe	😊	😊+ ×½ Maß	😊	¾[A]
	42 g		😊+ ×½ Maß	😊	1½
Englisches Muffin-Brot	Scheibe	😊	38¼	😊	1¾[A]
	42 g		38¼	😊	3½
Focaccia	Scheibe	😊	😊	😊	1¼[A]
	42 g		😊	😊	2½
Glutenfreies Brot	Scheibe	😊	😊	😊	3½[A]
	42 g		😊	😊	7
Kartoffelbrot	Scheibe	6¼	😊	☹	1½[A]
	34 g	+5¼ Maß	😊	☺	3
Knäckebrot	Scheibe	😊	☺	😊	¼[A]
	42 g		☺	😊	½
Pumpernickel	Scheibe	😊	😊	😊	½[A]
	42 g		😊	😊	1¼
Reisbrot	Scheibe	😊	😊	😊	😊[A]
	42 g		😊	😊	😊
Roggenbrot	Scheibe	😊	😊	😊	¾[A]
	42 g		😊	😊	1¾
Roggenbrötchen	Scheibe	😊	😊	😊	¾[A]
	42 g		😊	😊	1¾
Rosinenbrot	Scheibe	😊	1¼	☹	1¾[A]
	42 g		1½	4¼	3½
Sauerteigbrot	Scheibe	😊	😊	😊	¾[A]
	42 g		😊	😊	1½
Sojabrot	Scheibe	3½	11	☹	1[A]
	42 g	+3 Maß	11	2	2
Toast mit Zimt und Zucker, Weizenbrot	Scheibe	49½	1½	😊	¾[A]
	42 g	+41¼ Maß	1½	😊	1¾

0 *Stufe 0:* Lactosemaßzahl ×½
1 *Stufe 1:* Fructosemaßzahl ×2
2 *Stufe 2:* Fructose-/Sorbitmaßzahl ×4, Übrige ×2
3 *Stufe 3:* Sorbitmaßzahl ×7, Übrige ×3
📖: Quelle Fruc-/Galactane

+ Maß/💊: Zusätzlich vertragene Maßzahl pro starker Lactasekapsel
Fructose*: Fructose, sorbitkorrigiert

😊+ ×[Zahl] Maß: Je zeitgleich verzehrter Portion vertragen Sie bis zu [Zahl] × Fructose(*)-Maßzahl mehr Fructose(*) eines anderen Lebensmittels.

☹: Meiden; ☹[1]: ¼ ab VS 1; ☹[2]: ¼ ab VS 2; ☹[3]: ¼ ab VS 3; ☺: Enthält nur Spuren; 😊: Ist frei davon

Aufschnitt	Maß	Lactose + Maß/	Fructose* Fructose	Sorbit Sorbit	Fruc-/Galactane Fruc-/Galactane
Toastbrot	Scheibe	62½	1¾	☺	1¼[A]
	42 g	+52 Maß	1¾	☺	2½
Vollkornbrot	Scheibe	☺	2½	☺	1[A]
	42 g		2½	☺	2
Weißbrot	Scheibe	☺	1¼	☺	1¼[A]
	42 g		1¼	☺	2½
Weizenbrot, gefärbt	Scheibe	☺	1¼	☺	1[A]
	42 g		1¼	☺	2¼
Weizenbrötchen	Scheibe	☺	☺	☺	1¼[A]
	42 g		☺	☺	2½
Weizenvollkornbrot	Scheibe	☺	¾	☹	¾[A]
	42 g		¾	26¼	1¾

3.4.3 Cerealien

Cerealien	Maß	Lactose 1 + Maß/Kapsel	Fructose* 0 Fructose 0	Sorbit 0 Sorbit 1	Fruc-/Galactane 0 Fruc-/Galactane 1 📖
Ahornsirup	EL 15 g	☺	☺+ ×¼ Maß ☺+ ×¼ Maß	☺ ☺	☺ ☺
All-Bran®	Portion 30 g	☺	☺+ ×¼ Maß ☺+ ×¼ Maß	☺ ☺	¼ A ¾
Amarantflocken	Portion 30 g	☺	3 3¾	☹ 2½	¾ G 1½
Corn Flakes (Kellogg's®)	Portion 30 g	☺	☺+ ×1½ Maß ☺+ ×1½ Maß	☹ ☺	1½ A 3
Crunchy Nut Corn Flakes (Kellogg's®)	Portion 30 g	☺	23¾ 24	☹ 15	1½ A 3
Froot Loops (Kellogg's®)	Portion 30 g	☺	☺ ☺	☺ ☺	½ A 1¼
Frosties (Kellogg's®)	Portion 30 g	☺	☺ ☺	☹ ☺	1½ A 3
Frosties (Kellogg's®), zuckerreduziert	Portion 30 g	☺	☺+ ×¼ Maß ☺+ ×¼ Maß	☹ ☺	1½ A 3
Haferflocken	Portion 55 g	☺	☺ ☺	☺ ☺	1¼ A 2¾
Hirse	Portion 30 g	☺	☺ ☺	☺ ☺	☺ ☺
Honig	EL 15 g	☺	½ ½	☹ 1¾	☺ ☺
Knuspermüsli mit Früchten	Portion 55 g	☺	☺+ ×1¼ Maß ☺+ ×1¼ Maß	☹ 25¾	¼ A ¾
Knuspermüsli mit Nüssen und Honig	Portion 55 g	☺	☺+ ×1 Maß ☺+ ×1 Maß	☹ 18	¼ A ¾
Milch, fettfrei	Glas 200 ml	¼ +0,21 Maß	☺ ☺	☺ ☺	1¼ 2¾
Milch, lactosereduziert fettfrei	Glas 200 ml	☺	☺+ ×10 Maß ☺+ ×10 Maß	☺ ☺	☺ ☺

0 *Stufe 0:* Lactosemaßzahl ×½
1 *Stufe 1:* Fructosemaßzahl ×2
2 *Stufe 2:* Fructose-/Sorbitmaßzahl ×4, Übrige ×2
3 *Stufe 3:* Sorbitmaßzahl ×7, Übrige ×3
📖: Quelle Fruc-/Galactane

+ Maß/Kapsel: Zusätzlich vertragene Maßzahl pro starker Lactasekapsel
Fructose*: Fructose, sorbitkorrigiert

☺+ ×[Zahl] Maß: Je zeitgleich verzehrter Portion vertragen Sie bis zu [Zahl] × Fructose(*)-Maßzahl mehr Fructose(*) eines anderen Lebensmittels.

☹: Meiden; ☹1: ¼ ab VS 1; ☹2: ¼ ab VS 2; ☹3: ¼ ab VS 3; ☺: Enthält nur Spuren; ☺: Ist frei davon

Cerealien	Maß	Lactose + Maß/	Fructose* Fructose	Sorbit Sorbit	Fruc-/Galactane Fruc-/Galactane
Milch, lactosereduziert fettfrei mit Calcium	Glas 200 ml	☺	☺+ ×10 Maß ☺+ ×10 Maß	☺ ☺	☺ ☺
Müsli mit Rosinen und getrockneten Bananenscheiben	Portion 55 g	☺	1 1	☹ 1	¼[A] ¾
Müsliriegel mit Banane	Stück 25 g	49 +40¾ Maß	☺+ ×½ Maß ☺+ ×¾ Maß	☹ ¾	¾[A] 1½
Müsliriegel mit Blaubeeren	Stück 25 g	49 +40¾ Maß	☺+ ×½ Maß ☺+ ×¾ Maß	☹ ¾	¾[A] 1½
Müsliriegel mit Cranberries und Dunkelschokolade	Stück 35 g	☺	☺+ ×4¼ Maß ☺+ ×4¼ Maß	☹ 71¼	½[A] 1
Müsliriegel mit Honig	Stück 27 g	17½ +14¾ Maß	5¾ ☺+ ×¾ Maß	☹ ☹[2]	½[A] 1¼
Müsliriegel mit Kirsche und Dunkelschokolade	Stück 35 g	☺	☺+ ×1 Maß ☺+ ×1 Maß	☹ 1	½[A] 1
Müsliriegel mit Kokosnuss	Stück 29 g	17¼ +14½ Maß	¾ ☺+ ×1¾ Maß	☹ ☹[2]	½[A] 1¼
Müsliriegel mit Mandeln	Stück 28 g	4 +3¼ Maß	1½ ☺+ ×¾ Maß	☹ ☹[2]	½[A] 1¼
Müsliriegel mit Rosinen	Stück 30 g	11¾ +9¾ Maß	½ ☺	☹ ☹[2]	½[A] 1¼
Müsliriegel mit Schokostückchen	Stück 29 g	29½ +24¾ Maß	☺+ ×1 Maß ☺+ ×1 Maß	☹ ☺	½[A] 1¼
Müslix (Kellogg's®)	Portion 55 g	☺	☺+ ×¾ Maß ☺+ ×¾ Maß	☹ 2¾	¼[A] ¾
Nestlé® CiniMinis	Portion 30 g	☺	¼ ¼	☺ ☺	1½[A] 3
Nestlé® Clusters	Portion 55 g	☺	☺ ☺	☺ ☺	¼[A] ¾
Nestlé® Cookie Crisp	Portion 30 g	☺	☺+ ×¼ Maß ☺+ ×¼ Maß	☹ ☺	¾[A] 1¾
Nestlé® Fitness	Portion 30 g	☺	41½ 41½	☺ ☺	½[A] 1¼
Nestlé® NESQUIK Knusper-Frühstück	Portion 30 g	☺	☺+ ×2 Maß ☺+ ×2 Maß	☹ ☺	½[A] 1¼
Nestlé® Shreddies Choko	EL 15 g	☺	¼ ¼	☹ ☺	1¼[A] 2¾
Nestlé® Shreddies Classic	Portion 30 g	☺	☺ ☺	☹ ☺	½[A] 1¼
Nestlé® Shreddies Honig	Portion 30 g	☺	☺ ☺	☹ 37	½[A] 1¼

Cerealien	Maß	Lactose 1 + Maß/💊	Fructose* 0 Fructose 0	Sorbit 0 Sorbit 1	Fruc-/Galactane 0 Fruc-/Galactane 1 📖
Rice Krispies	Portion	☺	☺	☺	1½ᴬ
	30 g		☺	☺	3
Schoko Krispies (Kellogg's®)	Portion	☺	☺	☹	1½ᴬ
	30 g		☺	☺	3
Smacks (Kellogg's®)	Portion	☺	☺+ ×12 Maß	☹	½ᴬ
	30 g		☺+ ×12 Maß	83¼	1¼
Special K® Black Berry (Kellogg's®)	Portion	☺	☺+ ×½ Maß	☹	½ᴬ
	30 g		☺+ ×½ Maß	15	1¼
Special K® Original cereal (Kellogg's®)	Portion	13	☺	☺	½ᴬ
	30 g	+10¾ Maß	☺	☺	1¼
Special K® Red Fruit (Kellogg's®)	Portion	☺	☺	☹	½ᴬ
	30 g		☺	41½	1¼
Special K® Zimt Walnuss (Kellogg's®)	Portion	☺	☺	☺	½ᴬ
	30 g		☺	☺	1¼
Toppas (Kellogg's®)	Portion	☺	☺+ ×¼ Maß	☺	¼ᴬ
	55 g		☺+ ×¼ Maß	☺	¾
Weetabix®	Portion	☺	☺+ ×¾ Maß	☺	¼ᴬ
	55 g		☺+ ×¾ Maß	☺	¾
Wheaties® (General Mills)	Portion	☺	83¼	☺	½ᴬ
	30 g		83¼	☺	1¼
Zimttaschen	Portion	☺	2	☺	1½ᴬ
	30 g		2	☺	3

0 *Stufe 0:* Lactosemaßzahl ×½
1 *Stufe 1:* Fructosemaßzahl ×2
2 *Stufe 2:* Fructose-/Sorbitmaßzahl ×4, Übrige ×2
3 *Stufe 3:* Sorbitmaßzahl ×7, Übrige ×3
📖: Quelle Fruc-/Galactane

+ Maß/💊: Zusätzlich vertragene Maßzahl pro starker Lactasekapsel
Fructose*: Fructose, sorbitkorrigiert

☺+ ×[Zahl] Maß: Je zeitgleich verzehrter Portion vertragen Sie bis zu [Zahl] × Fructose(*)-Maßzahl mehr Fructose(*) eines anderen Lebensmittels.

☹: Meiden; ☹¹: ¼ ab VS 1; ☹²: ¼ ab VS 2; ☹³: ¼ ab VS 3; ☺: Enthält nur Spuren; ☺: Ist frei davon

3.4.4 Knabbereien und Nüsse

Knabbereien und Nüsse	Maß	Lactose + Maß/	Fructose* Fructose	Sorbit Sorbit	Fruc-/Galactane Fruc-/Galactane
Brotchips	Portion 15 g	☺	☺+ ×¼ Maß ☺+ ×¼ Maß	☹ ☺	½[A] 1¼
Cashewkerne	Hand 30 g	☺	☺ ☺	☺ ☺	¼[G] ¾
Chia Samen	Hand 30 g	☺	☺ ☺	☺ ☺	1¼[G] 2¾
Chips mit Salz und Pfeffer	Hand 21 g	☺	54 54	☹ ☺	10¾[A] 21½
Chips, gesalzen	Hand 21 g	☺	41¾ 41¾	☹ 79¼	10¾[A] 21½
Cracker, ähnlich Tuc®	Portion 30 g	☺	☺ ☺	☺ ☺	¼[A] ½
Erdnussbutter. Ungesalzen	Portion 32 g	☺	☺+ ×¼ Maß ☺+ ×¼ Maß	☺ ☺	☺[G] ☺
Erdnüsse, geröstet und gesalzen	Hand 30 g	☺	☺ ☺	☺ ☺	☺[G] ☺
Ginkonuss	Hand 30 g	☺	☺ ☺	☺ ☺	☺ ☺
Haselnüsse	Hand 30 g	☺	☺ ☺	☹ 8¼	2¾[G] 5¾
Kartoffelsticks	Hand 21 g	☺	☺ ☺	☹ 79¼	10¾[A] 21½
Käsecräcker	Stück 3 g	☺	☺ ☺	☺ ☺	3½[A] 7
Käseflips	Hand 21 g	4 +3¼ Maß	☺ ☺	☹ ☺	7¼[A] 14½
Kastanien, geröstet	Portion 30 g	☺	☺ ☺	☹ 3	☺ ☺
Kokosnuss	Portion 15 g	☺	☺+ ×¼ Maß ☺+ ×¼ Maß	☺ ☺	24½[G] 49
Kokosnussmilch	Glas 200 ml	☺	☺+ ×1 Maß ☺+ ×1 Maß	☺ ☺	1¾[G] 3½
Kokosnussraspeln	Hand 30 g	☺	☺+ ×¾ Maß ☺+ ×¾ Maß	☺ ☺	12¼ 24½
Kokosnussraspeln gesüßt	Hand 30 g	☺	20¾ 20¾	☺ ☺	☺ ☺

Knabbereien und Nüsse	Maß	Lactose [1] + Maß/[Kapsel]	Fructose* [0] Fructose [0]	Sorbit [0] Sorbit [1]	Fruc-/Galactane [0] Fruc-/Galactane [1] 🕮
Kürbiskerne	Hand	☻	☻	☻	2¾ G
	30 g		☻	☻	5¾
Lay's® Potato Chips, Classic	Hand	☻	41¾	☹	10¾ A
	21 g		41¾	79¼	21½
Lay's® Potato Chips, Salt & Vinegar	Hand	☻	41¾	☹	10¾ A
	21 g		41¾	79¼	21½
Lay's® Potato Chips, Sour Cream & Onion	Hand	☻	41¾	☹	10¾ A
	21 g		41¾	79¼	21½
Lay's® Stax Potato Crisps, Cheddar	Hand	☻	41¾	☹	10¾ A
	21 g		41¾	79¼	21½
Lay's® Stax Potato Crisps, Hot 'n Spicy Barbecue	Hand	☻	54	☹	10¾ A
	21 g		54	☺	21½
Leinsamen	EL	☻	☻	☻	2 G
	15 g		☻	☻	4¼
Macadamianuss	Hand	☻	☻	☻	☻
	30 g		☻	☻	☻
Mandeln	Hand	☻	☻	☻	½ G
	30 g		☻	☻	1¼
Nachos	Hand	28	☻	☹	10 A
	21 g	+23¼ Maß	☻	☺	20
Nachos mit Käsegeschmack	Hand	☺	☻	☹	10¾ A
	21 g		☻	☺	21½
Paranuss	Hand	☻	☻	☻	☻
	30 g		☻	☻	☻
Pecannuss	Hand	☻	☻	☻	2¾ G
	30 g		☻	☻	5¾
Pinienkerne	Hand	☻	☻	☻	2¾ G
	30 g		☻	☻	5¾
Pistazien	Hand	☻	☻	☻	¼ G
	21 g		☻	☻	¾
Popcorn, gezuckert	Hand	☺	☺+ ×1 Maß	☻	☺ C
	21 g		☺+ ×1 Maß	☻	☺
Pringles® Original	Hand	☻	76¾	☹	10¾ A
	21 g		76¾	☺	21½

[0] *Stufe 0:* Lactosemaßzahl ×½
[1] *Stufe 1:* Fructosemaßzahl ×2

+ Maß/[Kapsel]: Zusätzlich vertragene Maßzahl pro starker Lactasekapsel
Fructose*: Fructose, sorbitkorrigiert

[2] *Stufe 2:* Fructose-/Sorbitmaßzahl ×4, Übrige ×2
[3] *Stufe 3:* Sorbitmaßzahl ×7, Übrige ×3
🕮: Quelle Fruc-/Galactane

☺+ ×[Zahl] Maß: Je zeitgleich verzehrter Portion vertragen Sie bis zu [Zahl] × Fructose(*)-Maßzahl mehr Fructose(*) eines anderen Lebensmittels.

☹: Meiden; ☹[1]: ¼ ab VS 1; ☹[2]: ¼ ab VS 2; ☹[3]: ¼ ab VS 3; ☺: Enthält nur Spuren; ☻: Ist frei davon

Knabbereien und Nüsse	Maß	Lactose + Maß/	Fructose* Fructose	Sorbit Sorbit	Fruc-/Galactane Fruc-/Galactane
Pringles® Salt & Vinegar	Hand 21 g	☺	41¾ 41¾	☹ 79¼	10¾ A 21½
Pringles® Sour Cream & Onion	Hand 21 g	☺	41¾ 41¾	☹ 79¼	10¾ A 21½
Pringles® Texas BBQ Sauce	Hand 21 g	☺	37 37	☹ 79¼	10¾ A 21½
Reiswaffel	Stück 9 g	☺	☺ ☺	☺ ☺	☺ G ☺
Salzstangen	Hand 21 g	☺	☺ ☺	☺ ☺	1½ A 3¼
Sesamstangen	Hand 21 g	☺	☺ ☺	☹ ☺	1½ A 3¼
Sojachips	Hand 21 g	5¼ +4¼ Maß	15 15	☹ 1	2 A 4
Sonnenblumenkerne	Hand 30 g	☺	☺ ☺	☺ ☺	2 G 4
Walnüsse	Hand 30 g	☺	☺ ☺	☺ ☺	2¾ G 5¾
Weizen Tortilla, frittiert	Stück 58 g	☺	☺ ☺	☺ ☺	¾ A 1¾
Zwieback	Portion 7 g	☺	☺ ☺	☺ ☺	1½ A 3
Zwiebelringe	Portion 30 g	☺	☺ ☺	☹ ☺	10¼ AC 20¾

3.4.5 Milch und Milchprodukte

Milch und Milchprodukte	Maß	Lactose (Stufe 1) + Maß/💊	Fructose* (Stufe 0) Fructose (Stufe 0)	Sorbit (Stufe 0) Sorbit (Stufe 1)	Fruc-/Galactane (Stufe 0) Fruc-/Galactane (Stufe 1) 📖
Abwehrkräftejoghurt, alle Geschmacksrichtungen	Stück 115 g	½ +¼ Maß	28¾ 31	☹ 14¼	3 6
Babybel®, Cheddar	Stück 21 g	☺	☻ ☻	☻ ☻	☺ ☺
Babybel®, Original	Stück 21 g	12¾ +10½ Maß	☻ ☻	☻ ☻	70¾ ☺
Danone® Activia Yoghurt	Stück 115 g	½ +¼ Maß	☻ ☻	☻ ☻	2¾ 5½
Danone® Aktiva®, light vanille	Stück 115 g	¼ +¼ Maß	¼ ¼	☻ ☻	2 4
Danone® Fruchtjoghurt	Stück 115 g	¼ +¼ Maß	¼ ¼	☹ 10¾	2 4
Danone® Honigjoghurt	Stück 150 g	½ +¼ Maß	¼ ¼	☹ 3¼	2¾ 5¾
Danone® Schokoladenjoghurt	Stück 150 g	½ +¼ Maß	☻ ☻	☻ ☻	1¼ 2½
Erdbeermilch	Glas 200 ml	¼ +¼ Maß	☻ ☻	☻ ☻	1¾ 3½
Fetakäse	Portion 30 g	2¼ +2 Maß	☻ ☻	☻ ☻	13½ 27
Fetakäse, fettfrei	Portion 30 g	¾ +¾ Maß	☻ ☻	☻ ☻	5 10¼
Fonduekäse	Portion 53 g	☺	☻+ ×¼ Maß ☻+ ×¼ Maß	☹ 5	☺ ☺
Fruchtjoghurt	EL 15 g	2¾ +2¼ Maß	¾ ¾	☹ 60½	16 32¼
Griechischer Joghurt, fettreduziert natur	Stück 250 g	¼ +¼ Maß	☻ ☻	☻ ☻	2½ 5
Hafermilch	Glas 200 ml	☻	☺ ☺	☻ ☻	¼ [A] ¾

(Stufe 0) *Stufe 0:* Lactosemaßzahl ×½
(Stufe 1) *Stufe 1:* Fructosemaßzahl ×2
(Stufe 2) *Stufe 2:* Fructose-/Sorbitmaßzahl ×4, Übrige ×2
(Stufe 3) *Stufe 3:* Sorbitmaßzahl ×7, Übrige ×3
📖: Quelle Fruc-/Galactane

+ Maß/💊: Zusätzlich vertragene Maßzahl pro starker Lactasekapsel
Fructose*: Fructose, sorbitkorrigiert

☻+ ×[Zahl] Maß: Je zeitgleich verzehrter Portion vertragen Sie bis zu [Zahl] × Fructose(*)-Maßzahl mehr Fructose(*) eines anderen Lebensmittels.

☹: Meiden; ☹[1]: ¼ ab VS 1; ☹[2]: ¼ ab VS 2; ☹[3]: ¼ ab VS 3; ☺: Enthält nur Spuren; ☻: Ist frei davon

Milch und Milchprodukte	Maß	Lactose + Maß/	Fructose* Fructose	Sorbit Sorbit	Fruc-/Galactane Fruc-/Galactane
Joghurt mit Cerealien	Stück 250 g	¼ +0,24 Maß	☺ ☺	☹ 6½	1½ 3
Joghurt, Blaubeere	Stück 250 g	¼ +¼ Maß	☺+ ×1 Maß ☺+ ×1 Maß	☺ ☺	1¾ 3½
Joghurt, Erdbeere	Stück 250 g	¼ +¼ Maß	4 4¼	☹ 2	1¾ 3½
Joghurt, fettfrei Erdbeere	Stück 250 g	¼ +¼ Maß	☺+ ×¾ Maß ☺+ ×¾ Maß	☹ 3½	1¾ 3½
Joghurt, fettfrei Himbeere	Stück 250 g	¼ +¼ Maß	☺+ ×¾ Maß ☺+ ×¾ Maß	☹ 20	1¾ 3½
Joghurt, fettfrei natur	Stück 150 g	¼ +0,22 Maß	☺ ☺	☺ ☺	1¼ 2¾
Joghurt, fettfrei Pfirsich	Stück 250 g	¼ +¼ Maß	☺+ ×1 Maß ☺+ ×1 Maß	☹ 4¼	1¾ 3½
Joghurt, fettfrei Sauerkirsche	EL 15 g	5¼ +4½ Maß	☺ ☺	☹ 3¾	30¼ 60¾
Joghurt, fettfrei Vanille	Stück 150 g	¼ +¼ Maß	30¼ 33¼	☹ 13¼	2¼ 4½
Joghurt, fettfrei Zitrone	Stück 150 g	½ +¼ Maß	☺+ ×½ Maß ☺+ ×½ Maß	☺ ☺	3 6
Joghurt, gesüßt mit Aspartam	EL 15 g	4 +3¼ Maß	☺ ☺	☺ ☺	22½ 45
Joghurt, gesüßt mit Sucralose	Stück 250 g	¼ +¼ Maß	40 40	☺ ☺	1½ 3¼
Joghurt, Karamell	Stück 100 g	½ +½ Maß	☺+ ×½ Maß ☺+ ×½ Maß	☺ ☺	4 8
Joghurt, Schokolade	Stück 150 g	½ +¼ Maß	66½ 66½	☺ ☺	3 6¼
Kefir	Portion 220 g	¼ +¼ Maß	☺ ☺	☺ ☺	1¾ 3¾
Kondensmilch, gesüßt	Portion 38 g	½ +½ Maß	☺ ☺	☺ ☺	3¾ 7½
Kondensmilch, gesüßt fet- treduziert	Portion 39 g	½ +½ Maß	☺ ☺	☺ ☺	3½ 7¼
Mandelmilch, ungesüßt	Glas 200 ml	☺	☺ ☺	☺ ☺	☹[A] ☹[2]
Mangomilch	Glas 200 ml	¼ +¼ Maß	¼ ¼	☹ 1	2½ 5
Milch, 2 % Fett	Glas 200 ml	¼ +0,22 Maß	☺ ☺	☺ ☺	1½ 3

Milch und Milchprodukte	Maß	Lactose 1 + Maß/💊	Fructose* 0 Fructose 0	Sorbit 0 Sorbit 1	Fruc-/Galactane 0 Fruc-/Galactane 1 📖
Milch, fettfrei	Glas 200 ml	¼ +0,21 Maß	😊 😊	😊 😊	1¼ 2¾
Milch, lactosereduziert	Glas 200 ml	😊	😊+ ×10 Maß 😊+ ×10 Maß	😊 😊	😊 😊
Milch, lactosereduziert fettfrei	Glas 200 ml	😊	😊+ ×10 Maß 😊+ ×10 Maß	😊 😊	😊 😊
Milch, lactosereduziert fettfrei mit Calcium	Glas 200 ml	😊	😊+ ×10 Maß 😊+ ×10 Maß	😊 😊	😊 😊
Milchreis mit Rosinen	Stück 200 g	½ +¼ Maß	3¾ 8	☹ 1¼	3 6
Milchreis mit Rosinen und Kokosnuss	Stück 200 g	½ +¼ Maß	27¾ 😊	☹ 1¼	3¼ 6½
Milchreis, pur	Stück 200 g	½ +¼ Maß	😊+ ×½ Maß 😊+ ×½ Maß	😊 😊	2¾ 5¾
Mozzarella	Portion 30 g	9¾ +8¼ Maß	😊 😊	😊 😊	55 ☺
Mozzarella, fettfrei	Portion 30 g	½ +½ Maß	😊 😊	😊 😊	3½ 7¼
Parmesan	Portion 5 g	☺	😊 😊	😊 😊	☺ ☺
Parmesan, fettfrei	Portion 5 g	☺ +75¾ Maß	😊 😊	😊 😊	☺ ☺
Puddingpulver, diverse Sorten	Portion 24,75 g	😊	😊 😊	😊 😊	😊 😊
Quark	Portion 55 g	3½ +2¾ Maß	😊 😊	😊 😊	19¾ 39½
Reiskäse, verschieden Geschmacksrichtungen	Portion 30 g	12 +10 Maß	😊 😊	😊 😊	67¼ [A] ☺
Reismilch, ungesüßt	Glas 200 ml	😊	😊+ ×¼ Maß 😊+ ×¼ Maß	😊 😊	😊 [A] 😊
Ricotta	Portion 55 g	17½ +14½ Maß	😊 😊	😊 😊	☺ ☺
Sahne, 11 % Fett	Portion 30 g	2¼ +1¾ Maß	😊 😊	😊 😊	12¾ 25¾

0 *Stufe 0:* Lactosemaßzahl ×½
1 *Stufe 1:* Fructosemaßzahl ×2

+ Maß/💊: Zusätzlich vertragene Maßzahl pro starker Lactasekapsel
Fructose*: Fructose, sorbitkorrigiert

2 *Stufe 2:* Fructose-/Sorbitmaßzahl ×4, Übrige ×2
3 *Stufe 3:* Sorbitmaßzahl ×7, Übrige ×3
📖: Quelle Fruc-/Galactane

😊+ ×[Zahl] Maß: Je zeitgleich verzehrter Portion vertragen Sie bis zu [Zahl] × Fructose(*)-Maßzahl mehr Fructose(*) eines anderen Lebensmittels.

☹: Meiden; ☹[1]: ¼ ab VS 1; ☹[2]: ¼ ab VS 2; ☹[3]: ¼ ab VS 3; ☺: Enthält nur Spuren; 😊: Ist frei davon

Milch und Milchprodukte	Maß	Lactose + Maß/	Fructose* Fructose	Sorbit Sorbit	Fruc-/Galactane Fruc-/Galactane
Sahne, 20 % Fett	Portion 15 g	5¼ +4½ Maß	☺ ☺	☺ ☺	30¼ 60½
Saure Sahne	Portion 30 g	3¼ +2¾ Maß	☺ ☺	☺ ☺	19¼ 38½
Saure Sahne, fettreduziert	Portion 30 g	3¼ +2¾ Maß	☺ ☺	☺ ☺	19¼ 38½
Schokoladenpudding	Stück 200 g	¾ +½ Maß	☺ ☺	☹ 25	1 G 2¼
Schokoladenpudding zuck-erfrei	EL 15 g	89¼ +74¼ Maß	¾ ☺	☹ ☹²	21¼ G 42½
Sojamilch, künstlich gesüßt	Glas 200 ml	☺	4¾ 4¾	☹ 1½	☹ A ¼
Sojamilch, Vanillegeschmack mit Zucker gesüßt	Glas 200 ml	☺	☺+ ×¾ Maß ☺+ ×¾ Maß	☹ 7	☹ A ¼
Sprühsahne	Portion 7 g	☺	☺ ☺	☺ ☺	☺ ☺
Sprühsahne mit Schokolade	Portion 5 g	9¾ +8 Maß	☺ ☺	☹ ☺	54½ ☺
Sprühsahne, fettfrei	Portion 5 g	18¾ +15¾ Maß	☺+ ×¼ Maß ☺+ ×¼ Maß	☺ ☺	☺ ☺
Tofu	Portion 85 g	☺	2¼ 2¼	☹ ¾	½ A 1
Vanilleeis, zuckerfrei	EL 15 g	3¼ +2½ Maß	¾ ☺	☹ ☹²	18¼ 36½
Vanillemilchshake Slim-Fast®	Glas 200 ml	2½ +2 Maß	☺ ☺	☺ ☺	14¼ 28¾
Vollmilch	Glas 200 ml	¼ +0,24 Maß	☺ ☺	☺ ☺	1½ 3

3.4.6 Süße Backwaren

Süße Backwaren	Maß	Lactose (Stufe 1) / + Maß/Kapsel	Fructose* (Stufe 0) / Fructose (Stufe 0)	Sorbit (Stufe 0) / Sorbit (Stufe 1)	Fruc-/Galactane (Stufe 0) / Fruc-/Galactane (Stufe 1)
Apfelkuchen	Stück	☻	¾	☹	1¼ A
	45 g		1	½	2½
Apfelstreuselkuchen	Stück	☻	☻+ ×5¼ Maß	☻	1 A
	52 g		☻+ ×5¼ Maß	☻	2
Apfelstrudel	Stück	☺	¼	☹	¾ A
	64 g		¼	¼	1¾
Apfeltasche	Stück	9	½	☹	½ A
	89 g	+7½ Maß	½	¼	1¼
Arme Ritter	Stück	1¼	☻+ ×½ Maß	☻	¼ A
	131 g	+1 Maß	☻+ ×½ Maß	☻	¾
Bananenmuffin	Stück	2½	☻+ ×¼ Maß	☹	¼ A
	113 g	+2 Maß	☻+ ×¼ Maß	29¼	¾
Biscotti, mit Schokolade und Nüssen	Stück	☺	☻	☹	2½ A
	20,5 g		☻	☺	5
Brownie mit Walnüssen	Stück	☻	☻+ ×4¼ Maß	☹	1¾ A
	30,5 g		☻+ ×4¼ Maß	☺	3½
Butterkeks	Stück	☻	☻	☻	10 A
	4 g		☻	☻	20
Chocolate Chip Cookie	Stück	☻	☻	☹	2½ A
	10 g		☻	☺	5¼
Cookie, Macadamianuss mit weißer Schokolade	Stück	6¾	☺	☻	½ A
	38 g	+5½ Maß	☺	☻	1¼
Crêpe	Stück	1¼	☻	☻	¾ A
	55 g	+1 Maß	☻	☻	1¾
Croissant, mit Früchten	Stück	3½	☻+ ×2½ Maß	☹	½ A
	74 g	+3 Maß	☻+ ×2½ Maß	2	1¼
Croissant, mit Schokolade	Stück	3½	☻+ ×1 Maß	☹	¾ A
	69 g	+3 Maß	☻+ ×1 Maß	☺	1½
Donut, gefüllt	Stück	2¼	☻	☻	½ A
	105 g	+2 Maß	☻	☻	1

Stufe 0: Lactosemaßzahl ×½
Stufe 1: Fructosemaßzahl ×2
Stufe 2: Fructose-/Sorbitmaßzahl ×4, Übrige ×2
Stufe 3: Sorbitmaßzahl ×7, Übrige ×3
Quelle Fruc-/Galactane

+ Maß/Kapsel: Zusätzlich vertragene Maßzahl pro starker Lactasekapsel
Fructose*: Fructose, sorbitkorrigiert

☻+ ×[Zahl] Maß: Je zeitgleich verzehrter Portion vertragen Sie bis zu [Zahl] × Fructose(*)-Maßzahl mehr Fructose(*) eines anderen Lebensmittels.

☹: Meiden; ☹[1]: ¼ ab VS 1; ☹[2]: ¼ ab VS 2; ☹[3]: ¼ ab VS 3; ☺: Enthält nur Spuren; ☻: Ist frei davon

Süße Backwaren	Maß	Lactose + Maß/	Fructose* Fructose	Sorbit Sorbit	Fruc-/Galactane Fruc-/Galactane
Donut, gezuckert	Stück 72,5 g	4¾ +4 Maß	☺ ☺	☺ ☺	¾[A] 1½
Donut, glasiert	Stück 77 g	4¾ +4 Maß	☺ ☺	☺ ☺	½[A] 1¼
Donut, mit Kokosnuss	Stück 79 g	4¾ +4 Maß	☺ ☺	☺ ☺	½[A] 1¼
Doppelkeks	Stück 14,5 g	☺	☺ ☺	☹ ☺	3½[A] 7
Doppelkeks, Vanille	Stück 15 g	9 +7½ Maß	☺ ☺	☺ ☺	3[A] 6¼
Doppelkeks, zuckerfrei	Stück 12 g	☺	13¾ ☺	☹ ☹	4¼[A] 8½
Eierkuchen	Stück 35 g	5¼ +4¼ Maß	☺ ☺	☺ ☺	1½[A] 3
Englischer Muffin, Rosinen	Stück 66 g	1¼ +1 Maß	2 2½	☹ 2¼	¾[A] 1½
Erdbeerkuchen	Stück 122 g	☺	1¾ 2	☹ ¾	¼[A] ¾
Erdnussbutterkekse	Stück 34 g	23¾ +19¾ Maß	2 2	☹ 10¾	1½[A] 3
Feingebäck mit Orangengeschmack (ähnlich Bahlsen® Azora)	Stück 3,75 g	32½ +27 Maß	☺ ☺	☺ ☺	12¼[A] 24¾
Gewürzspekulatius	Stück 10 g	☺	☺ ☺	☺ ☺	6¼[A] 12¾
Halva (Belgisches Nougat)	Portion 40 g	☺	☺+ ×1½ Maß ☺+ ×1½ Maß	☺ ☺	1¼[A] 2¾
Ingwerplätzchen	Stück 7,5 g	☺	☺ ☺	☺ ☺	8½[A] 17¼
Kaffeesahnetorte	Portion 87,5 g	½ +¼ Maß	☺+ ×2¼ Maß ☺+ ×2¼ Maß	☹ ☺	½[A] 1
Kaffeeteilchen, glasiert mit Pudding	Stück 125 g	3 +2½ Maß	☺ ☺	☺ ☺	¼[D] ½
Kaffegebäck mit Nougat	Portion 14 g	☺	☺ ☺	☺ ☺	3½[A] 7¼
Karamellkeks	Stück 15,5 g	12¼ +10¼ Maß	½ ½	☹ ☺	3[A] 6¼
Karamellteilchen	Stück 71 g	8¾ +7¼ Maß	☺+ ×¾ Maß ☺+ ×¾ Maß	☺ ☺	½[D] 1

Süße Backwaren	Maß	Lactose [1] + Maß/💊	Fructose* [0] Fructose [0]	Sorbit [0] Sorbit [1]	Fruc-/Galactane [0] Fruc-/Galactane [1] 📖
Käsekuchen, selbstgemacht	Stück	½	☻+ ×½ Maß	☻	☹ A
	220 g	+½ Maß	☻+ ×½ Maß	☻	¼
Keks mit Erdnusscreme	Stück	☻	☻	☹	4 A
	12,5 g		☻	☺	8¼
Keks mit zuckerfreier Zitronencreme	Stück	32½	☻	☻	2½ A
	19,5 g	+27 Maß	☻	☻	5¼
Kirschkuchen	Stück	☻	1	☹	¼ A
	122 g		☻+ ×1½ Maß	☹[2]	¾
Lebkuchen	Stück	☺	6¼	☹	2 A
	32,4 g		6¼	6½	4
Mandelplätzchen	Stück	☺	☻	☻	3 A
	12,4 g		☻	☻	6
Mintkeks	Stück	32½	☺	☹	6¼ A
	8 g	+27 Maß	☺	☺	12½
Möhrenkuchen	Stück	☻	☻+ ×¼ Maß	☹	2 A
	27,72 g		☻+ ×¼ Maß	8	4
Muffin, Blaubeeren	Stück	1½	☻	☻	¼ A
	113 g	+1¼ Maß	☻	☻	¾
Muffin, Hafermehl	Stück	1¼	☻+ ×¼ Maß	☻	½ A
	113 g	+1 Maß	☻+ ×¼ Maß	☻	1
Muffin, Kürbis	Stück	1¾	☻+ ×¼ Maß	☹	¼ A
	113 g	+1¼ Maß	☻+ ×¼ Maß	14½	¾
Muffin, Möhren	Stück	1½	☻	☹	¼ A
	113 g	+1¼ Maß	☻	3¼	¾
Oreo®	Stück	☻	☻	☹	4¼ A
	12 g		☻	☺	8½
Oreo® Schokobrownies mit Oreo®	Stück	☺	¼	☹	1 A
	42,5 g		¼	☺	2¼
Oreo®, zuckerfrei	Stück	☺	13¾	☹	4¼ A
	12 g		☻	☹	8½
Pfannkuchen, FertigMix mit Buchweizen	Stück	☻	☻	☹	1¼ A
	44 g		☻	3¾	2½
Pfannkuchen, selbstgemacht	Stück	2½	☻	☻	1 A
	44 g	+2 Maß	☻	☻	2¼

[0] *Stufe 0:* Lactosemaßzahl ×½
[1] *Stufe 1:* Fructosemaßzahl ×2
[2] *Stufe 2:* Fructose-/Sorbitmaßzahl ×4, Übrige ×2
[3] *Stufe 3:* Sorbitmaßzahl ×7, Übrige ×3
📖: Quelle Fruc-/Galactane

+ Maß/💊: Zusätzlich vertragene Maßzahl pro starker Lactasekapsel
Fructose*: Fructose, sorbitkorrigiert
☻+ ×[Zahl] Maß: Je zeitgleich verzehrter Portion vertragen Sie bis zu [Zahl] × Fructose(*)-Maßzahl mehr Fructose(*) eines anderen Lebensmittels.

☹: Meiden; ☹[1]: ¼ ab VS 1; ☹[2]: ¼ ab VS 2; ☹[3]: ¼ ab VS 3; ☺: Enthält nur Spuren; ☻: Ist frei davon

Süße Backwaren	Maß	Lactose + Maß/	Fructose* Fructose	Sorbit Sorbit	Fruc-/Galactane Fruc-/Galactane
Pfirsichkuchen	Stück 122 g	☺	2¾ 5¾	☹ 1	¼[A] ¾
Popcorn, mit Butter	Portion 30 g	36¾ +30¾ Maß	☺ ☺	☺ ☺	☺[CB] ☺
Rhabarberkuchen	Stück 122 g	☺	☺ ☺	☺ ☺	¼[A] ¾
Rosinenkeks	Stück 26 g	23¾ +19¾ Maß	☺ ☺	☹ 10¼	2¼[A] 4¾
Schoko-Brownie, fettfrei	Stück 44 g	3 +2½ Maß	71 71	☹ ☺	1[A] 2¼
Schokoladenkeks, glasiert	Stück 10 g	☺	☺ ☺	☹ ☺	5[A] 10¼
Schokoladenkuchen	Stück 29 g	☺	☺+ ×½ Maß ☺+ ×½ Maß	☹ ☺	1¾[A] 3¾
Schokoladenkuchen, glasiert	Stück 29 g	☺	☺+ ×½ Maß ☺+ ×½ Maß	☹ ☺	1¾[A] 3¾
Schokoladentoffeekeks	Stück 14,5 g	52¼ +43½ Maß	10¼ ☺	☹ ¾	3½[A] 7
Schweineohr (Gebäck)	Stück 59 g	4¼ +3½ Maß	☺ ☺	☺ ☺	1[A] 2
Shortbread	Stück 11,34 g	18½ +15½ Maß	☺ ☺	☺ ☺	3¼[A] 6¾
Shortbread, zuckerfrei	Stück 3,75 g	☺	1½ ☺	☹ ☹[2]	10½[A] 21¼
Sirupkeks	Stück 15 g	☺	☺ ☺	☺ ☺	3¼[A] 6¾
Süßkartoffelbrot	Scheibe 42 g	☺	☺ ☺	☺ ☺	1½[A] 3¼
Tiramisu	Portion 55 g	2½ +2 Maß	☺ ☺	☺ ☺	12[A] 24
Twix®	Stück 51 g	2 +1¾ Maß	☺+ ×1½ Maß ☺+ ×1½ Maß	☺ ☺	1¾[A] 3½
Waffeln, aus Weizen, Milch, Fett und Eiern	Stück 95 g	1 +¾ Maß	☺+ ×¼ Maß ☺+ ×¼ Maß	☺ ☺	½[A] 1
Waffeln, aus Weizenkleie	Stück 95 g	¾ +¾ Maß	☺+ ×¼ Maß ☺+ ×¼ Maß	☺ ☺	¼[A] ¾
Weizenkeks	Stück 13 g	45¾ +38 Maß	☺ ☺	☺ ☺	3¾[A] 7½
Weizenkeks, zuckerfrei	Stück 11 g	☺	½ ☺	☹ ☹[2]	4½[A] 9

Süße Backwaren	Maß	Lactose [1] + Maß/[Kapsel]	Fructose* [0] Fructose [0]	Sorbit [0] Sorbit [1]	Fruc-/Galactane [0] Fruc-/Galactane [1] 🕮
Zimtkeks	Stück	☺	😊	☹	4¾ A
	13 g		😊	42½	9¾
Zimtschnecke glasiert	Stück	9	😊+ ×8¼ Maß	😊	1 A
	44 g	+7½ Maß	😊+ ×8¼ Maß	😊	2¼
Zitronenkeks	Stück	☺	😊	😊	4 A
	15,5 g		😊	😊	8¼
Zuckerkeks, glasiert zuckerfrei	Stück	☺	😊	😊	3¼ A
	15 g		😊	😊	6½
Zuckerkeks, weich gebacken	Stück	☺	☹1	😊	4¾ A
	13,5 g		☹1	😊	9½

[0] *Stufe 0:* Lactosemaßzahl ×½
[1] *Stufe 1:* Fructosemaßzahl ×2

+ Maß/[Kapsel]: Zusätzlich vertragene Maßzahl pro starker Lactasekapsel
Fructose*: Fructose, sorbitkorrigiert

[2] *Stufe 2:* Fructose-/Sorbitmaßzahl ×4, Übrige ×2
[3] *Stufe 3:* Sorbitmaßzahl ×7, Übrige ×3
🕮: Quelle Fruc-/Galactane

😊+ ×[Zahl] Maß: Je zeitgleich verzehrter Portion vertragen Sie bis zu [Zahl] × Fructose(*)-Maßzahl mehr Fructose(*) eines anderen Lebensmittels.

☹: Meiden; ☹1: ¼ ab VS 1; ☹2: ¼ ab VS 2; ☹3: ¼ ab VS 3; ☺: Enthält nur Spuren; 😊: Ist frei davon

3.4.7 Süßigkeiten

Süßigkeiten	Maß	Lactose + Maß/	Fructose* Fructose	Sorbit Sorbit	Fruc-/Galactane Fruc-/Galactane 📖
After Eight®	Stück 8 g	10¼ +8½ Maß	☺ ☺	☺ ☺	57¾ ☺
Bitterschokolade, 52 %	Tafel 125 g	1¼ +1 Maß	☺ ☺	☹ 8	¼ ¾
Bitterschokolade, 65 %	Tafel 125 g	7½ +6¼ Maß	☺ ☺	☹ 6½	¼ ¾
Bitterschokolade, 80 %	Tafel 125 g	☺	☺ ☺	☹ 5	¼ ¾
Bitterschokolade, zuckerfrei	Stück 12 g	26¾ +22¼ Maß	34 34	☹ ☹	4¼ 8¾
Bonbons	Stück 6 g	☺	☺+ ×¾ Maß ☺+ ×¾ Maß	☺ ☺	☺ ☺
Bonbons, Sahne	Stück 7 g	40¾ +34 Maß	☺ ☺	☺ ☺	☺ ☺
Bonbons, zuckerfrei	Stück 3 g	☺	☹[1] ☺	☹ ☹	☺ ☺
Brauner Zucker	EL 15 g	☺	☺ ☺	☺ ☺	☺ ☺
Butterbonbon	Stück 3,75 g	☺	☺ ☺	☹ ☹	☺ ☺
Erdnüsse mit rotem Zuckermantel	Hand 30 g	☺	☺+ ×1¾ Maß ☺+ ×1¾ Maß	☺ ☺	☺[G] ☺
Fruchtsaftgummibären	Hand 30 g	☺	☺+ ×3½ Maß ☺+ ×3½ Maß	☹ ☺	☺ ☺
gebrannte Mandeln	Hand 30 g	☺	2 2	☹ 5½	½[G] 1¼
Gelatine	Stück 1,75 g	☺	☺ ☺	☺ ☺	☺ ☺
Gelatine ohne Zucker	Stück 5 g	☺	☺ ☺	☺ ☺	☺ ☺
Gummibären	Hand 30 g	☺	☺+ ×3½ Maß ☺+ ×3½ Maß	☹ ☺	☺ ☺
Gummibären, zuckerfrei	TL 5 g	☺	10 ☺	☹ ☹[3]	☺ ☺
Gummiwürmer	Hand 30 g	☺	☺+ ×3½ Maß ☺+ ×3½ Maß	☹ ☺	☺ ☺

Süßigkeiten	Maß	Lactose [S1] + Maß/💊	Fructose* [S0] Fructose [S0]	Sorbit [S0] Sorbit [S1]	Fruc-/Galactane [S0] Fruc-/Galactane [S1] 📖
Gummiwürmer, zuckerfrei	TL 5 g	☺	10 ☺	☹ ☹³	☺ ☺
Jelly Beans®	Hand 30 g	☺	☺+ ×9¾ Maß ☺+ ×9¾ Maß	☺ ☺	☺ ☺
Jelly Beans®, zuckerfrei	TL 5 g	☺	12¼ ☺	☹ ☹	☺ ☺
Kamellen	Stück 8,6 g	☺	☺+ ×4¼ Maß ☺+ ×4¼ Maß	☺ ☺	☺ ☺
Karamellbonbon	Stück 6,9 g	8 +6½ Maß	☺+ ×½ Maß ☺+ ×½ Maß	☺ ☺	44¾ 89¾
Kaugummi	Stück 3 g	☺	☺ ☺	☺ ☺	☺ ☺
Kaugummi, zuckerfrei	Stück 2 g	☺	¼ ☺	☹ ☹²	☺ ☺
Kit Kat®	Stück 43 g	2 +1¾ Maß	☺ ☺	☹ 🙂	2^A 4¼
Kit Kat® weiße Schokolade	Stück 42 g	¾ +½ Maß	☺ ☺	☺ ☺	1½^A 3¼
Kokosnuss Schokoriegel	Stück 42 g	45¼ +37¾ Maß	☺ ☺	☺ ☺	🙂 🙂
Lakritze	Stück 11 g	☺	☺+ ×1½ Maß ☺+ ×1½ Maß	☺ ☺	☺ ☺
Lutscher	Stück 17 g	☺	☺+ ×2½ Maß ☺+ ×2½ Maß	☺ ☺	☺ ☺
Lutscher, zuckerfrei	Stück 14 g	☺	☹ ☺	☹ ☹	☺ ☺
M & M's®	Portion 40 g	2½ +2 Maß	☺ ☺	☺ ☺	8¾ 17¾
Mamba®,	Portion 40 g	☺	☺ ☺+ ×22¼ Maß	☹ ☹	☺ ☺
Mamba®, sauer	Portion 40 g	☺	☹² ☺+ ×17½ Maß	☹ ☹	☺ ☺
Mars® Riegel, ähnlich	Stück 49,9 g	1¾ +1½ Maß	☺+ ×8¾ Maß ☺+ ×8¾ Maß	☺ ☺	6½^G 13¼

[S0] *Stufe 0:* Lactosemaßzahl ×½
[S1] *Stufe 1:* Fructosemaßzahl ×2

+ Maß/💊: Zusätzlich vertragene Maßzahl pro starker Lactasekapsel
Fructose*: Fructose, sorbitkorrigiert

[S2] *Stufe 2:* Fructose-/Sorbitmaßzahl ×4, Übrige ×2
[S3] *Stufe 3:* Sorbitmaßzahl ×7, Übrige ×3
📖: Quelle Fruc-/Galactane

☺+ ×[Zahl] Maß: Je zeitgleich verzehrter Portion vertragen Sie bis zu [Zahl] × Fructose(*)-Maßzahl mehr Fructose(*) eines anderen Lebensmittels.

☹: Meiden; ☹¹: ¼ ab VS 1; ☹²: ¼ ab VS 2; ☹³: ¼ ab VS 3; 🙂: Enthält nur Spuren; ☺: Ist frei davon

Süßigkeiten	Maß	Lactose + Maß/	Fructose* Fructose	Sorbit Sorbit	Fruc-/Galactane Fruc-/Galactane
Marshmallow	Portion 30 g	☺	☺+ ×4½ Maß ☺+ ×4½ Maß	☺ ☺	☺ ☺
Marzipan	Portion 28,38 g	☺	☺ ☺	☹ 20½	½[G] 1¼
Melasse	EL 15 g	☺	3¾ 3¾	☺ ☺	☺ ☺
Mentos®	Stück 3 g	☺	☺ ☺	☺ ☺	☺ ☺
Milchschokolade	Tafel 125 g	¼ +¼ Maß	☺ ☺	☺ ☺	¼[G] ¾
Milchschokolade mit Cerealien	Tafel 125 g	½ +½ Maß	☺ ☺	☹ 40	¼[A] ¾
Milchschokolade mit Cereal-ien, zuckerfrei	Stück 12 g	26½ +22 Maß	80 80	☹ ☹	4½[A] 9
Milchschokolade, zuckerfrei	Stück 12 g	32½ +27 Maß	80 80	☹ ☹	4½ 9
Milky Way®	Stück 60,4 g	1¾ +1½ Maß	☺+ ×3¾ Maß ☺+ ×3¾ Maß	☺ ☺	6¼ 12½
Mintpastillen	Portion 2 g	☺	☺+ ×¼ Maß ☺+ ×¼ Maß	☺ ☺	☺ ☺
Mintpastillen, zuckerfrei	Portion 2 g	☺	¼ ☺	☹ ☹[3]	☺ ☺
Nougat	Tafel 125 g	☺	☺+ ×18 Maß ☺+ ×18 Maß	☺ ☺	¼ ¾
Pralinen, Früchte Dunkelscho-kolade	Stück 15 g	56½ +47 Maß	☺+ ×¼ Maß ☺+ ×¼ Maß	☹ 31½	5½[G] 11¼
Pralinen, Früchte Schokolade	Stück 15 g	56½ +47 Maß	☺+ ×¼ Maß ☺+ ×¼ Maß	☹ 31½	5½[G] 11¼
Pralinen, Früchte Dunkelschokolade zuckerfrei	Stück 17 g	37¾ +31¼ Maß	☹[2] ☺	☹ ☹	4¾[G] 9¾
Pralinen, Karamell zuckerfrei	Stück 8,6 g	74½ +62 Maß	21¾ ☺	☹ ☹	☺ ☺
Pralinen, Walnuss	Stück 55 g	3½ +2¾ Maß	☺+ ×1¼ Maß ☺+ ×1¼ Maß	☺ ☺	1¼[G] 2¾
Riesen®	Stück 9 g	12¾ +10½ Maß	½ ☺+ ×2¾ Maß	☹ ☹[3]	71 ☺
Saure Fruchtgummis	Hand 30 g	☺	☺+ ×2¼ Maß ☺+ ×2¼ Maß	☺ ☺	☺ ☺

Süßigkeiten	Maß	Lactose 1 + Maß/💊	Fructose* 0 Fructose 0	Sorbit 0 Sorbit 1	Fruc-/Galactane 0 Fruc-/Galactane 1 🕮
Saure Fruchtgummis, zuckerfrei	TL 5 g	😊	😊 😊	☹ ☹	😊 😊
Schaumwaffel	Stück 28,5 g	😊	😊+ ×13¾ Maß 😊+ ×13¾ Maß	☹ ☺	4¼ [A] 8½
Schokorosinen	Hand 30 g	2¾ +2¼ Maß	😊+ ×¼ Maß 😊+ ×¼ Maß	☹ 3¼	3¼ [G] 6½
Smarties®	Hand 30 g	😊	😊+ ×55 Maß 😊+ ×55 Maß	😊 😊	😊 😊
Snickers®	Stück 58,7 g	1½ +1¼ Maß	😊+ ×7 Maß 😊+ ×7 Maß	😊 😊	5¾ 11½
Starburst®	Stück 5 g	😊	😊+ ×½ Maß 😊+ ×½ Maß	☹ 30¼	😊 😊
Süßstoff (Splenda®)	Portion 0 g	😊	😊 😊	😊 😊	😊 😊
Süßstoff (Zsweet®)	Portion 5 g	😊	😊 😊	☹ ☹	😊 😊
Tic Tacs®	2 Stück 1,15 g	😊	😊 😊	😊 😊	😊 😊
Toblerone® Dunkel	Stück 25 g	7¼ +6 Maß	😊 😊	☹ 40	1½ 3¼
Toblerone® Milch	Stück 25 g	1½ +1¼ Maß	😊 😊	😊 😊	1½ 3
Toblerone® Weiß	Stück 25 g	1 +1 Maß	😊 😊	😊 😊	6¾ 13½
Toffifee®	Stück 8,2 g	7½ +6¼ Maß	½ 😊+ ×¼ Maß	☹ ☹²	42¾ 85½
Trüffelpralinen	Stück 16,2 g	2½ +2 Maß	😊 😊	😊 😊	2¾ 5½
Weingummi	Hand 30 g	😊	😊+ ×12¼ Maß 😊+ ×12¼ Maß	😊 😊	😊 😊
Weingummi Dinosaurier	Hand 30 g	😊	😊+ ×3½ Maß 😊+ ×3½ Maß	☹ ☺	😊 😊
Weingummi Dinosaurier zuckerfrei	TL 5 g	😊	10 😊	☹ ☹³	😊 😊

0 *Stufe 0:* Lactosemaßzahl ×½
1 *Stufe 1:* Fructosemaßzahl ×2

+ Maß/💊: Zusätzlich vertragene Maßzahl pro starker Lactasekapsel
Fructose*: Fructose, sorbitkorrigiert

2 *Stufe 2:* Fructose-/Sorbitmaßzahl ×4, Übrige ×2
3 *Stufe 3:* Sorbitmaßzahl ×7, Übrige ×3
🕮: Quelle Fruc-/Galactane

😊+ ×[Zahl] Maß: Je zeitgleich verzehrter Portion vertragen Sie bis zu [Zahl] × Fructose(*)-Maßzahl mehr Fructose(*) eines anderen Lebensmittels.

☹: Meiden; ☹¹: ¼ ab VS 1; ☹²: ¼ ab VS 2; ☹³: ¼ ab VS 3; ☺: Enthält nur Spuren; 😊: Ist frei davon

Süßigkeiten	Maß	Lactose + Maß/	Fructose* Fructose	Sorbit Sorbit	Fruc-/Galactane Fruc-/Galactane
Weiße Schokolade	Stück 12 g	2½ +2 Maß	☺ ☺	☺ ☺	14 28¼
Weißer Zucker	EL 15 g	☺	☺ ☺	☺ ☺	☺ ☺
Werther's Original®	Stück 4 g	17¾ +14¾ Maß	☺+ ×½ Maß ☺+ ×½ Maß	☺ ☺	☺ ☺
Zuckerhalsband	Stück 21 g	☺	☺+ ×3¼ Maß ☺+ ×3¼ Maß	☺ ☺	☺ ☺

3.5 Warme Speisen

3.5.1 Beilagen

Beilagen	Maß	Lactose (Stufe 1) + Maß/Kapsel	Fructose* (Stufe 0) Fructose (Stufe 0)	Sorbit (Stufe 0) Sorbit (Stufe 1)	Fruc-/Galactane (Stufe 0) Fruc-/Galactane (Stufe 1) Quelle
Bulgur	Portion 140 g	☺	☺ ☺	☺ ☺	☺ ☺
Couscous	Portion 140 g	☺	☺ ☺	☺ ☺	¼[A] ¾
Erbsen	EL 15 g	☺	9½ 12¼	☹ 3½	1¼[A] 2½
Falafel	Portion 55 g	☺	☺ ☺	☹ 1¾	¾[G] 1½
Gartenbohnen	Portion 90 g	☺	☺ ☺	☺ ☺	¼[A] ½
Gnocchi (Kartoffelbasis)	Portion 188 g	2½ +2 Maß	☺ ☺	☺ ☺	14[A] 28¼
Gnocchi auf Weizenbasis mit Käse	Portion 70 g	28 +23¼ Maß	☺ ☺	☺ ☺	1[A] 2¼
Kartoffel gekocht ohne Schale	Portion 110 g	☺	☺ ☺	☹ 45¼	☺[B] ☺
Kartoffelgratin	Portion 140 g	1 +¾ Maß	☺ ☺	☹ 7¾	6¼[B] 12½
Kartoffelklöße	Portion 140 g	45½ +37¾ Maß	☺+ ×¼ Maß ☺+ ×¼ Maß	☹ 35½	☺[C] ☺
Kartoffeln gekocht mit Schale	Portion 110 g	☺	☺ ☺	☹ 45¼	☺[B] ☺
Kichererbsen	Portion 90 g	☺	☺ ☺	☹ 1	1½[A] 3
Linsen	Portion 90 g	☺	☺ ☺	☺ ☺	¾[A] 1½

Stufe 0: Lactosemaßzahl ×½
Stufe 1: Fructosemaßzahl ×2
Stufe 2: Fructose-/Sorbitmaßzahl ×4, Übrige ×2
Stufe 3: Sorbitmaßzahl ×7, Übrige ×3
Quelle Fruc-/Galactane

+ Maß/Kapsel: Zusätzlich vertragene Maßzahl pro starker Lactasekapsel
Fructose*: Fructose, sorbitkorrigiert

☺+ ×[Zahl] Maß: Je zeitgleich verzehrter Portion vertragen Sie bis zu [Zahl] × Fructose(*)-Maßzahl mehr Fructose(*) eines anderen Lebensmittels.

☹: Meiden; ☹[1]: ¼ ab VS 1; ☹[2]: ¼ ab VS 2; ☹[3]: ¼ ab VS 3; ☺: Enthält nur Spuren; ☺: Ist frei davon

Beilagen	Maß	Lactose + Maß/	Fructose* Fructose	Sorbit Sorbit	Fruc-/Galactane Fruc-/Galactane
Nudeln, Weizen	Portion	☺	☺+ ×¼ Maß	☺	1 [A]
	140 g		☺+ ×¼ Maß	☺	2
Polenta	Portion	½	☺+ ×¼ Maß	☹	3¼ [B]
	240 g	+½ Maß	☺+ ×¼ Maß	20¾	6¾
Quinoa	Portion	☺	☺+ ×1¾ Maß	☺	2½ [A]
	140 g		☺+ ×1¾ Maß	☺	5
Reibekuchen	Portion	☺	☺+ ×½ Maß	☹	☺ [B]
	70 g		☺+ ×½ Maß	12¾	☺
Reis	Portion	☺	☺	☺	☺ [A]
	140 g		☺	☺	☺
Reisnudeln	Portion	☺	☺	☺	☺ [A]
	25 g		☺	☺	☺
Semmelknödel	Portion	1¾	☺	☺	½ [A]
	55 g	+1½ Maß	☺	☺	1
Spätzle	Portion	5¼	☺+ ×¼ Maß	☺	1 [A]
	140 g	+4¼ Maß	☺+ ×¼ Maß	☺	2
Zuckermais	Portion	☺	☺+ ×¼ Maß	☹	☺ [B]
	85 g		☺+ ×½ Maß	4	☺
Zuckerschoten	Portion	☺	☺+ ×3½ Maß	☺	¾ [B]
	85 g		☺+ ×3½ Maß	☺	1¾

3.5.2 Fleisch und Fisch

Fleisch und Fisch	Maß	Lactose (1) + Maß/(Kapsel)	Fructose* (0) Fructose (0)	Sorbit (0) Sorbit (1)	Fruc-/Galactane (0) Fruc-/Galactane (1) 📖
Bierwurst	Portion 55 g	☻	☻+ ×1 Maß ☻+ ×1 Maß	☻ ☻	☻ ☻
Bockwurst	Portion 55 g	☻	☻+ ×¼ Maß ☻+ ×¼ Maß	☻ ☻	☻ ☻
Bratwurst	Portion 55 g	☻	☻+ ×¼ Maß ☻+ ×¼ Maß	☻ ☻	☻ ☻
Bratwurst mit Bier	Portion 55 g	☻	☻+ ×¼ Maß ☻+ ×¼ Maß	☹ ☺	☻ ☻
Bratwurst, fettreduziert	Portion 55 g	☻	☻+ ×2¾ Maß ☻+ ×2¾ Maß	☻ ☻	☻ ☻
Bratwurst, Käsefüllung mit Bier	Portion 55 g	☺	☻+ ×½ Maß ☻+ ×½ Maß	☹ ☺	☺ ☺
Bratwurst, Pute	Portion 55 g	☻	☻+ ×1½ Maß ☻+ ×1½ Maß	☻ ☻	☻ ☻
Bratwurst, Rind	Portion 55 g	☻	☻+ ×1 Maß ☻+ ×1 Maß	☻ ☻	☻ ☻
Butterfisch, Zitronen-Pfeffermarinade	Portion 85 g	☻	☻ ☻	☻ ☻	☻ ☻
Cordon Bleu Hähnchen	Portion 140 g	32¼ +27 Maß	2 2	☻ ☻	1[A] 2¼
Fischkroketten	Portion 85 g	2¼ +1¾ Maß	☻ ☻	☹ ☺	1¾[A] 3½
Fischstäbchen	Portion 85 g	☻	☻ ☻	☻ ☻	2[A] 4
Garnelen in Knusperkruste	Portion 85 g	☻	☻ ☻	☻ ☻	2[A] 4
Garnelen mit Gewürzmarinade	Portion 85 g	☻	☺ ☺	☻ ☻	☻ ☻
Garnelen, Parmesansoße	Portion 85 g	☺	☻ ☻	☻ ☻	☺ ☺

(0) *Stufe 0:* Lactosemaßzahl ×½
(1) *Stufe 1:* Fructosemaßzahl ×2
+ Maß/(Kapsel): Zusätzlich vertragene Maßzahl pro starker Lactasekapsel
Fructose*: Fructose, sorbitkorrigiert
(2) *Stufe 2:* Fructose-/Sorbitmaßzahl ×4, Übrige ×2
(3) *Stufe 3:* Sorbitmaßzahl ×7, Übrige ×3
📖: Quelle Fruc-/Galactane
☻+ ×[Zahl] Maß: Je zeitgleich verzehrter Portion vertragen Sie bis zu [Zahl] × Fructose(*)-Maßzahl mehr Fructose(*) eines anderen Lebensmittels.

☹: Meiden; ☹[1]: ¼ ab VS 1; ☹[2]: ¼ ab VS 2; ☹[3]: ¼ ab VS 3; ☺: Enthält nur Spuren; ☻: Ist frei davon

Fleisch und Fisch	Maß	Lactose + Maß/	Fructose* Fructose	Sorbit Sorbit	Fruc-/Galactane Fruc-/Galactane
Gulasch, Rind	EL 15 g	☺	☺ ☺	☹ 4	☺ ☺
Hühnchen mit Haut	Portion 85 g	☺	☺ ☺	☺ ☺	☺ ☺
Hühnerfrikassee	Portion 244 g	☺	☺ ☺	☺ ☺	5¾ C 11½
Kaviar	EL 15 g	☺	☺ ☺	☺ ☺	☺ ☺
Leberpastete	Portion 55 g	☺	☺ ☺	☺ ☺	☺ ☺
Matjes	Portion 55 g	☺	☺ ☺	☺ ☺	☺ ☺
Mettwurst	Portion 55 g	☺	☺ ☺	☺ ☺	☺ ☺
Muscheln	Portion 85 g	☺	☺ ☺	☺ ☺	☺ ☺
Muscheln, Zwiebeln-Pilzen Füllung	Portion 140 g	24½ +20½ Maß	☺ ☺	☹ ½	3¼ CB 6¾
Pökelfleisch	Portion 55 g	☺	☺ ☺	☺ ☺	☺ ☺
Putenbrust	Portion 85 g	☺	☺ ☺	☺ ☺	☺ ☺
Ragout	Portion 85 g	☺	☺ ☺	☺ ☺	☺ ☺
Räucherfisch, Lachs	Portion 55 g	☺	☺ ☺	☺ ☺	☺ ☺
Rindersteak	Portion 85 g	☺	☺ ☺	☺ ☺	☺ ☺
Rollmops	Portion 55 g	☺	☺ ☺	☺ ☺	6 12
Sauerbraten	Portion 159 g	☺	34¾ 34¾	☺ ☺	☺ ☺
Schinken, Rind	Portion 15 g	☺	☺ ☺	☺ ☺	☺ ☺
Schnitzel	Portion 85 g	☺	☺ ☺	☺ ☺	1¼ A 2¾
Spare Rips Rind	Portion 85 g	☺	☺ ☺	☺ ☺	☺ ☺
Thunfisch aus der Dose mit Öl	Portion 55 g	☺	☺ ☺	☺ ☺	☺ ☺

Fleisch und Fisch	Maß	Lactose 1 + Maß/💊	Fructose* 0 Fructose 0	Sorbit 0 Sorbit 1	Fruc-/Galactane 0 Fruc-/Galactane 1 🕮
Tintenfischringe	Portion	☺	**☺**	**☺**	2¼ [A]
	85 g		**☺**	**☺**	4½
Unverarbeiteter Fisch und Seefrüchte	Portion	**☺**	**☺**	**☺**	**☺**
	85 g		**☺**	**☺**	**☺**

0 *Stufe 0:* Lactosemaßzahl ×½
1 *Stufe 1:* Fructosemaßzahl ×2

+ Maß/💊: Zusätzlich vertragene Maßzahl pro starker Lactasekapsel
Fructose*: Fructose, sorbitkorrigiert

2 *Stufe 2:* Fructose-/Sorbitmaßzahl ×4, Übrige ×2
3 *Stufe 3:* Sorbitmaßzahl ×7, Übrige ×3
🕮: Quelle Fruc-/Galactane

☺+ ×[Zahl] Maß: Je zeitgleich verzehrter Portion vertragen Sie bis zu [Zahl] × Fructose(*)-Maßzahl mehr Fructose(*) eines anderen Lebensmittels.

☹: Meiden; ☹[1]: ¼ ab VS 1; ☹[2]: ¼ ab VS 2; ☹[3]: ¼ ab VS 3; ☺: Enthält nur Spuren; **☺**: Ist frei davon

3.5.3 Gerichte

Gerichte	Maß	Lactose + Maß/	Fructose* Fructose	Sorbit Sorbit	Fruc-/Galactane Fruc-/Galactane
Asiatische Gemüsepfanne mit Reisnudeln	Portion 200 g	☺	☺+ ×1 Maß ☺+ ×1 Maß	☹ 10	1½[A] 3¼
Bohneneintopf	EL 15 g	☺	☺ ☺	☹ ☺	3[AC] 6
Bratkartoffeln Lyonnaise	Portion 70 g	☺	☺ ☺	☹ 15¾	☺ ☺
Brocollicremesuppe	Portion 126 g	5 +4¼ Maß	☺ ☺	☹ 19¾	1[C] 2¼
Burger mit Rührei	Stück 158 g	12 +10 Maß	☺+ ×9¼ Maß ☺+ ×9¼ Maß	☺ ☺	¼[A] ½
Burrito	Portion 140 g	25½ +21¼ Maß	☺ ☺	☹ 5¾	¼[A] ¾
Calzone	Stück 168 g	12¼ +10¼ Maß	☺ ☺	☹ 2¾	¼[A] ½
Chili con Carne	EL 15 g	☺	☺ ☺	☹ 55½	3[AC] 6
Chop Suey mit Hähnchen	Portion 166 g	☺	☺ ☺	☹ ¼	¼[AB] ¾
Chop Suey mit Tofu	Portion 166 g	☺	☺ ☺	☹ ¼	☺ ☺
Erbseneintopf	EL 15 g	☺	☺ ☺	☹ 5½	1¼[AB] 2½
Erbsensuppe	EL 15 g	☺	☺ ☺	☹ 20	3¼[AC] 6¾
Erdbeermilchshake (Wendy's®)	Glas 200 ml	¼ +¼ Maß	☺+ ×4¼ Maß ☺+ ×4¼ Maß	☹ 3¼	1¾ 3¾
Frühlingsrolle	Portion 140 g	☺	21 21	☹ 2¾	¼ ½
Gemüselasagne	EL 15 g	66¾ +55½ Maß	☺ ☺	☹ 2¾	81½[A] ☺
Hähnchen Klöße Suppe	Portion 126 g	7¼ +6 Maß	☺ ☺	☹ 2¼	2¼ 4½
Hähnchen Süß-sauer	EL 15 g	☺	2½ 2½	☹ ☺	☺ ☺
Hähnchencremesuppe	Portion 126 g	6½ +5½ Maß	☺ ☺	☹ 26¼	37¼[CB] 74¾

Gerichte	Maß	Lactose [1] + Maß/💊	Fructose* [0] Fructose [0]	Sorbit [0] Sorbit [1]	Fruc-/Galactane [0] Fruc-/Galactane [1] 📖
Hot Dog	Stück 199 g	😀	😀+ ×1¾ Maß 😀+ ×1¾ Maß	☹ 8¼	¼[A] ½
Hühnersuppe klassisch	Portion 245 g	😀	😀 😀	☹ 1	1¼ 2½
Hühner-WanTan Suppe	Portion 245 g	😀	😀 😀	☹ 40¾	😀 😀
Kartoffelcremesuppe	Portion 23 g	3¼ +2¾ Maß	😀 😀	☹ 3	5 10
Kartoffelsalat mit Ei und Mayonnaise	Portion 140 g	😀	😀+ ×½ Maß 😀+ ×½ Maß	☹ 2	1[CB] 2
Kartoffelsalat mit Essig Öl und Schinken	Portion 140 g	😀	😀+ ×¼ Maß 😀+ ×¼ Maß	☹ 4¾	1[CB] 2
Kartoffelsuppe mit Broccoli und Käse	Portion 245 g	29¾ +24¾ Maß	😀 😀	☹ 13½	½[AC] 1
Käselasagne	Portion 140 g	25¾ +21½ Maß	11 12¼	☹ ¾	¾[A] 1½
Käseravioli	Portion 170 g	88	😀 😀	😀 😀	¾[A] 1½
Kürbiscremesuppe	Portion 245 g	13½ +11¼ Maß	😀 😀	☹ 2½	½[G] 1
Kürbisravioli	Portion 250 g	½ +½ Maß	😀+ ×¼ Maß 😀+ ×¼ Maß	☹ 40	½[A] 1
Lasagne mit Rindfleisch	Portion 140 g	23¼ +19¼ Maß	😀+ ×¼ Maß 😀+ ×¼ Maß	☹ 1	¾[A] 1½
Lauchsuppe	Portion 245 g	¾ +½ Maß	😀+ ×¼ Maß 😀+ ×¼ Maß	☹ 1¼	4¼[AB] 8½
Linsensuppe	Portion 126 g	😀	😀 😀	☹ 1	5½[AC] 11¼
Makkaroni mit Käse	Portion 217 g	21½ +18 Maß	😀 😀	😀 😀	½[A] 1¼
Mexikanische Pizza	Stück 213 g	13¾ +11½ Maß	23¼ 29¼	☹ 1	¼[A] ¾
Minestrone, kleine Portion	Portion 126 g	😀	😀 😀	☹ ¾	½ 1

[0] *Stufe 0:* Lactosemaßzahl ×½
[1] *Stufe 1:* Fructosemaßzahl ×2

+ Maß/💊: Zusätzlich vertragene Maßzahl pro starker Lactasekapsel
Fructose*: Fructose, sorbitkorrigiert

[2] *Stufe 2:* Fructose-/Sorbitmaßzahl ×4, Übrige ×2
[3] *Stufe 3:* Sorbitmaßzahl ×7, Übrige ×3
📖: Quelle Fruc-/Galactane

😀+ ×[Zahl] Maß: Je zeitgleich verzehrter Portion vertragen Sie bis zu [Zahl] × Fructose(*)-Maßzahl mehr Fructose(*) eines anderen Lebensmittels.

☹: Meiden; ☹[1]: ¼ ab VS 1; ☹[2]: ¼ ab VS 2; ☹[3]: ¼ ab VS 3; ☺: Enthält nur Spuren; 😀: Ist frei davon

Gerichte	Maß	Lactose + Maß/	Fructose* Fructose	Sorbit Sorbit	Fruc-/Galactane Fruc-/Galactane
Minestrone, selbstgemacht	Portion 245 g	☺	☺ ☺	☹ 1	¼ ½
Nachos mit Käsesoße	Portion 140 g	6¼ +5¼ Maß	☺ ☺	☹ 7¾	35¾[B] 71½
Nudelauflauf mit Bratensoße, Käse und Gemüse	Portion 228 g	3¾ +3 Maß	☺ ☺	☹ 1¼	½[A] 1
Nudelsalat mit Ei, Fleisch und Mayonnaise	Portion 140 g	☺	☺+ ×¼ Maß ☺+ ×½ Maß	☹ 1¼	1½[A] 3
Nudelsalat mit Gemüse und italienischem Dressing	Portion 140 g	☺	3¾ 3¾	☹ 1½	1½[A] 3¼
NudelsuppenMix, trocken	Portion 16 g	☺	☺+ ×¼ Maß ☺+ ×¼ Maß	☺ ☺	6¼[CB] 12½
Omelette mit Schinken	Portion 110 g	34¾ +29 Maß	☺+ ×1¾ Maß ☺+ ×1¾ Maß	☺ ☺	☺ ☺
Omelette mit Wurst, Kartoffeln und Zwiebeln	Portion 110 g	52¼ +43½ Maß	☺+ ×1 Maß ☺+ ×1 Maß	☹ 6¾	¼[CB] ½
Paella	Portion 240 g	☺	2¼ 2¼	☹ 2¼	1 2
Phat Thai	Portion 140 g	☺	☺ ☺	☹ 3¾	☺[A] ☺
Pilzcremesuppe	Portion 245 g	8½ +7 Maß	☺ ☺	☹ ¼	½ 1
Pizza Hut® Pepperoni Lover's pizza, stuffed crust	Portion 140 g	30 +25 Maß	☺ ☺	☹ 1	¾[A] 1½
Pizza Hut® Personal Pan, supreme	Stück 256 g	16¾ +14 Maß	☺ ☺	☹ ¼	4¾[A] 9½
Pizza mit Käse	Stück 209 g	12¼ +10¼ Maß	☺+ ×¾ Maß ☺+ ×¾ Maß	☹ ¾	½[A] 1
Pizzabrot	Stück 56 g	61½ +51¼ Maß	☺+ ×¼ Maß ☺+ ×¼ Maß	☺ ☺	1¼[A] 2½
Ratatouille	Portion 110 g	☺	☺ ☺	☹ 1¼	4[B] 8
Ravioli mit Fleischfüllung	Portion 250 g	☺	☺+ ×½ Maß ☺+ ×½ Maß	☹ ½	¼[A] ¾
Ravioli mit Spinat	Portion 250 g	5½ +4½ Maß	☺+ ×¼ Maß ☺+ ×¼ Maß	☹ ½	½[A] 1
Reisauflauf mit Tomatensoße, Käse und Gemüse	Portion 244 g	9¾ +8¼ Maß	☺+ ×1 Maß ☺+ ×1 Maß	☹ ¼	¼[A] ¾
Rind-Nudelsuppe	Portion 126 g	☺	☺ ☺	☹ 4¼	4[A] 8¼

Gerichte	Maß	Lactose (1) + Maß/Kapsel	Fructose* (0) Fructose (0)	Sorbit (0) Sorbit (1)	Fruc-/Galactane (0) Fruc-/Galactane (1) 🕮
Rote Bohnen-Reissuppe	Portion 51,03 g	☺	¼ ¼	☹ ¼	1¼ AC 2¾
Rote Grütze	Portion 40 g	☺	☺+ ×5¼ Maß ☺+ ×5¼ Maß	☹ ¾	☺ ☺
Rührei Bacon	Portion 110 g	2¼ +1¾ Maß	☺+ ×1¾ Maß ☺+ ×1¾ Maß	☺ ☺	12½ 25¼
Selleriecremesuppe	Portion 245 g	½ +½ Maß	☺ ☺	☹ ¼	¼ ½
Sesamhähnchen	Portion 252 g	☺	☺ ☺	☹ 3¾	☺ ☺
Spaghetti Carbonara	Portion 201 g	13½ +11¼ Maß	☺+ ×¾ Maß ☺+ ×¾ Maß	☹ 6	½ A 1
Spargelcremesuppe	EL 15 g	6½ +5½ Maß	☺ ☺	☹ ☺	1½ 3
SpinatcremesuppenMix	Portion 17 g	☺	☺+ ×¼ Maß ☺+ ×¼ Maß	☹ 18¼	3¼ 6¾
Spinatlasagne	Portion 140 g	8½ +7 Maß	9¾ 11	☹ ½	¾ A 1½
Suppenbasis	EL 15 g	☺	64 64	☹ 74	☺ ☺
Sushi	Portion 140 g	☺	☺ ☺	☹ 1½	☺ ☺
Sushi mit Fisch	Portion 140 g	☺	10½ 32¼	☹ 2½	☺ ☺
Sushi mit Fisch und Gemüse im Algenmantel	Portion 140 g	☺	☺ ☺	☹ 2	☺ ☺
Taco mit Bohnen und Käse	Portion 140 g	☺ +77½ Maß	12¾ 13	☹ 4¼	¼ A ½
Tomatenchutney	Portion 15 g	☺	☺ ☺	☹ 5¼	33 66¼
Tomatencremesuppe	Portion 34,66 g	¼ +0,24 Maß	13 13¾	☹ 2	1¼ B 2¾
Vegetarische Nudeln mit Auberginen	Portion 200 g	5 +4 Maß	☺ ☺	☺ ☺	27¾ 55½

(0) *Stufe 0:* Lactosemaßzahl ×½
(1) *Stufe 1:* Fructosemaßzahl ×2
(2) *Stufe 2:* Fructose-/Sorbitmaßzahl ×4, Übrige ×2
(3) *Stufe 3:* Sorbitmaßzahl ×7, Übrige ×3
🕮: Quelle Fruc-/Galactane

+ Maß/Kapsel: Zusätzlich vertragene Maßzahl pro starker Lactasekapsel
Fructose*: Fructose, sorbitkorrigiert
☺+ ×[Zahl] Maß: Je zeitgleich verzehrter Portion vertragen Sie bis zu [Zahl] × Fructose(*)-Maßzahl mehr Fructose(*) eines anderen Lebensmittels.

☹: Meiden; ☹[1]: ¼ ab VS 1; ☹[2]: ¼ ab VS 2; ☹[3]: ¼ ab VS 3; ☺: Enthält nur Spuren; ☺: Ist frei davon

Gerichte	Maß	Lactose ⚕ + Maß/💊	Fructose* ⚕ Fructose ⚕	Sorbit ⚕ Sorbit ⚕	Fruc-/Galactane ⚕ Fruc-/Galactane ⚕ 🕮
Vegetarische Suppe	Portion	☺	☺+ ×¼ Maß	☹	19¾
	126 g		☺+ ×¼ Maß	1	39½
Vietnamesische Nudelsuppe	Portion	☺	☺	☹	¾
	245 g		☺	6¾	1¾
Wrap	Stück	4¼	☺	☹	☹A
	245 g	+3½ Maß	☺	5	¼

3.5.4 Gewürze und Soßen

Gewürze und Soßen	Maß	Lactose 1 + Maß/💊	Fructose* 0 Fructose 0	Sorbit 0 Sorbit 1	Fruc-/Galactane 0 Fruc-/Galactane 1 🕮
Apfelessig	Portion	☻	6¼	☹	☻
	14,94 g		16½	1¾	☻
Balsamico Dressing Kraft®	Portion	☻	☺	☹	☻
	30 g		☺	22	☻
Balsamicoessig	Portion	☻	☻	☹	☻
	15,94 g		☻	23	☻
Barbecue Soße	Prise	☻	☻	☹	☻
	1 g		☻	76¾	☻
Basilikum	Prise	☻	☻	☻	☻
	1 g		☻	☻	☻
Bertolli® Olivenöl	Portion	☻	☻	☻	☻
	13 g		☻	☻	☻
Bouillon	Portion	☻	☻	☹	☻
	8 g		☻	☺	☻
Branntweinessig	Portion	☻	☻	☻	☻
	14 g		☻	☻	☻
Bratensoße	Portion	☻	☻	☹	☻
	58 g		☻	☺	☻
Cayenne Pfeffer	Prise	☻	51	☻	☻
	1 g		51	☻	☻
Chilisoße	Portion	☻	2¾	☹	☻
	68 g		2¾	¼	☻
Chinesische Austernsoße	Portion	☻	☻	☻	☻
	32 g		☻	☻	☻
Cocktailsoße	Portion	☻	☻+ ×2 Maß	☹	☻
	68 g		☻+ ×2 Maß	¾	☻
Crème fraîche Dressing Kraft®	Portion	☻	4½	☻	☻
	30 g		4½	☻	☻
Currysoße	Portion	2	☻	☹	11¼
	59 g	+1½ Maß	☻	4	22½

0 *Stufe 0:* Lactosemaßzahl ×½
1 *Stufe 1:* Fructosemaßzahl ×2
2 *Stufe 2:* Fructose-/Sorbitmaßzahl ×4, Übrige ×2
3 *Stufe 3:* Sorbitmaßzahl ×7, Übrige ×3
🕮: Quelle Fruc-/Galactane

+ Maß/💊: Zusätzlich vertragene Maßzahl pro starker Lactasekapsel
Fructose*: Fructose, sorbitkorrigiert

☻+ ×[Zahl] Maß: Je zeitgleich verzehrter Portion vertragen Sie bis zu [Zahl] × Fructose(*)-Maßzahl mehr Fructose(*) eines anderen Lebensmittels.

☹: Meiden; ☹[1]: ¼ ab VS 1; ☹[2]: ¼ ab VS 2; ☹[3]: ¼ ab VS 3; ☺: Enthält nur Spuren; ☻: Ist frei davon

Gewürze und Soßen	Maß	Lactose / + Maß/Tablette	Fructose* / Fructose	Sorbit / Sorbit	Fruc-/Galactane / Fruc-/Galactane
Distelöl	Portion	☺	☺	☺	☺
	13,63 g		☺	☺	☺
Erdnusssoße	Portion	☺	☺	☹	☺[G]
	35 g		☺	8¼	☺
Französische Zwiebelsuppe	Portion	☺	☺+ ×1½ Maß	☹	¼[CB]
	126 g		☺+ ×1½ Maß	2	¾
French Dressing Kraft®	Portion	☺	64	☹	☺
	30 g		64	☺	☺
Frühlingszwiebeln	Stück	☺	☺+ ×¼ Maß	☹	¼[G]
	15,7 g		☺+ ×¼ Maß	6	¾
Hamburgersoße	Portion	☺	☺	☹	☺
	203 g		☺	12¼	☺
Heinz® 57 Soße	Portion	☺	☺+ ×¼ Maß	☹	☺
	15,63 g		☺+ ×½ Maß	3¾	☺
Honig-Senf Soße	Portion	☺	4¾	☺	☺
	28 g		4¾	☺	☺
Ingwer	Prise	☺	89¼	☺	☺[B]
	1 g		89¼	☺	☺
Ingwer und Wasabi	Prise	☺	☺	☹	☺[B]
	1 g		☺	☺	☺
Ingwersoße	Portion	☺	☺	☹	☺[B]
	32 g		☺	9¼	☺
Italian Dressing Kraft®	Portion	☺	☺+ ×¾ Maß	☺	☺
	30 g		☺+ ×¾ Maß	☺	☺
Joghurt-Kräuter Dressing	Portion	☺	☺+ ×½ Maß	☹	☺
Kraft®	30 g		☺+ ×½ Maß	12¼	☺
Kapern	Prise	☺	☺	☹	☺
	1 g		☺	70¼	☺
Karamellsoße	Portion	6	☺+ ×6 Maß	☺	33¾
	41 g	+5 Maß	☺+ ×6 Maß	☺	67¾
Ketchup	Portion	☺	☺+ ×¼ Maß	☹	☺
	15 g		☺+ ×¼ Maß	3¾	☺
Ketchup, wenig Salz	Portion	☺	☺+ ×¼ Maß	☹	☺
	15 g		☺+ ×¼ Maß	4¼	☺
Knoblauchpulver	Prise	☺	☺	☺	3¼[FB]
	1 g		☺	☺	6½
Knoblauchsoße	EL	☺	☺	☺	☹[FB]
	15 g		☺	☺	☹
Kokosnussöl	Prise	☺	☺	☺	☺
	1 g		☺	☺	☺

Gewürze und Soßen	Maß	Lactose 1 + Maß/[Kapsel]	Fructose* 0 Fructose 0	Sorbit 0 Sorbit 1	Fruc-/Galactane 0 Fruc-/Galactane 1 [Buch]
Koriander	Prise	☺	☺	☺	☺
	1 g		☺	☺	☺
Kresse	Prise	☺	☺	☺	☺
	1 g		☺	☺	☺
Kürbiskernöl	Portion	☺	☺	☺	☺
	13,63 g		☺	☺	☺
Leinöl	Portion	☺	☺	☺	☺
	13,63 g		☺	☺	☺
Maiskeimöl	Portion	☺	☺	☺	☺
	13,63 g		☺	☺	☺
Mayonnaise Kraft®	Portion	☺	☺	☺	☺
	15 g		☺	☺	☺
Mayonnaise ohne Fett Kraft®	Portion	☺	☺	☺	☺
	15 g		☺	☺	☺
Meerrettich	Prise	☺	☺	☺	☺
	1 g		☺	☺	☺
Miracle Whip Balance Kraft®	EL	☺	☺	☺	☺
	15 g		☺	☺	☺
Miracle Whip Kraft®	EL	☺	☺	☺	☺
	15 g		☺	☺	☺
Miracle Whip so leicht Kraft®	EL	80	☺	☺	☺
	15 g	+66½ Maß	☺	☺	☺
Oregano	Prise	☺	☺	☺	☺
	1 g		☺	☺	☺
Palmkernöl	EL	☺	☺	☺	☺
	15 g		☺	☺	☺
Pesto verde	Portion	☺	☺	☺	1¾ A
	62 g		☺	☺	3¾
Petersilie	Prise	☺	☺	☹	☺
	1 g		☺	☺	☺
Pfeffer, schwarz	Prise	☺	☺	☺	☺
	1 g		☺	☺	☺
Pfefferminze, frisch	Prise	☺	☺	☺	☺
	1 g		☺	☺	☺

0 *Stufe 0:* Lactosemaßzahl ×½
1 *Stufe 1:* Fructosemaßzahl ×2

+ Maß/[Kapsel]: Zusätzlich vertragene Maßzahl pro starker Lactasekapsel
Fructose*: Fructose, sorbitkorrigiert

2 *Stufe 2:* Fructose-/Sorbitmaßzahl ×4, Übrige ×2
3 *Stufe 3:* Sorbitmaßzahl ×7, Übrige ×3
[Buch]: Quelle Fruc-/Galactane

☺+ ×[Zahl] Maß: Je zeitgleich verzehrter Portion vertragen Sie bis zu [Zahl] × Fructose(*)-Maßzahl mehr Fructose(*) eines anderen Lebensmittels.

☹: Meiden; ☹¹: ¼ ab VS 1; ☹²: ¼ ab VS 2; ☹³: ¼ ab VS 3; ☺: Enthält nur Spuren; ☺: Ist frei davon

Gewürze und Soßen	Maß	Lactose + Maß/	Fructose* Fructose	Sorbit Sorbit	Fruc-/Galactane Fruc-/Galactane
Pilzsauce	EL 15 g	75¼ +62¾ Maß	☺ ☺	☹ 2¼	☺ ☺
Ranch Soße	EL 15 g	☺	☺ ☺	☹ 18½	☺ ☺
Remouladensoße	EL 15 g	☺	☺ ☺	☹ ☺	☺ ☺
Rosmarin	Prise 1 g	☺	☺ ☺	☺ ☺	☺ ☺
Rotweinessig	EL 15 g	☺	☺ ☺	☹ 20	☺ ☺
Salsa	EL 15 g	☺	6¼ 6¼	☹ 6¾	5½ 11¼
Salsa Dip	Portion 32,38 g	☺	2¾ 2¾	☹ 3	11 22
Sandwichsoße	EL 15 g	☺	☺ ☺	☹ ☺	☺ ☺
Sauce Hollandaise	EL 15 g	5 +4¼ Maß	☺ ☺	☺ ☺	28½ 57
Schnittlauch	Prise 1 g	☺	☺ ☺	☺ ☺	☺[B] ☺
Schokoladensoße	EL 15 g	☺	☺+ ×1½ Maß ☺+ ×1½ Maß	☹ ☺	3[G] 6
Senf, Dijon	EL 15 g	☺	☺ ☺	☹ ☺	☺ ☺
Sojaöl	EL 15 g	☺	☺ ☺	☺ ☺	☺ ☺
Sojasoße	EL 15 g	☺	☺ ☺	☹ 4½	3[A] 6
Sonnenblumenöl	EL 15 g	☺	☺ ☺	☺ ☺	☺ ☺
Süß-sauer Soße	EL 15 g	☺	½ ½	☹ 83¼	☺ ☺
Tabasco® Soße	EL 15 g	☺	☺ ☺	☺ ☺	☺ ☺
Tahini	Glas 30 ml	☺	☺ ☺	☺ ☺	1 2¼[G]
Tahini	Glas 30 ml	☺	☺ ☺	☺ ☺	1[G] 2¼
Thousand Island Dressing Kraft®	EL 15 g	☺	☺+ ×¼ Maß ☺+ ×¼ Maß	☺ ☺	☺ ☺

Gewürze und Soßen	Maß	Lactose (1) + Maß/Kapsel	Fructose* (0) Fructose (0)	Sorbit (0) Sorbit (1)	Fruc-/Galactane (0) Fruc-/Galactane (1) 📖
Thymian	Prise 1 g	😃	😃 😃	😃 😃	😃 😃
Tomatenpesto	Portion 85 g	☺	1¼ 1¼	☹ 1	7¾ B 15¾
Tomatensoße	Portion 60 g	😃	😃+ ×¾ Maß 😃+ ×¾ Maß	☹ ¾	9¼ B 18½
Tsatsikisoße	Portion 30 g	4½ +3¾ Maß	38¾ 38¾	☹ 9¼	11½ FB 23¼
Vanillesoße	EL 15 g	☺	😃 😃	😃 😃	☺ ☺
Walnussöl	EL 15 g	😃	😃 😃	😃 😃	😃 😃
Weiße Soße	EL 15 g	4 +3¼ Maß	😃 😃	😃 😃	22¼ 44½
Zitronenbuttersoße	EL 15 g	☺	☺ ☺	☹ 60½	☺ ☺

(0) *Stufe 0:* Lactosemaßzahl ×½
(1) *Stufe 1:* Fructosemaßzahl ×2
(2) *Stufe 2:* Fructose-/Sorbitmaßzahl ×4, Übrige ×2
(3) *Stufe 3:* Sorbitmaßzahl ×7, Übrige ×3
📖: Quelle Fruc-/Galactane

+ Maß/Kapsel: Zusätzlich vertragene Maßzahl pro starker Lactasekapsel
Fructose*: Fructose, sorbitkorrigiert

😃+ ×[Zahl] Maß: Je zeitgleich verzehrter Portion vertragen Sie bis zu [Zahl] × Fructose(*)-Maßzahl mehr Fructose(*) eines anderen Lebensmittels.

☹: Meiden; ☹¹: ¼ ab VS 1; ☹²: ¼ ab VS 2; ☹³: ¼ ab VS 3; ☺: Enthält nur Spuren; 😃: Ist frei davon

3.5.5 Lactoseverstecke

Lactoseverstecke	Maß	Lactose 1🌶 + Maß/💊	Fructose* 0🌶 Fructose 0🌶	Sorbit 0🌶 Sorbit 1🌶	Fruc-/Galactane 0🌶 Fruc-/Galactane 1🌶 📖
Auflauf	Portion 238 g	½ +½ Maß	☺ ☺	😊 😊	😊 😊
Fisch mit weißer Soße	Portion 181 g	1½ +1¼ Maß	😊 😊	😊 😊	😊 😊
Fischkroketten	Portion 85 g	2¼ +1¾ Maß	😊 😊	☹ ☺	1¾ 3½
Fleischwurst	Portion 55 g	2¼ +1¾ Maß	😊+ ×¼ Maß 😊+ ×¼ Maß	😊 😊	😊 😊
Frikadellen	Portion 85 g	2¼ +1¾ Maß	😊 😊	☹ ☺	😊 😊
Hackbraten	Portion 85 g	2¼ +2 Maß	😊+ ×¼ Maß 😊+ ×¼ Maß	☹ 3½	😊 😊
Hähnchen mit Käsesoße	Portion 216 g	1 +¾ Maß	5 23	☹ ½	😊 😊
Hähnchenkuchen	Portion 85 g	1½ +1¼ Maß	14 14	☹ 58¾	3¼ B 6½
Köttbullar	Portion 140 g	1½ +1¼ Maß	😊 😊	☹ 71¼	9 18
Sahnehähnchen	Portion 241 g	½ +¼ Maß	😊 😊	☹ 13¾	😊 😊
Soufflé, Fleisch	Portion 110 g	1¼ +1 Maß	😊+ ×½ Maß 😊+ ×½ Maß	☹ ☺	1¾ B 3¾
Thunfischaufstrich	Portion 85 g	5½ +4½ Maß	😊 😊	☹ 14½	😊 😊

0🌶 *Stufe 0:* Lactosemaßzahl ×½
1🌶 *Stufe 1:* Fructosemaßzahl ×2

+ Maß/💊: Zusätzlich vertragene Maßzahl pro starker Lactasekapsel
Fructose*: Fructose, sorbitkorrigiert

2🌶 *Stufe 2:* Fructose-/Sorbitmaßzahl ×4, Übrige ×2
3🌶 *Stufe 3:* Sorbitmaßzahl ×7, Übrige ×3
📖: Quelle Fruc-/Galactane

😊+ ×[Zahl] Maß: Je zeitgleich verzehrter Portion vertragen Sie bis zu [Zahl] × Fructose(*)-Maßzahl mehr Fructose(*) eines anderen Lebensmittels.

☹: Meiden; ☹[1]: ¼ ab VS 1; ☹[2]: ¼ ab VS 2; ☹[3]: ¼ ab VS 3; ☺: Enthält nur Spuren; 😊: Ist frei davon

3.6 Schnellrestaurants

3.6.1 Burger King®

Burger King®	Maß	Lactose ① + Maß/💊	Fructose* ⓪ / Fructose ⓪	Sorbit ⓪ / Sorbit ①	Fruc-/Galactane ⓪ / Fruc-/Galactane ① 🕮
Apfel Pommes	Portion	😀	☹²	☹	😀
	140 g		☹²	☹²	😀
Balsamico Vinaigrette Dressing	Portion	☺	😀	😀	☺
	30 g		😀	😀	☺
BBQ Sauce	Portion	😀	😀+ ×1¼ Maß	☹	😀
	31 g		😀+ ×1¼ Maß	2¼	😀
BK Toastie® Schinken, Käse	Stück	11½	😀+ ×1 Maß	😀	¼ A
	131 g	+9½ Maß	😀+ ×1 Maß	😀	¾
Cheeseburger	Stück	11½	51½	☹	¼ A
	121 g	+9½ Maß	59	3¼	¾
Crispy Chicken®	Stück	😀	1½	☹	5¾ A
	149 g		1½	67	11½
Crispy Chicken® Wrap	Stück	5	😀	☹	¼ A
	137 g	+4¼ Maß	😀	36¼	½
Delight Salad	Portion	79¼	5¾	☹	☺
	140 g	+66 Maß	5¾	3	☺
Fish King®	Stück	😀	😀	☹	☹ A
	228 g		😀	21¾	¼
Hamburger	Stück	😀	57¼	☹	½ A
	109 g		65½	3¼	1
KING Pommes®	Portion	😀	😀	☹	😀
	70 g		😀	35½	😀
KING Shakes®, Chocolate	Portion	☹²	😀+ ×7¼ Maß	😀	½
	231 g	+0,15 Maß	😀+ ×7¼ Maß	😀	1
KING Shakes®, Strawberry	Portion	☹²	😀+ ×5¼ Maß	☹	1
	229 g	+0,15 Maß	😀+ ×5¼ Maß	3¼	2
KING Shakes®, Vanilla	Portion	☹²	😀+ ×5¾ Maß	😀	¾
	238 g	+0,13 Maß	😀+ ×5¾ Maß	😀	1¾

⓪ *Stufe 0:* Lactosemaßzahl ×½
① *Stufe 1:* Fructosemaßzahl ×2
② *Stufe 2:* Fructose-/Sorbitmaßzahl ×4, Übrige ×2
③ *Stufe 3:* Sorbitmaßzahl ×7, Übrige ×3
🕮: Quelle Fruc-/Galactane

+ Maß/💊: Zusätzlich vertragene Maßzahl pro starker Lactasekapsel
Fructose*: Fructose, sorbitkorrigiert

😀+ ×[Zahl] Maß: Je zeitgleich verzehrter Portion vertragen Sie bis zu [Zahl] × Fructose(*)-Maßzahl mehr Fructose(*) eines anderen Lebensmittels.

☹: Meiden; ☹¹: ¼ ab VS 1; ☹²: ¼ ab VS 2; ☹³: ¼ ab VS 3; ☺: Enthält nur Spuren; 😀: Ist frei davon

Burger King®	Maß	Lactose + Maß/	Fructose* Fructose	Sorbit Sorbit	Fruc-/Galactane Fruc-/Galactane
Long Chicken®	Stück	☺	8	☹	☹[A]
	264 g		8½	2½	¼
Mini Pancakes	Stück	½	☺+ ×6 Maß	☺	¼[A]
	187 g	+½ Maß	☺+ ×6 Maß	☺	½
Onion Ring Sauce	Portion	☺	☺	☹	☺
	31 g		☺	64½	☺
Onion Rings	Portion	☺	☺+ ×1½ Maß	☹	¼[AC]
	70 g		☺+ ×1½ Maß	¾	½
Salsa Extra Hot Sauce	Portion	☺	☺+ ×1 Maß	☹	☺
	31 g		☺+ ×1 Maß	2¾	☺
Salsa Sauce	Portion	☺	2½	☹	☺
	35 g		2½	2¾	☺
Sundaes®, Caramel	Portion	¼	☺+ ×8½ Maß	☺	2
	141 g	+¼ Maß	☺+ ×8½ Maß	☺	4
Sundaes®, Chocolate Fudge	Portion	¼	☺+ ×6¾ Maß	☺	1½
	141 g	+¼ Maß	☺+ ×6¾ Maß	☺	3¼
Sundaes®, mini M & M's®	Portion	¼	☺+ ×6¾ Maß	☺	1¼
	204 g	+0,23 Maß	☺+ ×6¾ Maß	☺	2¾
Sundaes®, Oreo®	Portion	¼	☺+ ×7¼ Maß	☹	1¾
	204 g	+¼ Maß	☺+ ×7¼ Maß	49	3½
Sundaes®, Strawberry	Portion	¼	☺+ ×2½ Maß	☹	2¼
	141 g	+¼ Maß	☺+ ×2½ Maß	2½	4¾
Sweet&Sour Sauce	Portion	☺	¼	☹	☺
	30 g		¼	41½	☺
Whopper® mit Käse	Stück	5¾	2¾	☹	☹[A]
	315 g	+4¾ Maß	2¾	1	¼

3.6.2 KFC®

KFC®	Maß	Lactose (Stufe 1) + Maß/Kapsel	Fructose* (Stufe 0) Fructose (Stufe 0)	Sorbit (Stufe 0) Sorbit (Stufe 1)	Fruc-/Galactane (Stufe 0) Fruc-/Galactane (Stufe 1) [Quelle]
BBQ Sauce	Portion	☺	☺+ ×1¼ Maß	☹	☺
	31 g		☺+ ×1¼ Maß	2¼	☺
Cole Slaw Salat	Portion	☺	☺+ ×¼ Maß	☹	1^{B}
	100 g		☺+ ×¼ Maß	2¾	2
Crispy Strips®	Stück	☺	☺	☺	3¼^{A}
	52 g		☺	☺	6½
Curry Salsa Soße	Portion	6	☺+ ×1 Maß	☺	34½
	29,4 g	+5 Maß	☺+ ×1 Maß	☺	69
Gartensalat	Portion	☺	2	☹	☺
	100 g		2	4	☺
Grilled Chicken Salad	Portion	☺	2¼	☹	1^{A}
	140 g		2¼	17¾	2¼
Hot Filet Bites	Stück	☺	☺	☺	¾^{A}
	175 g		☺	☺	1¾
Hot Wings®	Portion	☺	☺	☺	☺
	85 g		☺	☺	☺
Kartoffelpüree mit Gravy	Portion	½	☺	☹	4
	140 g	+½ Maß	☺	35½	8¼
Maiskolben	Stück	☺	☺	☹	1¼^{G}
	95 g		☺	2½	2½
Salatdressing French	Portion	4¾	☺	☺	26½
	30 g	+3¾ Maß	☺	☺	53
Smacker	Stück	☺	3	☹	½^{A}
	101 g		3	33	1
Süß sauer Soße	Portion	☺	¼	☹	☺
	30 g		¼	37	☺
Twister®	Stück	☺	19	☹	☹^{A}
	218 g		20¾	2	¼
Yummy Twister®	Stück	☺	17¼	☹	☹^{A}
	240 g		18¾	2	¼

(Stufe 0) *Stufe 0:* Lactosemaßzahl ×½
(Stufe 1) *Stufe 1:* Fructosemaßzahl ×2
(Stufe 2) *Stufe 2:* Fructose-/Sorbitmaßzahl ×4, Übrige ×2
(Stufe 3) *Stufe 3:* Sorbitmaßzahl ×7, Übrige ×3
[Quelle]: Quelle Fruc-/Galactane

+ Maß/Kapsel: Zusätzlich vertragene Maßzahl pro starker Lactasekapsel
Fructose*: Fructose, sorbitkorrigiert

☺+ ×[Zahl] Maß: Je zeitgleich verzehrter Portion vertragen Sie bis zu [Zahl] × Fructose(*)-Maßzahl mehr Fructose(*) eines anderen Lebensmittels.

☹: Meiden; ☹^{1}: ¼ ab VS 1; ☹^{2}: ¼ ab VS 2; ☹^{3}: ¼ ab VS 3; ☺: Enthält nur Spuren; ☺: Ist frei davon

3.6.3 McDonald's®

McDonald's®	Maß	Lactose + Maß/	Fructose* Fructose	Sorbit Sorbit	Fruc-/Galactane Fruc-/Galactane
Apfeltüte	Stück 34 g	☺	¼ ½	☹ ¼	☺ ☺
Balsamico Dressing	Portion 30 g	☺	☺ ☺	☺ ☺	☺ ☺
Barbecue Sauce	Portion 31 g	☺	☺+ ×1½ Maß ☺+ ×1½ Maß	☹ 1¾	☺ ☺
Big Mac®	Stück 215 g	9¾ +8¼ Maß	5 5	☹ 6½	¼[A] ½
Cheeseburger	Stück 114 g	9¾ +8¼ Maß	3¾ 3¾	☹ 5	¼[A] ¾
Chicken McNuggets®	Stück 16,25 g	☺	☺ ☺	☺ ☺	10¾[A] 21½
Chili Sauce	Portion 31 g	☺	☺+ ×1¾ Maß ☺+ ×1¾ Maß	☹ 2¾	☺ ☺
Dark Chocolate	Tasse 150 ml	¼ +¼ Maß	☺+ ×2 Maß ☺+ ×2 Maß	☺ ☺	1 2¼
Doppel-Cheeseburger	Stück 165 g	4¾ +4 Maß	4½ 4½	☹ 4¼	¼[A] ½
Hamburger	Stück 100 g	☺	3¾ 4	☹ 5	½[A] 1
Hamburger Royal TS®	Stück 173 g	☺	48 57¾	☹ 2½	¼[A] ½
Haus Dressing?	Portion 30 g	18¼ +15¼ Maß	26¾ 79¼	☹ 7¼	☺ ☺
Iced Fruit Smoothie	Glas 200 ml	2¾ +2¼ Maß	3¾ 4¼	☹ 1¼	15½ 31
McCafé® Choc Cookie	Stück 33 g	☺	☺+ ×½ Maß ☺+ ×½ Maß	☹ ☺	¾[A] 1½
McCafé® Schoko Frappé	Tasse 150 ml	¼ +¼ Maß	☺+ ×4 Maß ☺+ ×4 Maß	☹ 22	2¼ 4¾
McCafé® Vanille u. a. Frappé	Tasse 150 ml	¼ +¼ Maß	☺+ ×¼ Maß ☺+ ×¼ Maß	☹ 16½	2¼ 4½
McChicken®	Stück 143 g	☺	1½ 1½	☹ 69¾	¼[A] ¾
McDouble®	Stück 151 g	9¾ +8¼ Maß	4¼ 4¼	☹ 4¼	¼[A] ½

McDonald's®	Maß	Lactose (1) + Maß/💊	Fructose* (0) Fructose (0)	Sorbit (0) Sorbit (1)	Fruc-/Galactane (0) Fruc-/Galactane (1) 📖
McFish®	Stück	19¾	2	☹	¼ᴬ
	142 g	+16½ Maß	2	70¼	¾
McFlurry® Smarties®	Portion	☹²	☺+ ×3½ Maß	☺	1
	228 g	+0,18 Maß	☺+ ×3½ Maß	☺	2¼
McMuffin® Sausage & Egg	Stück	9¾	☺+ ×1 Maß	☺	¼ᴬ
	164 g	+8¼ Maß	☺+ ×1 Maß	☺	½
McRib®	Stück	☺	☺+ ×¾ Maß	☹	¼ᴬ
	208 g		☺+ ×¾ Maß	1¾	½
McSundae® mit Karamellsauce	Portion	¼	☺+ ×6¾ Maß	☺	1¾
	182 g	+¼ Maß	☺+ ×6¾ Maß	☺	3¾
McSundae® mit Schokosauce	Portion	¼	☺+ ×7½ Maß	☹	1¼ᴳ
	179 g	+¼ Maß	☺+ ×7½ Maß	55¾	2½
Milchshake Schokogeschmack	Portion	¼	☺+ ×5¾ Maß	☹	1
	210 g	+¼ Maß	☺+ ×5¾ Maß	15¾	2
Milchshake Vanille- oder Erdbeergeschmack	Portion	¼	☺+ ×¼ Maß	☹	1½
	206 g	+¼ Maß	☺+ ×¼ Maß	12	3¼
Orangensaft	Glas	☺	1½	☹	☺
	200 ml		1½	¼	☺
Pommes Frites	Portion	☺	☺	☹	☺
	70 g		☺	35½	☺
Senf Sauce	Portion	☺	☺+ ×1¼ Maß	☺	☺
	20 g		☺+ ×1¼ Maß	☺	☺
Snack Salat Classic	Portion	☺	3¾	☹	☺
	100 g		3¾	2½	☺
Snack Wrap® TS	Stück	62	☺	☹	¼ᴬ
	118 g	+51½ Maß	☺	84½	½
Süßsauer Soße	Portion	☺	¼	☹	☺
	30 g		¼	41½	☺

(0) *Stufe 0:* Lactosemaßzahl ×½
(1) *Stufe 1:* Fructosemaßzahl ×2

+ Maß/💊: Zusätzlich vertragene Maßzahl pro starker Lactasekapsel
Fructose*: Fructose, sorbitkorrigiert

(2) *Stufe 2:* Fructose-/Sorbitmaßzahl ×4, Übrige ×2
(3) *Stufe 3:* Sorbitmaßzahl ×7, Übrige ×3
📖: Quelle Fruc-/Galactane

☺+ ×[Zahl] Maß: Je zeitgleich verzehrter Portion vertragen Sie bis zu [Zahl] × Fructose(*)-Maßzahl mehr Fructose(*) eines anderen Lebensmittels.

☹: Meiden; ☹¹: ¼ ab VS 1; ☹²: ¼ ab VS 2; ☹³: ¼ ab VS 3; ☺: Enthält nur Spuren; ☺: Ist frei davon

3.6.4 Subway®

Subway®	Maß	Lactose + Maß/	Fructose* Fructose	Sorbit Sorbit	Fruc-/Galactane Fruc-/Galactane
BBQ Rip Sandwich mit Weißbrot und Gemüse, 15 cm	Stück 233 g	12½ +10½ Maß	¾ ¾	☹ 1¼	☹[A] ¼
BBQ-Soße	Portion 30 g	☺	☺ ☺	☹ ☺	☺ ☺
Cheese-Oregano Brot, 15 cm	Stück 75 g	☺	☺+ ×½ Maß ☺+ ×½ Maß	☺ ☺	¾[A] 1½
Chicken Teriyaki Sandwich mit Weißbrot und Gemüse, 15 cm	Stück 276 g	12½ +10½ Maß	22½ 25¾	☹ 1¼	☹[A] ¼
Chipotle Southwest Soße	Portion 30 g	7¼ +6 Maß	☺ ☺	☺ ☺	40½ 81
Cookie Chocolate Chip	Stück 45 g	☺	☺+ ×1 Maß ☺+ ×1 Maß	☹ ☺	½[A] 1
Cookie Chocolate Chip mit Rainbow Candy	Stück 45 g	9 +7½ Maß	☺+ ×½ Maß ☺+ ×½ Maß	☹ ☺	½[A] 1
Cookie Double Chocolate Chip	Stück 45 g	☺	☺+ ×1 Maß ☺+ ×1 Maß	☹ ☺	½[A] 1
Cookie White Chip Macadamia Nut	Stück 45 g	6¾ +5½ Maß	☺ ☺	☺ ☺	½[A] 1
Essig und Öl	Portion 14,94 g	☺	☺ ☺	☹ 20¼	☺ ☺
Extra Bacon	Portion 15 g	☺	☺ ☺	☺ ☺	☺ ☺
Ham Sandwich mit Weißbrot und Gemüse, 15 cm	Stück 219 g	12½ +10½ Maß	¾ ¾	☹ 1¼	¼[A] ½
Honey Mustard Soße	Portion 30 g	☺	4½ 4½	☺ ☺	☺ ☺
Honey Oat Brot, 15 cm	Stück 89 g	¾ +½ Maß	2½ 2½	☹ 6½	¼[A] ¾
Italian BMT Sandwich mit Weißbrot und Gemüse, 15 cm	Stück 226 g	12½ +10½ Maß	¾ ¾	☹ 1¼	¼[A] ½
Monterey Cheddar Käse	Portion 30 g	43¼ +36 Maß	☺ ☺	☺ ☺	☺ ☺
Mustard	Portion 5 g	☺	☺ ☺	☺ ☺	☺ ☺
Roasted Chicken Breast Sandwich mit Weißbrot und Gemüse, 15 cm	Stück 233 g	12½ +10½ Maß	1¾ 1¾	☹ 1¼	☹[A] ¼

Subway®	Maß	Lactose 1 + Maß/(Kapsel)	Fructose* 0 Fructose 0	Sorbit 0 Sorbit 1	Fruc-/Galactane 0 Fruc-/Galactane 1
Roggen Vollkornbrot, 15 cm	Stück	☺	1	☺	¼[A]
	78 g		1	☺	¾
Schmelzkäse	Portion	4½	☺	☺	25¾
	30 g	+3¾ Maß	☺	☺	51½
Spicy Italian Sandwich mit Weißbrot und Gemüse, 15 cm	Stück	12½	¾	☹	¼[A]
	222 g	+10½ Maß	¾	1¼	½
Steak & Cheese Sandwich mit Weißbrot und Gemüse, 15 cm	Stück	☺	1	☹	☹[A]
	245 g		1	1¼	¼
Sweet Onion Dressing	Portion	☺	☺+ ×1 Maß	☹	½
	30 g		☺+ ×1 Maß	55½	1¼
Tuna Sandwich mit Weißbrot und Gemüse, 15 cm	Stück	12½	¾	☹	☹[A]
	233 g	+10½ Maß	¾	1¼	¼
Turkey & Ham Sandwich mit Weißbrot und Gemüse, 15 cm	Stück	12½	¾	☹	¼[A]
	219 g	+10½ Maß	¾	1¼	½
Turkey Sandwich mit Weißbrot und Gemüse, 15 cm	Stück	12½	¾	☹	¼[A]
	219 g	+10½ Maß	¾	1¼	½
VEGGIE DELITE® mit Weißbrot und Gemüse, 15 cm	Stück	12½	¾	☹	¼[A]
	162 g	+10½ Maß	¾	1½	½
VEGGIE DELITE® Salat ohne Dressing	Portion	34¼	83¼	☹	☺
	100 g	+28½ Maß	☺	2¼	☺
Wrap, nur das Brot	Stück	☺	☺	☺	½[A]
	103 g		☺	☺	1

0 *Stufe 0:* Lactosemaßzahl ×½
1 *Stufe 1:* Fructosemaßzahl ×2
2 *Stufe 2:* Fructose-/Sorbitmaßzahl ×4, Übrige ×2
3 *Stufe 3:* Sorbitmaßzahl ×7, Übrige ×3
(Buch): Quelle Fruc-/Galactane

+ Maß/(Kapsel): Zusätzlich vertragene Maßzahl pro starker Lactasekapsel
Fructose*: Fructose, sorbitkorrigiert

☺+ ×[Zahl] Maß: Je zeitgleich verzehrter Portion vertragen Sie bis zu [Zahl] × Fructose(*)-Maßzahl mehr Fructose(*) eines anderen Lebensmittels.

☹: Meiden; ☹[1]: ¼ ab VS 1; ☹[2]: ¼ ab VS 2; ☹[3]: ¼ ab VS 3; ☺: Enthält nur Spuren; ☺: Ist frei davon

3.7 Obst und Gemüse

3.7.1 Gemüse

Gemüse	Maß	Lactose + Maß/	Fructose* Fructose	Sorbit Sorbit	Fruc-/Galactane Fruc-/Galactane
Artischocke	EL	☺	☺	☹	1[FB]
	15 g		☺	23¾	2¼
Aubergine	Portion	☺	3½	☹	☺[B]
	85 g		3½	2½	☺
Austernpilz	Portion	☺	☺+ ×1¾ Maß	☹	☺
	85 g		☺+ ×1¾ Maß	¼	☺
Avocado, grün	Portion	☺	☺+ ×1 Maß	☺	☺[B]
	30 g		☺+ ×1 Maß	☺	☺
Bambussprossen	Portion	☺	19½	☺	☺
	85 g		19½	☺	☺
Bleichsellerie	EL	☺	☺	☹	☺[C]
	15 g		☺	1	☺
Blumenkohl	Portion	☺	☺	☹	☺[CB]
	85 g		☺	2½	☺
Blumenkohl Romanesco	Portion	☺	1	☺	☺[B]
	85 g		1	☺	☺
Broccoli	Portion	16¾	3	☺	½[B]
	85 g	+14 Maß	3	☺	1¼
Champignons	EL	☺	☺+ ×¼ Maß	☹	12¼[B]
	15 g		☺+ ×¼ Maß	¾	24½
Chayote	Portion	☺	6¼	☺	☺[B]
	130 g		6¼	☺	☺
Chicorée (Blätter)	Portion	☺	5¼	☹	2¼[B]
	85 g		5¼	39	4½
Chicoréewurzel	Portion	☺	☺	☹	½[E]
	2 g		☺	8¾	1
Dunkelstreifiger Scheidling	Portion	☺	☺	☹	☺
	85 g		☺	¼	☺
Eisbergsalat	Portion	☺	6½	☹	☺[CB]
	85 g		6½	19½	☺
Endiviensalat	Portion	☺	☺	☹	3¾[C]
	85 g		☺	3	7½

Gemüse	Maß	Lactose + Maß/	Fructose* Fructose	Sorbit Sorbit	Fruc-/Galactane Fruc-/Galactane 🕮
Enoki, Asiapilz	EL	☺	☺	☹	☺
	15 g		☺	¾	☺
Erbsensprossen, gekocht	EL	☺	☺	☺	1¼ A
	15 g		☺	☺	2½
Fenchelknolle	Portion	☺	☺+ ×¾ Maß	☹	1¼ B
	85 g		☺+ ×¾ Maß	2	2¾
Gartenbohnen	Portion	☺	☺	☺	¼ A
	90 g		☺	☺	½
Gartensalat (Kopfsalat)	Portion	☺	8¼	☹	☺ CB
	85 g		8¼	16¾	☺
Gekochte Tomaten	Portion	☺	4¼	☹	6½ B
	85 g		4½	¾	13
Grünkohl	Portion	☺	☺	☹	☺
	85 g		☺	¾	☺
Gurke	Portion	☺	4¾	☹	☺ B
	85 g		4¾	1	☺
Gurke, ohne Schale	Portion	☺	5¼	☹	☺ B
	85 g		5¼	1	☺
Ingwerwurzel	Portion	☺	89¼	☺	☺ B
	4 g		89¼	☺	☺
Karotten gekocht	Portion	☺	☺	☹	☺ B
	85 g		☺	½	☺
Karotten roh	Stück	☺	☺	☹	☺ B
	61 g		☺	¾	☺
Kastanien	Portion	☺	☺	☹	☺
	30 g		☺	6	☺
Kichererbsen	Portion	☺	☺	☹	1½ A
	90 g		☺	1	3
Knoblauch	Portion	☺	☺	☺	¾ FB
	4 g		☺	☺	1½
Kohlrabi	Portion	☺	☺+ ×¼ Maß	☹	☺
	85 g		☺+ ×¼ Maß	13	☺
Kopfsalat	Portion	☺	7¼	☹	☺ B
	85 g		7¼	19½	☺

Stufe 0: Lactosemaßzahl ×½
Stufe 1: Fructosemaßzahl ×2
Stufe 2: Fructose-/Sorbitmaßzahl ×4, Übrige ×2
Stufe 3: Sorbitmaßzahl ×7, Übrige ×3
🕮: Quelle Fruc-/Galactane

+ Maß/: Zusätzlich vertragene Maßzahl pro starker Lactasekapsel
Fructose*: Fructose, sorbitkorrigiert

☺+ ×[Zahl] Maß: Je zeitgleich verzehrter Portion vertragen Sie bis zu [Zahl] × Fructose(*)-Maßzahl mehr Fructose(*) eines anderen Lebensmittels.

☹: Meiden; ☹¹: ¼ ab VS 1; ☹²: ¼ ab VS 2; ☹³: ¼ ab VS 3; ☺: Enthält nur Spuren; ☺: Ist frei davon

Gemüse	Maß	Lactose + Maß/	Fructose* Fructose	Sorbit Sorbit	Fruc-/Galactane Fruc-/Galactane
Krautsalat mit Ananas und Mayonnaise	Portion 100 g	☺	☺+ ×¼ Maß ☺+ ×¼ Maß	☹ 3¾	☺B ☺
Krautsalat mit Äpfeln und Rosinen	Portion 100 g	☺	½ ½	☹ ½	1B 2
Kürbis, Butternuss/Birne	Portion 130 g	☺	☺ ☺	☺ ☺	½G 1¼
Kürbis, Winter	Portion 130 g	☺	1¾ 1¾	☺ ☺	☺CB ☺
Limabohnen	Portion 90 g	☺	½ ½	☺ ☺	¼A ½
Linsen	Portion 90 g	☺	☺ ☺	☺ ☺	¾A 1½
Lollo Rosso	Portion 85 g	☺	7¼ 7¼	☹ 19½	☺B ☺
Lotuswurzel	Portion 85 g	☺	☺ ☺	☺ ☺	☺ ☺
Luzernesprossen (Alfalfa)	Portion 85 g	☺	14½ 14½	☺ ☺	☺G ☺
Luzernesprossen (Alfalfa)	Portion 85 g	☺	14½ 14½	☺ ☺	☺ ☺G
Maitake, Asiapilz	EL 15 g	60½ +50½ Maß	☺+ ×½ Maß ☺+ ×½ Maß	☹ ¾	☺ ☺
Mangold	Portion 85 g	☺	☺+ ×½ Maß ☺+ ×½ Maß	☺ ☺	☺ ☺
Markstammkohl	Portion 85 g	☺	☺ ☺	☺ ☺	1¼B 2½
Morcheln	EL 15 g	☺	☺ ☺	☹ ¾	☺ ☺
Mungbohnen	Portion 90 g	☺	½ ½	☺ ☺	¾A 1¾
Okra	Portion 85 g	☺	2¼ 2¼	☺ ☺	2CB 4¼
Oliven, grün	Portion 15 g	☺	☺ ☺	☹ 18	☺ ☺
Oliven, schwarz	Portion 15 g	☺	☺ ☺	☹ 33¼	☺ ☺
Paprika grün	Portion 85 g	☺	☺ ☺	☺ ☺	☺B ☺
Paprika, gelb	Portion 85 g	☺	½ ½	☺ ☺	☺CB ☺

Gemüse	Maß	Lactose 1 + Maß/💊	Fructose* 0 Fructose 0	Sorbit 0 Sorbit 1	Fruc-/Galactane 0 Fruc-/Galactane 1 📖
Pastinak	Portion	☺	☺+ ×¼ Maß	☺	☺ C
	85 g		☺+ ×¼ Maß	☺	☺
Patisson	Portion	☺	4	☺	☺ CB
	85 g		4	☺	☺
Peperoni grün	Stück	☺	4½	☺	2½ B
	43 g		4½	☺	5¼
Peperoni rot	Stück	☺	2¾	☺	2½ B
	43 g		2¾	☺	5¼
Pilze mit Butter gebraten	Portion	☺	☺	☹	2½ B
	70 g		☺	¼	5¼
Porree, Blätter	Portion	☺	3¼	☹	¾ G
	85 g		3¼	¼	1½
Porree, ganz	Stück	☺	3	☹	¼ C
	89 g		3	¼	½
Porree, weiße Wurzel	EL	☺	18½	☹	¼ C
	15 g		18½	2¼	¾
Portulak	Portion	☺	58¾	☺	☺
	85 g		58¾	☺	☺
Radicchio	Portion	☺	2¼	☺	¾
	85 g		2¼	☺	1½
Radieschen	Portion	☺	☺+ ×½ Maß	☹	☺ C
	85 g		☺+ ×½ Maß	1	☺
Riesenkürbis	Portion	☺	☺	☺	☺ B
	85 g		☺	☺	☺
Römersalat	Portion	☺	1¼	☹	☺ CB
	85 g		1¼	16¾	☺
Rosenkohl	Portion	☺	☺	☺	1 B
	85 g		☺	☺	2
Rote Beete	Portion	☺	58¾	☹	1¼ B
	85 g		☺	3¼	2½
Rote Beete in Essig	Portion	☺	☺	☹	3 CB
	30 g		☺	15	6
Rotkohl	Portion	☺	☺+ ×¼ Maß	☺	1¼ B
	85 g		☺+ ×¼ Maß	☺	2½

0 *Stufe 0:* Lactosemaßzahl ×½
1 *Stufe 1:* Fructosemaßzahl ×2

+ Maß/💊: Zusätzlich vertragene Maßzahl pro starker Lactasekapsel
Fructose*: Fructose, sorbitkorrigiert

2 *Stufe 2:* Fructose-/Sorbitmaßzahl ×4, Übrige ×2
3 *Stufe 3:* Sorbitmaßzahl ×7, Übrige ×3
📖: Quelle Fruc-/Galactane

☺+ ×[Zahl] Maß: Je zeitgleich verzehrter Portion vertragen Sie bis zu [Zahl] × Fructose(*)-Maßzahl mehr Fructose(*) eines anderen Lebensmittels.

☹: Meiden; ☹[1]: ¼ ab VS 1; ☹[2]: ¼ ab VS 2; ☹[3]: ¼ ab VS 3; ☺: Enthält nur Spuren; ☺: Ist frei davon

Gemüse	Maß	Lactose + Maß/	Fructose* Fructose	Sorbit Sorbit	Fruc-/Galactane Fruc-/Galactane
Rucola Salat	Portion	☺	4¾	☺	☺
	85 g		4¾	☺	☺
Sauerkraut	EL	☺	☺	☹	7[B]
	15 g		☺	¾	14¼
Saure Gurken	Portion	☺	☺+ ×¼ Maß	☹	1[G]
	30 g		☺+ ×¼ Maß	4¼	2¼
Schalotte	EL	☺	☺	☺	¼[CB]
	15 g		☺	☺	½
Seetang	Portion	☺	☺	☺	☺
	85 g		☺	☺	☺
Sellerieknolle gekocht	EL	☺	13¼	☹	☺
	15 g		13¼	¾	☺
Senfkohl (ähnelt Mangold)	Portion	☺	☺+ ×¼ Maß	☹	☺[B]
	85 g		☺+ ×¼ Maß	23½	☺
Shiitake, Asiapilz	EL	☺	☺+ ×1 Maß	☹	☺
	15 g		☺+ ×1 Maß	½	☺
Sojabohnen, gekocht	EL	☺	9	☹	3[A]
	15 g		9	3	6
Sojasprossen, gekocht	Portion	☺	☺	☹	3¾[CB]
	85 g		☺	½	7½
Spaghettikürbis	Portion	☺	☺+ ×¼ Maß	☺	☺[CB]
	85 g		☺+ ×¼ Maß	☺	☺
Spargel	Portion	☺	1½	☹	½[FB]
	85 g		1½	9¾	1¼
Spinat, gekocht	Portion	☺	☺	☹	4[CB]
	85 g		☺	13	8¼
Stangenbohnen	Portion	☺	4½	☺	¼[A]
	85 g		4½	☺	¾
Steckrübe	Portion	☺	☺+ ×1 Maß	☺	☺[CB]
	85 g		☺+ ×1 Maß	☺	☺
Süßkartoffel	Portion	☺	☺	☺	☺[B]
	110 g		☺	☺	☺
Tempeh	Portion	☺	3¼	☹	½[A]
	85g		3¼	½	1
Tomate, gelb	Portion	☺	4½	☹	6½[B]
	85 g		4¾	1	13
Tomate, grün	Portion	☺	3	☹	6½[B]
	85 g		3¼	¾	13
Tomaten, sonnengetrocknet in Öl	Portion	☺	¼	☹	4½[B]
	30 g		¼	¼	9¼

Gemüse	Maß	Lactose (1) + Maß/💊	Fructose* (0) / Fructose (0)	Sorbit (0) / Sorbit (1)	Fruc-/Galactane (0) / Fruc-/Galactane (1) 📖
Topinambur	Prise	☺	☺	☺	3¼ [FB]
	1 g		☺	☺	6½
Wachsbohnen	Portion	☺	☺	☺	¼ [A]
	85 g		☺	☺	¾
Wachsflaschenkürbis	Portion	☺	☺	☺	☺ [CB]
	85 g		☺	☺	☺
Weiße Rübe	Portion	☺	☺+ ×½ Maß	☹	☺ [CB]
	85 g		☺+ ×½ Maß	2½	☺
Weißkohl	Portion	☺	☺+ ×¾ Maß	☹	1¼ [B]
	85 g		☺+ ×¾ Maß	58¾	2½
Wirsing	Portion	☺	☺	☹	1½ [B]
	85 g		☺	39	3
Zucchini	Portion	☺	2¼	☺	2 [CB]
	85 g		2¼	☺	4
Zucht-Champignon	EL	☺	☺+ ×½ Maß	☹	12¼ [B]
	15 g		☺+ ×½ Maß	½	24½
Zuckermais	Portion	☺	☺+ ×¼ Maß	☹	☺ [B]
	85 g		☺+ ×½ Maß	4	☺
Zuckerschoten	Portion	☺	☺+ ×3½ Maß	☺	¾ [B]
	85 g		☺+ ×3½ Maß	☺	1¾

(0) *Stufe 0:* Lactosemaßzahl ×½
(1) *Stufe 1:* Fructosemaßzahl ×2

+ Maß/💊: Zusätzlich vertragene Maßzahl pro starker Lactasekapsel
Fructose*: Fructose, sorbitkorrigiert

(2) *Stufe 2:* Fructose-/Sorbitmaßzahl ×4, Übrige ×2
(3) *Stufe 3:* Sorbitmaßzahl ×7, Übrige ×3
📖: Quelle Fruc-/Galactane

☺+ ×[Zahl] Maß: Je zeitgleich verzehrter Portion vertragen Sie bis zu [Zahl] × Fructose(*)-Maßzahl mehr Fructose(*) eines anderen Lebensmittels.

☹: Meiden; ☹[1]: ¼ ab VS 1; ☹[2]: ¼ ab VS 2; ☹[3]: ¼ ab VS 3; ☺: Enthält nur Spuren; ☺: Ist frei davon

3.7.2 Obst

Obst	Maß	Lactose + Maß/	Fructose* Fructose	Sorbit Sorbit	Fruc-/Galactane Fruc-/Galactane
Ananas	Portion	☺	¾	☹	2¼[CB]
	140 g		¾	¾	4½
Ananas, getrocknet	Portion	☺	½	☹	2[CB]
	40 g		½	½	4
Apfel mit Schale	Stück	☺	☹[2]	☹	1¾[CB]
	182 g		☹[2]	☹[2]	3½
Apfelmus, gesüßt	EL	☺	1½	☹	21½[CB]
	15 g		1¾	¾	43
Apfelmus, ungesüßt	EL	☺	¾	☹	21½[CB]
	15 g		¾	1	43
Aprikose	Stück	☺	☺+ ×¾ Maß	☹	☺
	35 g		☺+ ×1 Maß	¾	☺
Aprikose, gekocht, getrocknet	Stück	☺	☺+ ×1¼ Maß	☹	☺
und gesüßt	20 g		☺+ ×1½ Maß	1¼	☺
Aprikose, getrocknet, ungesüßt	Stück	☺	☺+ ×7¾ Maß	☹	☺
	20 g		☺+ ×8 Maß	¼	☺
Banane	Stück	☺	☺+ ×¼ Maß	☹	¾[FB]
	118 g		☺+ ×¼ Maß	9¼	1½
Bananenchips	Portion	☺	3¾	☹	½[FB]
	40 g		3¾	12½	1¼
Birne	EL	☺	½	☹	☺[B]
	15 g		¾	¼	☺
Boysenbeere	Portion	☺	69¼	☺	☺
	8 g		69¼	☺	☺
Brombeere	Portion	☺	3¾	☺	2¼[B]
	140 g		3¾	☺	4½
Clementine	Portion	☺	7	☺	2¼[B]
	140 g		7	☺	4½
Cranberries frisch	Portion	☺	☺+ ×2¾ Maß	☹	☺
	55 g		☺+ ×2¾ Maß	45¼	☺
Cranberries getrocknet	Portion	☺	☺+ ×3¼ Maß	☹	☺
	40 g		☺+ ×3¼ Maß	41½	☺
Datteln	Portion	☺	☺	☺	☺
	40 g		☺	☺	☺
Erdbeeren	Portion	☺	½	☹	☺[C]
	140 g		¾	¼	☺

Obst	Maß	Lactose (1) + Maß/💊	Fructose* (0) Fructose (0)	Sorbit (0) Sorbit (1)	Fruc-/Galactane (0) Fruc-/Galactane (1) 🕮
Feige gekocht, getrocknet und gesüßt	Stück	☺	☺+ ×¾ Maß	☺	☺
	50 g		☺+ ×¾ Maß	☺	☺
Feigen, frisch	Stück	☺	☺+ ×2 Maß	☺	☺
	50 g		☺+ ×2 Maß	☺	☺
Gemeiner Bocksdorn	Portion	☺	☺+ ×1 Maß	☺	☺
	140 g		☺+ ×1 Maß	☺	☺
Granatapfel	EL	☺	☺+ ×½ Maß	☹	☺
	15 g		☺+ ×½ Maß	2	☺
Grapefruit pink	Portion	☺	2	☺	1½[CB]
	140 g		2	☺	3
Guave	Stück	☺	2¼	☹	☺
	250 g		2¼	½	☺
Hagebutte	Portion	☺	☺+ ×½ Maß	☺	☺
	140 g		☺+ ×½ Maß	☺	☺
Heidelbeere	Portion	☺	3¾	☺	¾[B]
	140 g		3¾	☺	1½
Himbeeren	Portion	☺	½	☹	1[B]
	140 g		½	1½	2¼
Holunderbeeren	Portion	☺	¼	☺	☺
	140 g		¼	☺	☺
Honigmelone	Portion	☺	¾	☺	1½[B]
	140 g		¾	☺	3¼
Jackfrucht	EL	☺	☺	☹	☺
	15 g		☺	½	☺
Kaki	Stück	☺	2¾	☺	1[C]
	140 g		2¾	☺	2
Kiwi gold	Stück	☺	1	☺	☺[B]
	86 g		1	☺	☺
Kiwi grün	Stück	☺	3	☺	☺[B]
	69 g		3	☺	☺
Kochbanane gekocht	Stück	☺	¾	☺	¼[FB]
	223 g		¾	☺	¾
Lange Honigmelone	Portion	☺	1¼	☺	1½[B]
	140 g		1¼	☺	3¼

(0) *Stufe 0:* Lactosemaßzahl ×½
(1) *Stufe 1:* Fructosemaßzahl ×2
(2) *Stufe 2:* Fructose-/Sorbitmaßzahl ×4, Übrige ×2
(3) *Stufe 3:* Sorbitmaßzahl ×7, Übrige ×3
🕮: Quelle Fruc-/Galactane

+ Maß/💊: Zusätzlich vertragene Maßzahl pro starker Lactasekapsel
Fructose*: Fructose, sorbitkorrigiert

☺+ ×[Zahl] Maß: Je zeitgleich verzehrter Portion vertragen Sie bis zu [Zahl] × Fructose(*)-Maßzahl mehr Fructose(*) eines anderen Lebensmittels.

☹: Meiden; ☹[1]: ¼ ab VS 1; ☹[2]: ¼ ab VS 2; ☹[3]: ¼ ab VS 3; ☺: Enthält nur Spuren; ☺: Ist frei davon

Obst	Maß	Lactose + Maß/	Fructose* Fructose	Sorbit Sorbit	Fruc-/Galactane Fruc-/Galactane
Limette	Stück 67 g	☺	☺ ☺	☺ ☺	6¾[B] 13½
Litchis	Portion 140 g	☺	1 1	☺ ☺	☺[B] ☺
Loganbeere	Portion 140 g	☺	☺+ ×1½ Maß ☺+ ×1½ Maß	☺ ☺	☺ ☺
Mangostane	Portion 140 g	☺	35½ 35½	☺ ☺	☺ ☺
Mandarine	Portion 140 g	☺	1¼ 1¼	☺ ☺	2¼[B] 4½
Mango	EL 15 g	☺	1 1	☹ 4	☺[B] ☺
Maulbeere	Portion 140 g	☺	½ ½	☺ ☺	☺ ☺
Nektarinen	EL 15 g	☺	8¼ ☺	☹ 1	5½[B] 11¼
Orange	Portion 140 g	☺	2¼ 2¼	☺ ☺	2¼[B] 4½
Papaya	Portion 140 g	☺	☺+ ×1 Maß ☺+ ×1 Maß	☺ ☺	☺ ☺
Passionsfrucht	Portion 140 g	☺	☺+ ×2½ Maß ☺+ ×2½ Maß	☺ ☺	☺ ☺
Pfirsich gelb rot	Portion 140 g	☺	☺+ ×½ Maß ☺+ ×1 Maß	☹ ¼	2¼[B] 4½
Pfirsich weiß	Stück 150 g	☺	☺+ ×½ Maß ☺+ ×1¼ Maß	☹ ¼	¾[B] 1½
Pflaume	EL 15 g	☺	☺+ ×¼ Maß ☺+ ×½ Maß	☹ ¾	21½[C] 43
Piel de Sapo	Portion 140 g	☺	1¼ 1¼	☺ ☺	☺ ☺
Preiselbeeren	Portion 140 g	☺	☺+ ×9¼ Maß ☺+ ×9¼ Maß	☹ 35½	☺ ☺
Quitte	EL 15 g	☺	1¼ 1¼	☺ ☺	☺ ☺
Rambutan	Portion 140 g	☺	1¼ 1¼	☺ ☺	¾[CB] 1¾
Rhabarber	Portion 140 g	☺	☺ ☺	☺ ☺	☺ ☺
Rosinen	Portion 40 g	☺	½ ½	☹ ½	2[B] 4

Obst	Maß	Lactose (1) + Maß/Kapsel	Fructose* (0) Fructose (0)	Sorbit (0) Sorbit (1)	Fruc-/Galactane (0) Fruc-/Galactane (1) 🕮
Rote Johannisbeere	Portion	☺	1	☺	☺
	140 g		1	☺	☺
Sapodilla	Portion	☺	☺+ ×3½ Maß	☺	☺
	140 g		☺+ ×3½ Maß	☺	☺
Sauerkirschen	EL	☺	3¾	☹	☺
	15 g		☺+ ×¼ Maß	¼	☺
Schwarze Johannisbeere	Portion	☺	1¼	☺	☺
	140 g		1¼	☺	☺
Stachelannone	Portion	☺	1¼	☺	☺
	140 g		1¼	☺	☺
Stachelbeere	Portion	☺	☺+ ×1 Maß	☺	☺
	140 g		☺+ ×1 Maß	☺	☺
Sternfrucht	Stück	☺	☺+ ×¼ Maß	☹	☺
	91 g		☺+ ×¼ Maß	1¼	☺
Süßkirschen	EL	☺	10	☹	☺
	15 g		☺	½	☺
Trauben	Portion	☺	¼	☹	2¼[B]
	140 g		¼	½	4½
Wassermelone	EL	☺	1¾	☹	10¼[B]
	15 g		1¾	☺	20¾
Zitrone	Stück	☺	☺	☺	7¾[B]
	58 g		☺	☺	15½
Zuckermelone	Portion	☺	1	☹	2[B]
	140 g		1	14¼	4¼

(0) *Stufe 0:* Lactosemaßzahl ×½
(1) *Stufe 1:* Fructosemaßzahl ×2
(2) *Stufe 2:* Fructose-/Sorbitmaßzahl ×4, Übrige ×2
(3) *Stufe 3:* Sorbitmaßzahl ×7, Übrige ×3
🕮: Quelle Fruc-/Galactane

+ Maß/Kapsel: Zusätzlich vertragene Maßzahl pro starker Lactasekapsel
Fructose*: Fructose, sorbitkorrigiert

☺+ ×[Zahl] Maß: Je zeitgleich verzehrter Portion vertragen Sie bis zu [Zahl] × Fructose(*)-Maßzahl mehr Fructose(*) eines anderen Lebensmittels.

☹: Meiden; ☹[1]: ¼ ab VS 1; ☹[2]: ¼ ab VS 2; ☹[3]: ¼ ab VS 3; ☺: Enthält nur Spuren; ☺: Ist frei davon

3.8 Sportler

Sportler	Maß	Lactose + Maß/	Fructose* Fructose	Sorbit Sorbit	Fruc-/Galactane Fruc-/Galactane
Clif Bar®, Chocolate Chip	Stück 68 g	9 +7½ Maß	☺+ ×10 Maß ☺+ ×10 Maß	☹ 2¼	¾ 1½
Clif Bar®, Crunchy Peanut Butter	Stück 68 g	☺	☺+ ×10¼ Maß ☺+ ×10¼ Maß	☹ 2½	☺ ☺
Clif Bar®, Oatmeal Raisin Walnut	Stück 68 g	☺	☺+ ×10¼ Maß ☺+ ×10½ Maß	☹ 1¾	1¾[AG] 3½
Elektrolyte Getränk	Glas 200 ml	☺	☺+ ×9¾ Maß ☺+ ×9¾ Maß	☺ ☺	☺ ☺
Gatorade®, alle Geschmacksrichtungen	Glas 200 ml	7½ +6¼ Maß	☺+ ×1¼ Maß ☺+ ×1¼ Maß	☺ ☺	41½ 83¼
Gatorade®, Powder alle Geschmacksrichtungen	Glas 200 ml	☺	☺+ ×10½ Maß ☺+ ×10½ Maß	☺ ☺	☺ ☺
Glaceau® multi-v	Glas 200 ml	☺	☹[1] ☹[1]	☹ ☹[2]	☺ ☺
Glaceau® vitaminwater defense	Glas 200 ml	☺	☹[2] ☹[2]	☺ ☺	☺ ☺
Glaceau® vitaminwater essential	Glas 200 ml	☺	☹[2] ☹[2]	☺ ☺	☺ ☺
Glaceau® vitaminwater ignite	Glas 200 ml	☺	☹[2] ☹[2]	☺ ☺	☺ ☺
Glaceau® vitaminwater power-c	Glas 200 ml	☺	☹[2] ☹[2]	☺ ☺	☺ ☺
Glaceau® vitaminwater restore	Glas 200 ml	☺	☹[2] ☹[2]	☺ ☺	☺ ☺
Power Bar® Energize Bar, Banana Punch	Stück 65 g	☺	¼ ¼	☹ ☺	10½[A] 21
Power Bar® Energize Bar, Berry	Stück 65 g	☺	¼ ¼	☹ 19	10½[A] 21
Power Bar® Energize Bar, Chocolate	Stück 65 g	☺	¼ ¼	☹ 76¾	3¼[AG] 6¾
Power Bar® Energize Bar, Cookies & Cream	Stück 65 g	☺	¼ ¼	☹ ☺	10½[A] 21
Power Bar® Energize Bar, Vanille	Stück 65 g	☺	¼ ¼	☹ ☺	10½[A] 21
Power Bar® Natural Energy Cereal, Cacao Crunch	Stück 65 g	2¾ +2¼ Maß	☺+ ×5¾ Maß ☺+ ×5¾ Maß	☹ 10¾	¼[AG] ½

Sportler	Maß	Lactose 1 / + Maß/💊	Fructose* 0 / Fructose 0	Sorbit 0 / Sorbit 1	Fruc-/Galactane 0 / Fruc-/Galactane 1 🕮
Powerade®, alle Ges-	Glas	7½	☺+ ×1¼ Maß	☺	41½
chmacksrichtungen	200 ml	+6¼ Maß	☺+ ×1¼ Maß	☺	83¼
Powerbar® Protein Plus 20 g,	Stück	2	☺+ ×1½ Maß	☹	3¼ᴳ
Brownie	70 g	+1½ Maß	☺+ ×1½ Maß	☺	6½
Powerbar® Protein Plus 20 g,	Stück	3	☹²	☹	17
Erdnussbutter	61 g	+2½ Maß	☹²	☹	34¼
Powerbar® Protein Plus 20 g,	Stück	3	☹¹	☹	4ᴳ
Schokolade	61 g	+2½ Maß	☹¹	☹	8¼
Proteinriegel	Stück	39¼	¾	☹	☺
	65 g	+32¾ Maß	¾	76¾	☺

0 *Stufe 0:* Lactosemaßzahl ×½
1 *Stufe 1:* Fructosemaßzahl ×2
2 *Stufe 2:* Fructose-/Sorbitmaßzahl ×4, Übrige ×2
3 *Stufe 3:* Sorbitmaßzahl ×7, Übrige ×3
🕮: Quelle Fruc-/Galactane

+ Maß/💊: Zusätzlich vertragene Maßzahl pro starker Lactasekapsel
Fructose*: Fructose, sorbitkorrigiert

☺+ ×[Zahl] Maß: Je zeitgleich verzehrter Portion vertragen Sie bis zu [Zahl] × Fructose(*)-Maßzahl mehr Fructose(*) eines anderen Lebensmittels.

☹: Meiden; ☹¹: ¼ ab VS 1; ☹²: ¼ ab VS 2; ☹³: ¼ ab VS 3; ☺: Enthält nur Spuren; ☺: Ist frei davon

3.9 Zutaten

Beilagen	**Maß**	**Lactose 1 + Maß/Kapsel**	**Fructose* 0 / Fructose 0**	**Sorbit 0 / Sorbit 1**	**Fruc-/Galactane 0 / Fruc-/Galactane 1 📖**
Backpulver	Päck. 9 g	☺	☺ ☺	☺ ☺	☺ ☺
Dinkelmehl	Portion 30 g	☺	☺+ ×¼ Maß ☺+ ×¼ Maß	☺ ☺	☺[A] ☺
Gerstenmehl	Portion 30 g	☺	☺ ☺	☺ ☺	6¼[AD] 12¾
Hartweizengrieß	Portion 30 g	☺	☺ ☺	☺ ☺	1¼[AD] 2¾
Orangenschale	EL 15 g	☺	3¼ 3¼	☺ ☺	☺ ☺
Roggenmehl	Portion 30 g	☺	27¾ 27¾	☺ ☺	1¼[A] 2½
Streusel	Portion 19,56 g	68¼ +57 Maß	☺ ☺	☺ ☺	2¾[A] 5¾
Weizenkleie	EL 15 g	☺	☺ ☺	☺ ☺	½[G] 1
Weizenmehl, Vollkorn	Portion 30 g	☺	☺ ☺	☺ ☺	1¼[A] 2¾
Weizenmehl, weiß	Portion 30 g	☺	33¼ 33¼	☺ ☺	1¼[AD] 2¾
Zitronenschale	EL 15 g	☺	☺ ☺	☺ ☺	☺ ☺

0 *Stufe 0:* Lactosemaßzahl ×½
1 *Stufe 1:* Fructosemaßzahl ×2
2 *Stufe 2:* Fructose-/Sorbitmaßzahl ×4, Übrige ×2
3 *Stufe 3:* Sorbitmaßzahl ×7, Übrige ×3
📖: Quelle Fruc-/Galactane

+ Maß/Kapsel: Zusätzlich vertragene Maßzahl pro starker Lactasekapsel
Fructose*: Fructose, sorbitkorrigiert

☺+ ×[Zahl] Maß: Je zeitgleich verzehrter Portion vertragen Sie bis zu [Zahl] × Fructose(*)-Maßzahl mehr Fructose(*) eines anderen Lebensmittels.

☹: Meiden; ☹[1]: ¼ ab VS 1; ☹[2]: ¼ ab VS 2; ☹[3]: ¼ ab VS 3; ☺: Enthält nur Spuren; ☺: Ist frei davon

ANREGUNGEN

Hoffentlich hat die Diät bei Ihnen angeschlagen und Ihnen mehr Wohlbefinden im Bauch verschafft. Dies ist die erste Auflage und weitere sind geplant. Jeder Beitrag kann helfen, das Buch in Zukunft für Betroffene noch praktischer zu machen. Über Ihre Anregungen und Hinweise freue ich mich daher sehr. Bitte schreiben Sie mir Ihre Erfahrungen und Wünsche. Es gibt noch Graubereiche und es kommen ständig neue Lebensmittel auf den Markt. Um den Klotzdrachen an der Kette zu halten, ist eine aktuelle Wissensbasis zum Umgang mit der Erkrankung wichtig. Sie können Anderen wie Ihnen auch helfen, indem Sie uns Ihre persönlichen VSn mitteilen, damit wir die BVSn optimieren können. Besuchen Sie uns dazu auf www.Laxiba.de/vs.

Sie möchten für sich ein Coaching zum Erlernen und Beibehalten der Diätstrategie oder für Ihre Firma einen Workshop zum Thema gesunde Ernährung oder Stressmanagement buchen? Besuchen Sie uns hierzu bitte im Internet auf www.Laxiba.de. Wir freuen uns darauf Sie kennenzulernen.

Zum Abschluss wünsche ich Ihnen Frohsinn und vor allem Gesundheit.

Es grüßt Sie sehr freundlich
Ihr Autor

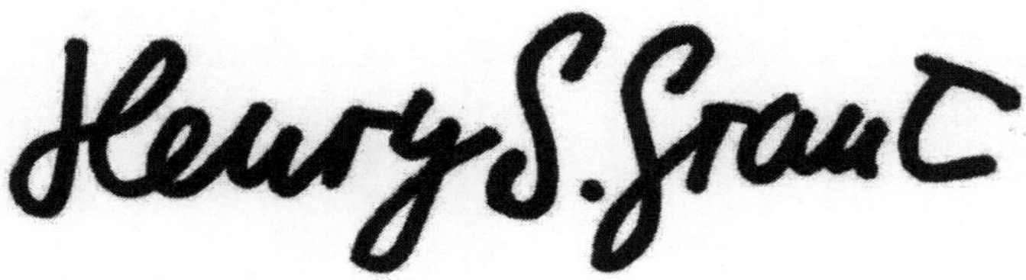

Henry S. Grant
Henry@AmericanDietPublishing.com

Stichworttabelle

In der folgenden Liste finden Sie alle Lebensmittel nochmals in alphabetischer Reihenfolge, wobei die Bezeichnungen gleich bleiben. Verändert ist hier allerdings die Ausgangsstufe für Fructose: Es wird ausschließlich die sorbitangepasste Fructose angegeben, dafür jedoch sowohl für VS 0, als auch VS 1.

Stichworttabelle	**Maß**	**Lactose** **+ Maß/**	**Fructose*** **Fructose***	**Sorbit** **Sorbit**	**Fruc-/Galactane** **Fruc-/Galactane**
7UP®	Glas 200 ml	☺	☹ ☹[2]	☺ ☺	☺ ☺
7UP® light	Glas 200 ml	☺	☺ ☺	☺ ☺	☺ ☺
Abwehrkräftejoghurt, alle Geschmacksrichtungen	Stück 115 g	½ +¼ Maß	28¾ 57¾	☹ 14¼	3 6
After Eight®	Stück 8 g	10¼ +8½ Maß	☺ ☺	☺ ☺	57¾ ☺
Ahornsirup	EL 15 g	☺	☺+ ×¼ Maß ☺	☺ ☺	☺ ☺
All-Bran®	Portion 30 g	☺	☺+ ×¼ Maß ☺	☺ ☺	¼[A] ¾
Alpenkäse, 25 % Fett	Portion 30 g	37¼ +31 Maß	☺ ☺	☺ ☺	☺ ☺
Amarantflocken	Portion 30 g	☺	3 6¼	☹ 2½	¾[G] 1½
Amaretto	Glas 200 ml	☺	☺+ ×4½ Maß ☺+ ×2¼ Maß	☹ ¼	☺ ☺
Ananas	Portion 140 g	☺	¾ 1¾	☹ ¾	2¼[CB] 4½
Ananas, getrocknet	Portion 40 g	☺	½ 1¼	☹ ½	2[CB] 4
Ananas-Orangensaft	Glas 200 ml	☺	¾ 1½	☺ ☺	1½[CB] 3
Ananassaft	Glas 200 ml	☺	☺+ ×3¼ Maß ☺+ ×1½ Maß	☹ 1¾	1½[CB] 3
Apfel- Erdbeer- Bananensaft	Glas 200 ml	☺	☹ ¼	☹ ☹[2]	¾[FB] 1¾
Apfel mit Schale	Stück 182 g	☺	☹ ☹[2]	☹ ☹[2]	1¾[CB] 3½

Stichworttabelle	Maß	Lactose (Stufe 1) + Maß/(Kapsel)	Fructose* (Stufe 0) Fructose* (Stufe 1)	Sorbit (Stufe 0) Sorbit (Stufe 1)	Fruc-/Galactane (Stufe 0) Fruc-/Galactane (Stufe 1) (Quelle)
Apfelessig	Portion 14,94 g	☺	6¼ 12½	☹ 1¾	☺ ☺
Apfelkuchen	Stück 45 g	☺	¾ 1¾	☹ ½	1¼^{A} 2½
Apfelmus, gesüßt	EL 15 g	☺	1½ 3	☹ ¾	21½^{CB} 43
Apfelmus, ungesüßt	EL 15 g	☺	¾ 1½	☹ 1	21½^{CB} 43
Apfelsaft	Glas 200 ml	☺	☹ ☹^{2}	☹ ☹^{2}	1½^{CB} 3
Apfelschnaps	Glas 200 ml	☺	☺ ☺	☺ ☺	☺ ☺
Apfelstreuselkuchen	Stück 52 g	☺	☺+ ×5¼ Maß ☺+ ×2½ Maß	☺ ☺	1^{A} 2
Apfelstrudel	Stück 64 g	☺	¼ ½	☹ ¼	¾^{A} 1¾
Apfeltasche	Stück 89 g	9 +7½ Maß	½ 1¼	☹ ¼	½^{A} 1¼
Apfel-Traubensaft	Glas 200 ml	☺	☹ ¼	☹ ¼	1½^{CB} 3
Aprikose	Stück 35 g	☺	☺+ ×¾ Maß ☺+ ×¼ Maß	☹ ¾	☺ ☺
Aprikose, gekocht, getrocknet und gesüßt	Stück 20 g	☺	☺+ ×1¼ Maß ☺+ ×½ Maß	☹ 1¼	☺ ☺
Aprikose, getrocknet, ungesüßt	Stück 20 g	☺	☺+ ×7¾ Maß ☺+ ×3¾ Maß	☹ ¼	☺ ☺
Aprikosensaft	Glas 200 ml	☺	☹ ¼	☹ ¼	☺ ☺
Aquavit	Glas 200 ml	☺	☺ ☺	☺ ☺	☺ ☺
Arme Ritter	Stück 131 g	1¼ +1 Maß	☺+ ×½ Maß ☺+ ×¼ Maß	☺ ☺	¼^{A} ¾
Artischocke	EL 15 g	☺	☺ ☺	☹ 23¾	1^{FB} 2¼

(Stufe 0) *Stufe 0:* Lactosemaßzahl ×½
(Stufe 1) *Stufe 1:* Fructosemaßzahl ×2

+ Maß/(Kapsel): Zusätzlich vertragene Maßzahl pro starker Lactasekapsel
Fructose*: Fructose, sorbitkorrigiert

(Stufe 2) *Stufe 2:* Fructose-/Sorbitmaßzahl ×4, Übrige ×2
(Stufe 3) *Stufe 3:* Sorbitmaßzahl ×7, Übrige ×3
(Quelle): Quelle Fruc-/Galactane

☺+ ×[Zahl] Maß: Je zeitgleich verzehrter Portion vertragen Sie bis zu [Zahl] × Fructose(*)-Maßzahl mehr Fructose(*) eines anderen Lebensmittels.

☹: Meiden; ☹^{1}: ¼ ab VS 1; ☹^{2}: ¼ ab VS 2; ☹^{3}: ¼ ab VS 3; ☺: Enthält nur Spuren; ☺: Ist frei davon

Stichworttabelle	Maß	Lactose + Maß/	Fructose* Fructose*	Sorbit Sorbit	Fruc-/Galactane Fruc-/Galactane
Asiatische Gemüsepfanne mit Reisnudeln	Portion 200 g	☺	☺+ ×1 Maß ☺+ ×½ Maß	☹ 10	1½[A] 3¼
Aubergine	Portion 85 g	☺	3½ 7¼	☹ 2½	☺[B] ☺
Auflauf	Portion 238 g	½ +½ Maß	☺ ☺	☺ ☺	☺ ☺
Austernpilz	Portion 85 g	☺	☺+ ×1¾ Maß ☺+ ×¾ Maß	☹ ¼	☺ ☺
Avocado, grün	Portion 30 g	☺	☺+ ×1 Maß ☺+ ×½ Maß	☺ ☺	☺[B] ☺
Babybel®, Cheddar	Stück 21 g	☺	☺ ☺	☺ ☺	☺ ☺
Babybel®, Original	Stück 21 g	12¾ +10½ Maß	☺ ☺	☺ ☺	70¾ ☺
Backpulver	Päck. 9 g	☺	☺ ☺	☺ ☺	☺ ☺
Baguette, Weizen	Scheibe 42 g	☺	☺ ☺	☺ ☺	1¾[A] 3½
Balsamico Dressing Kraft®	Portion 30 g	☺	☺ ☺	☹ 22	☺ ☺
Balsamicoessig	Portion 15,94 g	☺	☺ ☺	☹ 23	☺ ☺
Bambussprossen	Portion 85 g	☺	19½ 39	☺ ☺	☺ ☺
Banane	Stück 118 g	☺	☺+ ×¼ Maß ☺	☹ 9¼	¾[FB] 1½
Bananenchips	Portion 40 g	☺	3¾ 7¾	☹ 12½	½[FB] 1¼
Bananenmuffin	Stück 113 g	2½ +2 Maß	☺+ ×¼ Maß ☺	☹ 29¼	¼[A] ¾
Bananensaft	Glas 200 ml	☺	☹ ¼	☹ 25	½[FB] 1
Barbecue Soße	Prise 1 g	☺	☺ ☺	☹ 76¾	☺ ☺
Basilikum	Prise 1 g	☺	☺ ☺	☺ ☺	☺ ☺
Ben & Jerry's® Ice Cream, Chocolate Fudge Brownie	Portion 110 g	¼ +¼ Maß	☺+ ×3 Maß ☺+ ×1½ Maß	☹ ☺	1¼ 2¾
Ben & Jerry's® Ice Cream, Chunky Monkey	Portion 107 g	¼ +¼ Maß	☺+ ×2¾ Maß ☺+ ×1¼ Maß	☹ ☺	2½ 5¼

Stichworttabelle	Maß	Lactose (Stufe 1) + Maß/Kapsel	Fructose* (Stufe 0) Fructose* (Stufe 1)	Sorbit (Stufe 0) Sorbit (Stufe 1)	Fruc-/Galactane (Stufe 0) Fruc-/Galactane (Stufe 1) [Quelle]
Ben & Jerry's® Ice Cream, Clever Cookies	Portion 107 g	½ +½ Maß	☺+ ×5 Maß ☺+ ×2½ Maß	☺ ☺	3½ 7
Ben & Jerry's® Ice Cream, Cookie Dough	Portion 104 g	½ +¼ Maß	☺+ ×4¾ Maß ☺+ ×2¼ Maß	☺ ☺	3¼ 6½
Ben & Jerry's® Ice Cream, Fairly Nuts	Portion 106 g	½ +¼ Maß	☺+ ×4¾ Maß ☺+ ×2¼ Maß	☺ ☺	3 6¼
Ben & Jerry's® Ice Cream, Half Baked	Portion 108 g	¼ +¼ Maß	☺+ ×2¼ Maß ☺+ ×1 Maß	☺ ☺	2¼ 4¾
Ben & Jerry's® Ice Cream, Karamel Sutra	Portion 106 g	½ +¼ Maß	☺+ ×4¾ Maß ☺+ ×2¼ Maß	☺ ☺	3 6¼
Ben & Jerry's® Ice Cream, New York Super Fudge Chunk	Portion 106 g	½ +½ Maß	67¼ ☺	☹ ☺	3½ 7¼
Ben & Jerry's® Ice Cream, New York Super Fudge Chunk®	Portion 104 g	¼ +¼ Maß	☺+ ×2¼ Maß ☺+ ×1 Maß	☺ ☺	2¼ 4¾
Ben & Jerry's® Ice Cream, Peanut Butter Cup	Portion 115 g	½ +¼ Maß	☺+ ×5¼ Maß ☺+ ×2½ Maß	☺ ☺	3¼ 6½
Ben & Jerry's® Ice Cream, Vanilla	Portion 103 g	½ +¼ Maß	☺+ ×4½ Maß ☺+ ×2¼ Maß	☺ ☺	3¼ 6½
Bertolli® Olivenöl	Portion 13 g	☺	☺ ☺	☺ ☺	☺ ☺
Bier	Glas 200 ml	☺	50 ☺	☹ 10	☺ ☺
Bier, alkoholfrei	Glas 200 ml	☺	☺+ ×2¼ Maß ☺+ ×1 Maß	☺ ☺	☺ ☺
Bier, schwarz	Glas 200 ml	☺	50 ☺	☹ 10	☺ ☺
Bier, stark	Glas 200 ml	☺	50 ☺	☹ 10	☺ ☺
Bierwurst	Portion 55 g	☺	☺+ ×1 Maß ☺+ ×½ Maß	☺ ☺	☺ ☺
Birne	EL 15 g	☺	½ 1	☹ ¼	☺[B] ☺
Birnensaft	Glas 200 ml	☺	☹ ☹[2]	☹ ☹[2]	☺[B] ☺

Stufe 0: Lactosemaßzahl ×½
Stufe 1: Fructosemaßzahl ×2
Stufe 2: Fructose-/Sorbitmaßzahl ×4, Übrige ×2
Stufe 3: Sorbitmaßzahl ×7, Übrige ×3
Quelle: Quelle Fruc-/Galactane

+ Maß/Kapsel: Zusätzlich vertragene Maßzahl pro starker Lactasekapsel
Fructose*: Fructose, sorbitkorrigiert

☺+ ×[Zahl] Maß: Je zeitgleich verzehrter Portion vertragen Sie bis zu [Zahl] × Fructose(*)-Maßzahl mehr Fructose(*) eines anderen Lebensmittels.

☹: Meiden; ☹[1]: ¼ ab VS 1; ☹[2]: ¼ ab VS 2; ☹[3]: ¼ ab VS 3; ☺: Enthält nur Spuren; ☺: Ist frei davon

Stichworttabelle	Maß	Lactose + Maß/	Fructose* Fructose*	Sorbit Sorbit	Fruc-/Galactane Fruc-/Galactane
Biscotti, mit Schokolade und Nüssen	Stück 20,5 g	☺	☺ ☺	☹ ☺	2½[A] 5
Bitterschokolade, 52 %	Tafel 125 g	1¼ +1 Maß	☺ ☺	☹ 8	¼ ¾
Bitterschokolade, 65 %	Tafel 125 g	7½ +6¼ Maß	☺ ☺	☹ 6½	¼ ¾
Bitterschokolade, 80 %	Tafel 125 g	☺	☺ ☺	☹ 5	¼ ¾
Bitterschokolade, zuckerfrei	Stück 12 g	26¾ +22¼ Maß	34 68¼	☹ ☹	4¼ 8¾
Black Russian	Glas 200 ml	☺	☺ ☺	☹ 8¼	☺ ☺
Blauschimmelkäse	Portion 30 g	20 +16½ Maß	☺ ☺	☺ ☺	☺ ☺
Blauschimmelkäse, flüssig	Portion 30 g	1¾ +1¼ Maß	☺ ☺	☺ ☺	9¾ 19½
Bleichsellerie	EL 15 g	☺	☺ ☺	☹ 1	☺[C] ☺
Bloody Mary	Glas 200 ml	☺	1¾ 3½	☹ ½	☺ ☺
Blumenkohl	Portion 85 g	☺	☺ ☺	☹ 2½	☺[CB] ☺
Blumenkohl Romanesco	Portion 85 g	☺	1 2	☺ ☺	☺[B] ☺
Bockwurst	Portion 55 g	☺	☺+ ×¼ Maß ☺	☺ ☺	☺ ☺
Bohneneintopf	EL 15 g	☺	☺ ☺	☹ ☺	3[AC] 6
Bonbons	Stück 6 g	☺	☺+ ×¾ Maß ☺+ ×¼ Maß	☺ ☺	☺ ☺
Bonbons, Sahne	Stück 7 g	40¾ +34 Maß	☺ ☺	☺ ☺	☺ ☺
Bonbons, zuckerfrei	Stück 3 g	☺	☹ ¼	☹ ☹	☺ ☺
Bouillon	Portion 8 g	☺	☺ ☺	☹ ☺	☺ ☺
Bourbon Whiskey	Glas 200 ml	☺	☺ ☺	☺ ☺	☺ ☺
Bowle mit Früchten	Glas 200 ml	☺	¾ 1½	☹ 1	☺ ☺

		Lactose (Stufe 1)	Fructose* (Stufe 0)	Sorbit (Stufe 0)	Fruc-/Galactane (Stufe 0)
Stichworttabelle	**Maß**	**+ Maß/(Kapsel)**	**Fructose* (Stufe 1)**	**Sorbit (Stufe 1)**	**Fruc-/Galactane (Stufe 1) (Quelle)**
Boysenbeere	Portion	☻	69¼	☻	☻
	8 g		☻	☻	☻
Branntwein	Glas	☻	☻	☻	☻
	200 ml		☻	☻	☻
Branntwein, Obst	Glas	☻	☻+ ×4½ Maß	☹	☻
	200 ml		☻+ ×2¼ Maß	¼	☻
Branntweinessig	Portion	☻	☻	☻	☻
	14 g		☻	☻	☻
Bratensoße	Portion	☻	☻	☹	☻
	58 g		☻	☺	☻
Bratkartoffeln Lyonnaise	Portion	☻	☻	☹	☺
	70 g		☻	15¾	☺
Bratwurst	Portion	☻	☻+ ×¼ Maß	☻	☻
	55 g		☻	☻	☻
Bratwurst mit Bier	Portion	☻	☻+ ×¼ Maß	☹	☻
	55 g		☻	☺	☻
Bratwurst, fettreduziert	Portion	☻	☻+ ×2¾ Maß	☻	☻
	55 g		☻+ ×1¼ Maß	☻	☻
Bratwurst, Käsefüllung mit Bier	Portion	☺	☻+ ×½ Maß	☹	☺
	55 g		☻+ ×¼ Maß	☺	☺
Bratwurst, Pute	Portion	☻	☻+ ×1½ Maß	☻	☻
	55 g		☻+ ×¾ Maß	☻	☻
Bratwurst, Rind	Portion	☻	☻+ ×1 Maß	☻	☻
	55 g		☻+ ×½ Maß	☻	☻
Brauner Zucker	EL	☻	☻	☻	☻
	15 g		☻	☻	☻
Bretzeln	Scheibe	☻	☻+ ×½ Maß	☻	¾ [A]
	42 g		☻+ ×¼ Maß	☻	1½
Brie	Portion	22	☻	☻	☺
	30 g	+18½ Maß	☻	☻	☺
Broccoli	Portion	16¾	3	☻	½ [B]
	85 g	+14 Maß	6	☻	1¼
Brocollicremesuppe	Portion	5	☻	☹	1 [C]
	126 g	+4¼ Maß	☻	19¾	2¼

Stufe 0: Lactosemaßzahl ×½
Stufe 1: Fructosemaßzahl ×2

+ Maß/(Kapsel): Zusätzlich vertragene Maßzahl pro starker Lactasekapsel
Fructose*: Fructose, sorbitkorrigiert

Stufe 2: Fructose-/Sorbitmaßzahl ×4, Übrige ×2
Stufe 3: Sorbitmaßzahl ×7, Übrige ×3
(Quelle): Quelle Fruc-/Galactane

☻+ ×[Zahl] Maß: Je zeitgleich verzehrter Portion vertragen Sie bis zu [Zahl] × Fructose(*)-Maßzahl mehr Fructose(*) eines anderen Lebensmittels.

☹: Meiden; ☹[1]: ¼ ab VS 1; ☹[2]: ¼ ab VS 2; ☹[3]: ¼ ab VS 3; ☺: Enthält nur Spuren; ☻: Ist frei davon

Stichworttabelle	Maß	Lactose + Maß/	Fructose* Fructose*	Sorbit Sorbit	Fruc-/Galactane Fruc-/Galactane
Brombeere	Portion 140 g	☺	3¾ 7¾	☺ ☺	2¼[B] 4½
Brotchips	Portion 15 g	☺	☺+ ×¼ Maß ☺	☹ ☺	½[A] 1¼
Brownie mit Walnüssen	Stück 30,5 g	☺	☺+ ×4¼ Maß ☺+ ×2 Maß	☹ ☺	1¾[A] 3½
Bulgur	Portion 140 g	☺	☺ ☺	☺ ☺	☺ ☺
Burger King® Apfel Pommes	Portion 140 g	☺	☹ ☹[2]	☹ ☹[2]	☺ ☺
Burger King® Balsamico Vinai-grette Dressing	Portion 30 g	☺	☺ ☺	☺ ☺	☺ ☺
Burger King® BBQ Sauce	Portion 31 g	☺	☺+ ×1¼ Maß ☺+ ×½ Maß	☹ 2¼	☺ ☺
Burger King® BK Toastie® Schinken, Käse	Stück 131 g	11½ +9½ Maß	☺+ ×1 Maß ☺+ ×½ Maß	☺ ☺	¼[A] ¾
Burger King® Cheeseburger	Stück 121 g	11½ +9½ Maß	51½ ☺	☹ 3¼	¼[A] ¾
Burger King® Crispy Chicken®	Stück 149 g	☺	1½ 3¼	☹ 67	5¾[A] 11½
Burger King® Crispy Chicken® Wrap	Stück 137 g	5 +4¼ Maß	☺ ☺	☹ 36¼	¼[A] ½
Burger King® Delight Salad	Portion 140 g	79¼ +66 Maß	5¾ 11½	☹ 3	☺ ☺
Burger King® Fish King®	Stück 228 g	☺	☺ ☺	☹ 21¾	☹[A] ¼
Burger King® Hamburger	Stück 109 g	☺	57¼ ☺	☹ 3¼	½[A] 1
Burger King® KING Pommes®	Portion 70 g	☺	☺ ☺	☹ 35½	☺ ☺
Burger King® KING Shakes®, Chocolate	Portion 231 g	☹[2] +0,15 Maß	☺+ ×7¼ Maß ☺+ ×3½ Maß	☺ ☺	½ 1
Burger King® KING Shakes®, Strawberry	Portion 229 g	☹[2] +0,15 Maß	☺+ ×5¼ Maß ☺+ ×2½ Maß	☹ 3¼	1 2
Burger King® KING Shakes®, Vanilla	Portion 238 g	☹[2] +0,13 Maß	☺+ ×5¾ Maß ☺+ ×2¾ Maß	☺ ☺	¾ 1¾
Burger King® Long Chicken®	Stück 264 g	☺	8 16¼	☹ 2½	☹[A] ¼

Stichworttabelle	Maß	Lactose 1 + Maß/Kapsel	Fructose* 0 Fructose* 1	Sorbit 0 Sorbit 1	Fruc-/Galactane 0 Fruc-/Galactane 1 📖
Burger King® Mini Pancakes	Stück 187 g	½ +½ Maß	☺+ ×6 Maß ☺+ ×3 Maß	☺ ☺	¼[A] ½
Burger King® Onion Ring Sauce	Portion 31 g	☺	☺ ☺	☹ 64½	☺ ☺
Burger King® Onion Rings	Portion 70 g	☺	☺+ ×1½ Maß ☺+ ×¾ Maß	☹ ¾	¼[AC] ½
Burger King® Salsa Extra Hot Sauce	Portion 31 g	☺	☺+ ×1 Maß ☺+ ×½ Maß	☹ 2¾	☺ ☺
Burger King® Salsa Sauce	Portion 35 g	☺	2½ 5¼	☹ 2¾	☺ ☺
Burger King® Sundaes®, Caramel	Portion 141 g	¼ +¼ Maß	☺+ ×8½ Maß ☺+ ×4¼ Maß	☺ ☺	2 4
Burger King® Sundaes®, Chocolate Fudge	Portion 141 g	¼ +¼ Maß	☺+ ×6¾ Maß ☺+ ×3¼ Maß	☺ ☺	1½ 3¼
Burger King® Sundaes®, mini M & M's®	Portion 204 g	¼ +0,23 Maß	☺+ ×6¾ Maß ☺+ ×3¼ Maß	☺ ☺	1¼ 2¾
Burger King® Sundaes®, Oreo®	Portion 204 g	¼ +¼ Maß	☺+ ×7¼ Maß ☺+ ×3½ Maß	☹ 49	1¾ 3½
Burger King® Sundaes®, Strawberry	Portion 141 g	¼ +¼ Maß	☺+ ×2½ Maß ☺+ ×1¼ Maß	☹ 2½	2¼ 4¾
Burger King® Sweet&Sour Sauce	Portion 30 g	☺	¼ ½	☹ 41½	☺ ☺
Burger King® Whopper® mit Käse	Stück 315 g	5¾ +4¾ Maß	2¾ 5¾	☹ 1	☹[A] ¼
Burger mit Rührei	Stück 158 g	12 +10 Maß	☺+ ×9¼ Maß ☺+ ×4½ Maß	☺ ☺	¼[A] ½
Burgunder, rot	Glas 200 ml	☺	17¾ 35½	☹ ½	☺ ☺
Burgunder, weiß	Glas 200 ml	☺	31¼ 62½	☹ ¾	☺ ☺
Burrito	Portion 140 g	25½ +21¼ Maß	☺ ☺	☹ 5¾	¼[A] ¾
Butter, leicht gesalzen	Portion 14 g	☺	☺ ☺	☺ ☺	☺ ☺

0 *Stufe 0:* Lactosemaßzahl ×½
1 *Stufe 1:* Fructosemaßzahl ×2
2 *Stufe 2:* Fructose-/Sorbitmaßzahl ×4, Übrige ×2
3 *Stufe 3:* Sorbitmaßzahl ×7, Übrige ×3
📖: Quelle Fruc-/Galactane

+ Maß/Kapsel: Zusätzlich vertragene Maßzahl pro starker Lactasekapsel
Fructose*: Fructose, sorbitkorrigiert

☺+ ×[Zahl] Maß: Je zeitgleich verzehrter Portion vertragen Sie bis zu [Zahl] × Fructose(*)-Maßzahl mehr Fructose(*) eines anderen Lebensmittels.

☹: Meiden; ☹[1]: ¼ ab VS 1; ☹[2]: ¼ ab VS 2; ☹[3]: ¼ ab VS 3; ☺: Enthält nur Spuren; ☺: Ist frei davon

Stichworttabelle	Maß	Lactose + Maß/	Fructose* Fructose*	Sorbit Sorbit	Fruc-/Galactane Fruc-/Galactane
Butter, ungesalzen	Portion 14 g	☺	☺ ☺	☺ ☺	☺ ☺
Butterbonbon	Stück 3,75 g	☺	☺ ☺	☹ ☹	☺ ☺
Butterfisch, Zitronen-Pfeffermarinade	Portion 85 g	☺	☺ ☺	☺ ☺	☺ ☺
Butterkeks	Stück 4 g	☺	☺ ☺	☺ ☺	10[A] 20
Cafe Latte mit Sirup	Tasse 150 ml	½ +¼ Maß	☺ ☺	☺ ☺	3 6
Cafe Latte ohne Sirup	Tasse 150 ml	¼ +¼ Maß	☺ ☺	☺ ☺	2¾ 5½
Calzone	Stück 168 g	12¼ +10¼ Maß	☺ ☺	☹ 2¾	¼[A] ½
Camembert	Portion 30 g	21½ +18 Maß	☺ ☺	☺ ☺	☺ ☺
Campari®	Glas 200 ml	☺	☺+ ×4½ Maß ☺+ ×2¼ Maß	☹ ¼	☺ ☺
Cape Cod	Glas 200 ml	☺	☺+ ×5 Maß ☺+ ×2½ Maß	☹ 25	☺ ☺
Cappuccino, entkoffeiniert	Tasse 150 ml	½ +¼ Maß	☺ ☺	☺ ☺	2¾ 5¾
Cappuccino, entkoffeiniert, mit Sirup	Tasse 150 ml	½ +¼ Maß	☺ ☺	☺ ☺	3 6¼
Cappuccino, in Flasche	Tasse 150 ml	½ +½ Maß	☺ ☺	☺ ☺	4 8
Capri-Sonne®	Glas 200 ml	☺	☺+ ×1 Maß ☺+ ×½ Maß	☹ 2	☺ ☺
Cashewkerne	Hand 30 g	☺	☺ ☺	☺ ☺	¼[G] ¾
Cayenne Pfeffer	Prise 1 g	☺	51 ☺	☺ ☺	☺ ☺
Chai Tee	Glas 236 ml	☺	☺ ☺	☺ ☺	☺ ☺
Champagner	Glas 200 ml	☺	31¼ 62½	☹ ¾	☺ ☺
Champagner Punch	Glas 200 ml	☺	¾ 1½	☹ 1	☺ ☺
Champignons	EL 15 g	☺	☺+ ×¼ Maß ☺	☹ ¾	12¼[B] 24½

Stichworttabelle	Maß	Lactose 1 + Maß/💊	Fructose* 0 Fructose* 1	Sorbit 0 Sorbit 1	Fruc-/Galactane 0 Fruc-/Galactane 1 📖
Chardonnay	Glas 200 ml	😃	31¼ 62½	☹ ¾	😃 😃
Chayote	Portion 130 g	😃	6¼ 12¾	😃 😃	😃 B 😃
Cheddar Käse	Portion 30 g	43¼ +36 Maß	😃 😃	😃 😃	🙂 🙂
Cherry Coke®	Glas 200 ml	😃	½ 1¼	😃 😃	😃 😃
Chia Samen	Hand 30 g	😃	😃 😃	😃 😃	1¼ G 2¾
Chicorée (Blätter)	Portion 85 g	😃	5¼ 10½	☹ 39	2¼ B 4½
Chicorée Kaffee	Tasse 150 ml	😃	🙂 🙂	☹ 11	☹ E ☹
Chicoréewurzel	Portion 2 g	😃	🙂 🙂	☹ 8¾	½ E 1
Chili con Carne	EL 15 g	😃	🙂 🙂	☹ 55½	3 AC 6
Chilisoße	Portion 68 g	😃	2¾ 5½	☹ ¼	😃 😃
Chinesische Austernsoße	Portion 32 g	😃	😃 😃	😃 😃	😃 😃
Chips mit Salz und Pfeffer	Hand 21 g	😃	54 🙂	☹ 🙂	10¾ A 21½
Chips, gesalzen	Hand 21 g	😃	41¾ 83½	☹ 79¼	10¾ A 21½
Chocolate Chip Cookie	Stück 10 g	😃	😃 😃	☹ 🙂	2½ A 5¼
Chop Suey mit Hähnchen	Portion 166 g	😃	😃 😃	☹ ¼	¼ AB ¾
Chop Suey mit Tofu	Portion 166 g	😃	😃 😃	☹ ¼	😃 😃
Clementine	Portion 140 g	😃	7 14¼	😃 😃	2¼ B 4½

0 *Stufe 0:* Lactosemaßzahl ×½
1 *Stufe 1:* Fructosemaßzahl ×2

+ Maß/💊: Zusätzlich vertragene Maßzahl pro starker Lactasekapsel
Fructose*: Fructose, sorbitkorrigiert

2 *Stufe 2:* Fructose-/Sorbitmaßzahl ×4, Übrige ×2
3 *Stufe 3:* Sorbitmaßzahl ×7, Übrige ×3
📖: Quelle Fruc-/Galactane

😃+ ×[Zahl] Maß: Je zeitgleich verzehrter Portion vertragen Sie bis zu [Zahl] × Fructose(*)-Maßzahl mehr Fructose(*) eines anderen Lebensmittels.

☹: Meiden; ☹[1]: ¼ ab VS 1; ☹[2]: ¼ ab VS 2; ☹[3]: ¼ ab VS 3; 🙂: Enthält nur Spuren; 😃: Ist frei davon

Stichworttabelle	Maß	Lactose + Maß	Fructose* Fructose*	Sorbit Sorbit	Fruc-/Galactane Fruc-/Galactane
Clif Bar®, Chocolate Chip	Stück 68 g	9 +7½ Maß	☺+ ×10 Maß ☺+ ×5 Maß	☹ 2¼	¾ 1½
Clif Bar®, Crunchy Peanut Butter	Stück 68 g	☺	☺+ ×10¼ Maß ☺+ ×5 Maß	☹ 2½	☺ ☺
Clif Bar®, Oatmeal Raisin Walnut	Stück 68 g	☺	☺+ ×10¼ Maß ☺+ ×5 Maß	☹ 1¾	1¾[AG] 3½
Club Soda	Glas 200 ml	☺	☺ ☺	☺ ☺	☺ ☺
Coca Cola®	Glas 200 ml	☺	½ 1¼	☺ ☺	☺ ☺
Coca Cola® lemon	Glas 200 ml	☺	½ 1¼	☺ ☺	☺ ☺
Coca Cola® light®	Glas 200 ml	☺	☺ ☺	☺ ☺	☺ ☺
Cocktailsoße	Portion 68 g	☺	☺+ ×2 Maß ☺+ ×1 Maß	☹ ¾	☺ ☺
Cognac	Glas 200 ml	☺	☺ ☺	☺ ☺	☺ ☺
Cointreau®	Glas 200 ml	☺	☺+ ×4½ Maß ☺+ ×2¼ Maß	☹ ¼	☺ ☺
Coke Zero®	Glas 200 ml	☺	☺ ☺	☺ ☺	☺ ☺
Colby-Jack	Portion 30 g	27¼ +22¾ Maß	☺ ☺	☺ ☺	☺ ☺
Cookie, Macadamianuss mit weißer Schokolade	Stück 38 g	6¾ +5½ Maß	☺ ☺	☺ ☺	½[A] 1¼
Cordon Bleu Hähnchen	Portion 140 g	32¼ +27 Maß	2 4¼	☺ ☺	1[A] 2¼
Corn Flakes (Kellogg's®)	Portion 30 g	☺	☺+ ×1½ Maß ☺+ ×¾ Maß	☹ ☺	1½[A] 3
Couscous	Portion 140 g	☺	☺ ☺	☺ ☺	¼[A] ¾
Cracker, ähnlich Tuc®	Portion 30 g	☺	☺ ☺	☺ ☺	¼[A] ½
Cranberries frisch	Portion 55 g	☺	☺+ ×2¾ Maß ☺+ ×1¼ Maß	☹ 45¼	☺ ☺
Cranberries getrocknet	Portion 40 g	☺	☺+ ×3¼ Maß ☺+ ×1½ Maß	☹ 41½	☺ ☺
Cranberry-Apfelsaft	Glas 200 ml	☺	☹ ¼	☹ ☹[2]	1½[CB] 3

Stichworttabelle	Maß	Lactose 1 + Maß/💊	Fructose* 0 Fructose* 1	Sorbit 0 Sorbit 1	Fruc-/Galactane 0 Fruc-/Galactane 1 📖
Cranberry-Heidelbeer-Mix	Glas 200 ml	☻	☹ ¼	☹ ☹²	☻ ☻
Cranberrysaft	Glas 200 ml	☻	☻+ ×7¼ Maß ☻+ ×3½ Maß	☹ 25	☻ ☻
Crème de Cacao® (Likör)	Glas 200 ml	☻	☺ ☺	☹ 2½	☻ ☻
Cremé de Methe	Glas 200 ml	☻	☻+ ×4½ Maß ☻+ ×2¼ Maß	☹ ¼	☻ ☻
Crème fraîche Dressing Kraft®	Portion 30 g	☻	4½ 9	☻ ☻	☻ ☻
Crêpe	Stück 55 g	1¼ +1 Maß	☻ ☻	☻ ☻	¾ A 1¾
Croissant, mit Früchten	Stück 74 g	3½ +3 Maß	☻+ ×2½ Maß ☻+ ×1¼ Maß	☹ 2	½ A 1¼
Croissant, mit Schokolade	Stück 69 g	3½ +3 Maß	☻+ ×1 Maß ☻+ ×½ Maß	☹ ☺	¾ A 1½
Crunchy Nut Corn Flakes (Kellogg's®)	Portion 30 g	☺	23¾ 47½	☹ 15	1½ A 3
Curaçao	Glas 200 ml	☻	☻+ ×4½ Maß ☻+ ×2¼ Maß	☹ ¼	☻ ☻
Currysoße	Portion 59 g	2 +1½ Maß	☻ ☻	☹ 4	11¼ 22½
Daiquiri	Glas 200 ml	☻	☻ ☻	☻ ☻	☻ ☻
Danone® Activia Yoghurt	Stück 115 g	½ +¼ Maß	☻ ☻	☻ ☻	2¾ 5½
Danone® Aktiva®, light vanille	Stück 115 g	¼ +¼ Maß	¼ ¾	☻ ☻	2 4
Danone® Fruchtjoghurt	Stück 115 g	¼ +¼ Maß	¼ ½	☹ 10¾	2 4
Danone® Honigjoghurt	Stück 150 g	½ +¼ Maß	¼ ½	☹ 3¼	2¾ 5¾
Danone® Schokoladenjoghurt	Stück 150 g	½ +¼ Maß	☻ ☻	☻ ☻	1¼ 2½

0 *Stufe 0:* Lactosemaßzahl ×½
1 *Stufe 1:* Fructosemaßzahl ×2

+ Maß/💊: Zusätzlich vertragene Maßzahl pro starker Lactasekapsel
Fructose*: Fructose, sorbitkorrigiert

² *Stufe 2:* Fructose-/Sorbitmaßzahl ×4, Übrige ×2
³ *Stufe 3:* Sorbitmaßzahl ×7, Übrige ×3
📖: Quelle Fruc-/Galactane

☻+ ×[Zahl] Maß: Je zeitgleich verzehrter Portion vertragen Sie bis zu [Zahl] × Fructose(*)-Maßzahl mehr Fructose(*) eines anderen Lebensmittels.

☹: Meiden; ☹¹: ¼ ab VS 1; ☹²: ¼ ab VS 2; ☹³: ¼ ab VS 3; ☺: Enthält nur Spuren; ☻: Ist frei davon

Stichworttabelle	Maß	Lactose + Maß/	Fructose* Fructose*	Sorbit Sorbit	Fruc-/Galactane Fruc-/Galactane
Datteln	Portion 40 g	☺	☺ ☺	☺ ☺	☺ ☺
Dinkelmehl	Portion 30 g	☺	☺+ ×¼ Maß ☺	☺ ☺	☺ [A] ☺
Distelöl	Portion 13,63 g	☺	☺ ☺	☺ ☺	☺ ☺
Donut, gefüllt	Stück 105 g	2¼ +2 Maß	☺ ☺	☺ ☺	½ [A] 1
Donut, gezuckert	Stück 72,5 g	4¾ +4 Maß	☺ ☺	☺ ☺	¾ [A] 1½
Donut, glasiert	Stück 77 g	4¾ +4 Maß	☺ ☺	☺ ☺	½ [A] 1¼
Donut, mit Kokosnuss	Stück 79 g	4¾ +4 Maß	☺ ☺	☺ ☺	½ [A] 1¼
Doppelkeks	Stück 14,5 g	☺	☺ ☺	☹ ☺	3½ [A] 7
Doppelkeks, Vanille	Stück 15 g	9 +7½ Maß	☺ ☺	☺ ☺	3 [A] 6¼
Doppelkeks, zuckerfrei	Stück 12 g	☺	13¾ 27¾	☹ ☹	4¼ [A] 8½
Dr. Pepper® Zero	Glas 200 ml	☺	☺ ☺	☺ ☺	☺ ☺
Dunkelstreifiger Scheidling	Portion 85 g	☺	☺ ☺	☹ ¼	☺ ☺
Edamer	Portion 30 g	6¾ +5¾ Maß	☺ ☺	☺ ☺	38¾ 77½
Eierkuchen	Stück 35 g	5¼ +4¼ Maß	☺ ☺	☺ ☺	1½ [A] 3
Eierlikör	Glas 200 ml	¼ +0,24 Maß	☺+ ×4¾ Maß ☺+ ×2¼ Maß	☺ ☺	1½ 3¼
Eisbergsalat	Portion 85 g	☺	6½ 13	☹ 19½	☺ [CB] ☺
Eiscreme light	TL 5 g	9¾ +8 Maß	2¼ 4¾	☹ ¼	54¾ ☺
Elektrolyte Getränk	Glas 200 ml	☺	☺+ ×9¾ Maß ☺+ ×4¾ Maß	☺ ☺	☺ ☺
Endiviensalat	Portion 85 g	☺	☺ ☺	☹ 3	3¾ [C] 7½
Englischer Muffin, Rosinen	Stück 66 g	1¼ +1 Maß	2 4	☹ 2¼	¾ [A] 1½

Stichworttabelle	Maß	Lactose 1 + Maß/[Kapsel]	Fructose* 0 Fructose* 1	Sorbit 0 Sorbit 1	Fruc-/Galactane 0 Fruc-/Galactane 1 [Buch]
Englisches Muffin-Brot	Scheibe 42 g	☺	38¼ 76¾	☺ ☺	1¾ A 3½
Enoki, Asiapilz	EL 15 g	☺	☺ ☺	☹ ¾	☺ ☺
Erbsen	EL 15 g	☺	9½ 19¼	☹ 3½	1¼ A 2½
Erbseneintopf	EL 15 g	☺	☺ ☺	☹ 5½	1¼ AB 2½
Erbsensprossen, gekocht	EL 15 g	☺	☺ ☺	☺ ☺	1¼ A 2½
Erbsensuppe	EL 15 g	☺	☺ ☺	☹ 20	3¼ AC 6¾
Erdbeeren	Portion 140 g	☺	½ 1¼	☹ ¼	☺ C ☺
Erdbeerkuchen	Stück 122 g	☺	1¾ 3¾	☹ ¾	¼ A ¾
Erdbeermilch	Glas 200 ml	¼ +¼ Maß	☺ ☺	☺ ☺	1¾ 3½
Erdbeermilchshake (Wendy's®)	Glas 200 ml	¼ +¼ Maß	☺+ ×4¼ Maß ☺+ ×2 Maß	☹ 3¼	1¾ 3¾
Erdbeersaft	Glas 200 ml	☺	☹ ¼	☹ ¾	☺ C ☺
Erdnussbutter. Ungesalzen	Portion 32 g	☺	☺+ ×¼ Maß ☺	☺ ☺	☺ G ☺
Erdnussbutterkekse	Stück 34 g	23¾ +19¾ Maß	2 4	☹ 10¾	1½ A 3
Erdnüsse mit rotem Zucker-mantel	Hand 30 g	☺	☺+ ×1¾ Maß ☺+ ×¾ Maß	☺ ☺	☺ G ☺
Erdnüsse, geröstet und gesalzen	Hand 30 g	☺	☺ ☺	☺ ☺	☺ G ☺
Erdnusssoße	Portion 35 g	☺	☺ ☺	☹ 8¼	☺ G ☺
Espresso	Tasse 150 ml	☺	☺ ☺	☺ ☺	☺ ☺

0 *Stufe 0:* Lactosemaßzahl ×½
1 *Stufe 1:* Fructosemaßzahl ×2
2 *Stufe 2:* Fructose-/Sorbitmaßzahl ×4, Übrige ×2
3 *Stufe 3:* Sorbitmaßzahl ×7, Übrige ×3
[Buch]: Quelle Fruc-/Galactane

+ Maß/[Kapsel]: Zusätzlich vertragene Maßzahl pro starker Lactasekapsel
Fructose*: Fructose, sorbitkorrigiert
☺+ ×[Zahl] Maß: Je zeitgleich verzehrter Portion vertragen Sie bis zu [Zahl] × Fructose(*)-Maßzahl mehr Fructose(*) eines anderen Lebensmittels.

☹: Meiden; ☹[1]: ¼ ab VS 1; ☹[2]: ¼ ab VS 2; ☹[3]: ¼ ab VS 3; ☺: Enthält nur Spuren; ☺: Ist frei davon

Stichworttabelle	Maß	Lactose + Maß/	Fructose* Fructose*	Sorbit Sorbit	Fruc-/Galactane Fruc-/Galactane
Espresso mit Sirup	Tasse 150 ml	☺	☺ ☺	☺ ☺	☺ ☺
Falafel	Portion 55 g	☺	☺ ☺	☹ 1¾	¾ G 1½
Fanta®	Glas 200 ml	☺	8¼ 16½	☺ ☺	☺ ☺
Fanta® Himbeere	Glas 200 ml	☺	☹ ¼	☺ ☺	☺ ☺
Fanta®, zero	Glas 200 ml	☺	☺ ☺	☺ ☺	☺ ☺
Feige gekocht, getrocknet und gesüßt	Stück 50 g	☺	☺+ ×¾ Maß ☺+ ×¼ Maß	☺ ☺	☺ ☺
Feigen, frisch	Stück 50 g	☺	☺+ ×2 Maß ☺+ ×1 Maß	☺ ☺	☺ ☺
Feingebäck mit Orangengeschmack (ähnlich Bahlsen® Azora)	Stück 3,75 g	32½ +27 Maß	☺ ☺	☺ ☺	12¼ A 24¾
Fenchelknolle	Portion 85 g	☺	☺+ ×¾ Maß ☺+ ×¼ Maß	☹ 2	1¼ B 2¾
Fencheltee	Glas 236 ml	☺	☺ ☺	☺ ☺	½ G 1¼
Fetakäse	Portion 30 g	2¼ +2 Maß	☺ ☺	☺ ☺	13½ 27
Fetakäse, fettfrei	Portion 30 g	¾ +¾ Maß	☺ ☺	☺ ☺	5 10¼
Fisch mit weißer Soße	Portion 181 g	1½ +1¼ Maß	☺ ☺	☺ ☺	☺ ☺
Fischkroketten	Portion 85 g	2¼ +1¾ Maß	☺ ☺	☹ ☺	1¾ A 3½
Fischstäbchen	Portion 85 g	☺	☺ ☺	☺ ☺	2 A 4
Fleischwurst	Portion 55 g	2¼ +1¾ Maß	☺+ ×¼ Maß ☺	☺ ☺	☺ ☺
Fleischwurst, fettreduziert	Portion 55 g	☺	☺+ ×½ Maß ☺+ ×¼ Maß	☺ ☺	☺ ☺
Fleischwurst, Rind	Portion 55 g	☺	☺+ ×5¾ Maß ☺+ ×2¾ Maß	☺ ☺	☺ ☺
Focaccia	Portion 50 g	☺	☺ ☺	☺ ☺	1 A 2¼

Stichworttabelle	Maß	Lactose 1 + Maß/Kapsel	Fructose* 0 Fructose* 1	Sorbit 0 Sorbit 1	Fruc-/Galactane 0 Fruc-/Galactane 1 📖
Fonduekäse	Portion 53 g	☺	☻+ ×¼ Maß ☻	☹ 5	☺ ☺
Französische Zwiebelsuppe	Portion 126 g	☺	☻+ ×1½ Maß ☻+ ×¾ Maß	☹ 2	¼ CB ¾
French Dressing Kraft®	Portion 30 g	☻	64 ☺	☹ ☺	☻ ☻
Frikadellen	Portion 85 g	2¼ +1¾ Maß	☻ ☻	☹ ☺	☻ ☻
Frischkäse	Portion 30 g	2¾ +2¼ Maß	☻ ☻	☻ ☻	15¾ 31½
Frischkäse mit Kräutern	Portion 30 g	2½ +2 Maß	☻ ☻	☻ ☻	14 28
Froot Loops (Kellogg's®)	Portion 30 g	☻	☻ ☻	☻ ☻	½ A 1¼
Frosties (Kellogg's®)	Portion 30 g	☻	☻ ☻	☹ ☺	1½ A 3
Frosties (Kellogg's®), zucker-reduziert	Portion 30 g	☻	☻+ ×¼ Maß ☻	☹ ☺	1½ A 3
Fruchtjoghurt	EL 15 g	2¾ +2¼ Maß	¾ 1½	☹ 60½	16 32¼
Fruchtsaftgummibären	Hand 30 g	☻	☻+ ×3½ Maß ☻+ ×1¾ Maß	☹ ☺	☻ ☻
Fruchtsorbet	Portion 106 g	☻	☻+ ×5½ Maß ☻+ ×2¾ Maß	☻ ☻	☻ ☻
Frühlingsrolle	Portion 140 g	☻	21 42	☹ 2¾	¼ ½
Frühlingszwiebeln	Stück 15,7 g	☻	☻+ ×¼ Maß ☻	☹ 6	¼ G ¾
Garnelen in Knusperkruste	Portion 85 g	☻	☻ ☻	☻ ☻	2 A 4
Garnelen mit Gewürzmarinade	Portion 85 g	☻	☺ ☺	☻ ☻	☻ ☻
Garnelen, Parmesansoße	Portion 85 g	☺	☻ ☻	☻ ☻	☺ ☺

0 *Stufe 0:* Lactosemaßzahl ×½
1 *Stufe 1:* Fructosemaßzahl ×2

+ Maß/Kapsel: Zusätzlich vertragene Maßzahl pro starker Lactasekapsel
Fructose*: Fructose, sorbitkorrigiert

2 *Stufe 2:* Fructose-/Sorbitmaßzahl ×4, Übrige ×2
3 *Stufe 3:* Sorbitmaßzahl ×7, Übrige ×3
📖: Quelle Fruc-/Galactane

☻+ ×[Zahl] Maß: Je zeitgleich verzehrter Portion vertragen Sie bis zu [Zahl] × Fructose(*)-Maßzahl mehr Fructose(*) eines anderen Lebensmittels.

☹: Meiden; ☹[1]: ¼ ab VS 1; ☹[2]: ¼ ab VS 2; ☹[3]: ¼ ab VS 3; ☺: Enthält nur Spuren; ☻: Ist frei davon

Stichworttabelle	Maß	Lactose + Maß/	Fructose* Fructose*	Sorbit Sorbit	Fruc-/Galactane Fruc-/Galactane
Gartenbohnen	Portion 90 g	☺	☺ ☺	☺ ☺	¼ [A] ½
Gartensalat (Kopfsalat)	Portion 85 g	☺	8¼ 16¾	☹ 16¾	☺ [CB] ☺
Gatorade®, alle Geschmacksrichtungen	Glas 200 ml	7½ +6¼ Maß	☺+ ×1¼ Maß ☺+ ×½ Maß	☺ ☺	41½ 83¼
Gatorade®, Powder alle Geschmacksrichtungen	Glas 200 ml	☺	☺+ ×10½ Maß ☺+ ×5¼ Maß	☺ ☺	☺ ☺
gebrannte Mandeln	Hand 30 g	☺	2 4¼	☹ 5½	½ [G] 1¼
Gekochte Tomaten	Portion 85 g	☺	4¼ 8½	☹ ¾	6½ [B] 13
Gelatine	Stück 1,75 g	☺	☺ ☺	☺ ☺	☺ ☺
Gelatine ohne Zucker	Stück 5 g	☺	☺ ☺	☺ ☺	☺ ☺
Gemeiner Bocksdorn	Portion 140 g	☺	☺+ ×1 Maß ☺+ ×½ Maß	☺ ☺	☺ ☺
Gemüselasagne	EL 15 g	66¾ +55½ Maß	☺ ☺	☹ 2¾	81½ [A] ☺
Gemüsesaft	Glas 200 ml	☺	¼ ¾	☹ 3	2¾ [B] 5½
Gerstenmehl	Portion 30 g	☺	☺ ☺	☺ ☺	6¼ [AD] 12¾
Gewürzspekulatius	Stück 10 g	☺	☺ ☺	☺ ☺	6¼ [A] 12¾
Gibson	Glas 200 ml	☺	☺ ☺	☹ 3¼	☺ ☺
Gin	Glas 200 ml	☺	☺ ☺	☺ ☺	☺ ☺
Ginger Ale	Glas 200 ml	☺	☹ ☹[2]	☺ ☺	☺ ☺
Ginkonuss	Hand 30 g	☺	☺ ☺	☺ ☺	☺ ☺
Glaceau® multi-v	Glas 200 ml	☺	☹ ¼	☹ ☹[2]	☺ ☺
Glaceau® vitaminwater defense	Glas 200 ml	☺	☹ ☹[2]	☺ ☺	☺ ☺
Glaceau® vitaminwater essential	Glas 200 ml	☺	☹ ☹[2]	☺ ☺	☺ ☺

Stichworttabelle	Maß	Lactose (Stufe 1) + Maß/(Kapsel)	Fructose* (Stufe 0) Fructose* (Stufe 1)	Sorbit (Stufe 0) Sorbit (Stufe 1)	Fruc-/Galactane (Stufe 0) Fruc-/Galactane (Stufe 1) (Quelle)
Glaceau® vitaminwater ignite	Glas 200 ml	☺	☹ ☹²	☺ ☺	☺ ☺
Glaceau® vitaminwater power-c	Glas 200 ml	☺	☹ ☹²	☺ ☺	☺ ☺
Glaceau® vitaminwater restore	Glas 200 ml	☺	☹ ☹²	☺ ☺	☺ ☺
Glutenfreies Brot	Scheibe 42 g	☺	☺ ☺	☺ ☺	3½ A 7
Gnocchi (Kartoffelbasis)	Portion 188 g	2½ +2 Maß	☺ ☺	☺ ☺	14 A 28¼
Gnocchi auf Weizenbasis mit Käse	Portion 70 g	28 +23¼ Maß	☺ ☺	☺ ☺	1 A 2¼
Gorgonzola	Portion 30 g	20 +16½ Maß	☺ ☺	☺ ☺	☺ ☺
Gouda	Portion 30 g	4½ +3¾ Maß	☺ ☺	☺ ☺	25 50
Granatapfel	EL 15 g	☺	☺+ ×½ Maß ☺+ ×¼ Maß	☹ 2	☺ ☺
Granatapfelsaft	Glas 200 ml	☺	¾ 1½	☹ ☹²	☺ ☺
Grand Marnier®	Glas 200 ml	☺	☺+ ×4½ Maß ☺+ ×2¼ Maß	☹ ¼	☺ ☺
Grapefruit pink	Portion 140 g	☺	2 4¼	☺ ☺	1½ CB 3
Grapefruitsaft	Glas 200 ml	☺	☺+ ×5 Maß ☺+ ×2½ Maß	☹ ¼	1 CB 2
Grasshopper	Glas 200 ml	1¼ +1 Maß	☺+ ×1¼ Maß ☺+ ×½ Maß	☹ ¾	7 14
Griechischer Joghurt, fettreduziert natur	Stück 250 g	¼ +¼ Maß	☺ ☺	☺ ☺	2½ 5
Grüner Tee, stark	Glas 200 ml	☺	☺ ☺	☺ ☺	☺ G ☺
Grünkohl	Portion 85 g	☺	☺ ☺	☹ ¾	☺ ☺

(Stufe 0) *Stufe 0:* Lactosemaßzahl ×½
(Stufe 1) *Stufe 1:* Fructosemaßzahl ×2
(Stufe 2) *Stufe 2:* Fructose-/Sorbitmaßzahl ×4, Übrige ×2
(Stufe 3) *Stufe 3:* Sorbitmaßzahl ×7, Übrige ×3
(Quelle): Quelle Fruc-/Galactane

+ Maß/(Kapsel): Zusätzlich vertragene Maßzahl pro starker Lactasekapsel
Fructose*: Fructose, sorbitkorrigiert

☺+ ×[Zahl] Maß: Je zeitgleich verzehrter Portion vertragen Sie bis zu [Zahl] × Fructose(*)-Maßzahl mehr Fructose(*) eines anderen Lebensmittels.

☹: Meiden; ☹¹: ¼ ab VS 1; ☹²: ¼ ab VS 2; ☹³: ¼ ab VS 3; ☺: Enthält nur Spuren; ☺: Ist frei davon

Stichworttabelle	Maß	Lactose + Maß/	Fructose* Fructose*	Sorbit Sorbit	Fruc-/Galactane Fruc-/Galactane
Guave	Stück	☺	2¼	☹	☺
	250 g		5	½	☺
Gulasch, Rind	EL	☺	☺	☹	☺
	15 g		☺	4	☺
Gummibären	Hand	☺	☺+ ×3½ Maß	☹	☺
	30 g		☺+ ×1¾ Maß	☺	☺
Gummibären, zuckerfrei	TL	☺	10	☹	☺
	5 g		20¼	☹[3]	☺
Gummiwürmer	Hand	☺	☺+ ×3½ Maß	☹	☺
	30 g		☺+ ×1¾ Maß	☺	☺
Gummiwürmer, zuckerfrei	TL	☺	10	☹	☺
	5 g		20¼	☹[3]	☺
Gurke	Portion	☺	4¾	☹	☺[B]
	85 g		9¾	1	☺
Gurke, ohne Schale	Portion	☺	5¼	☹	☺[B]
	85 g		10½	1	☺
Häagen-Dazs® Eiscreme BAI-LEYS®	Portion	½	☺+ ×2¾ Maß	☹	1½
	102 g	+¼ Maß	☺+ ×1¼ Maß	☺	3
Häagen-Dazs® Eiscreme Cherry	Portion	½	☺+ ×4½ Maß	☺	3¼
	101 g	+½ Maß	☺+ ×2¼ Maß	☺	6½
Häagen-Dazs® Eiscreme Chocolate	Portion	¼	☺+ ×2¾ Maß	☹	1¼
	106 g	+¼ Maß	☺+ ×1¼ Maß	☺	2¾
Häagen-Dazs® Eiscreme Coffee	Portion	¼	☺+ ×2¾ Maß	☹	2½
	106 g	+¼ Maß	☺+ ×1¼ Maß	☺	5¼
Häagen-Dazs® Eiscreme Cookies & Cream	Portion	½	☺+ ×4½ Maß	☺	3¼
	102 g	+¼ Maß	☺+ ×2¼ Maß	☺	6½
Häagen-Dazs® Eiscreme Erdbeere	Portion	½	☺+ ×4¾ Maß	☺	3
	106 g	+¼ Maß	☺+ ×2¼ Maß	☺	6¼
Häagen-Dazs® Eiscreme Mango	Portion	¼	☺+ ×2¼ Maß	☺	2¼
	106 g	+¼ Maß	☺+ ×1 Maß	☺	4¾
Häagen-Dazs® Eiscreme Pecanuss	Portion	½	☺+ ×4¾ Maß	☺	2¼
	106 g	+½ Maß	☺+ ×2¼ Maß	☺	4¾
Häagen-Dazs® Eiscreme Pistazie	Portion	½	☺+ ×4¾ Maß	☺	½
	106 g	+½ Maß	☺+ ×2¼ Maß	☺	1¼
Häagen-Dazs® Eiscreme Rocky Road	Portion	¼	☺+ ×2¾ Maß	☹	2½
	104 g	+¼ Maß	☺+ ×1¼ Maß	☺	5¼
Häagen-Dazs® Eiscreme Secret Sensations Crème Brûlée	Portion	½	☺+ ×4¾ Maß	☺	3
	107 g	+¼ Maß	☺+ ×2¼ Maß	☺	6¼
Häagen-Dazs® Eiscreme Vanille	Portion	½	☺+ ×4¾ Maß	☺	3½
	106 g	+½ Maß	☺+ ×2¼ Maß	☺	7

Stichworttabelle	Maß	Lactose [1] + Maß/💊	Fructose* [0] Fructose* [1]	Sorbit [0] Sorbit [1]	Fruc-/Galactane [0] Fruc-/Galactane [1] 📖
Hackbraten	Portion 85 g	2¼ +2 Maß	☺+ ×¼ Maß ☺	☹ 3½	☺ ☺
Haferflocken	Portion 55 g	☺	☺ ☺	☺ ☺	1¼ A 2¾
Hafermilch	Glas 200 ml	☺	🙂 🙂	☺ ☺	¼ A ¾
Hagebutte	Portion 140 g	☺	☺+ ×½ Maß ☺+ ×¼ Maß	☺ ☺	☺ ☺
Hähnchen Klöße Suppe	Portion 126 g	7¼ +6 Maß	☺ ☺	☹ 2¼	2¼ 4½
Hähnchen mit Käsesoße	Portion 216 g	1 +¾ Maß	5 10	☹ ½	☺ ☺
Hähnchen Süß-sauer	EL 15 g	☺	2½ 5	☹ 🙂	☺ ☺
Hähnchencremesuppe	Portion 126 g	6½ +5½ Maß	🙂 🙂	☹ 26¼	37¼ CB 74¾
Hähnchenkuchen	Portion 85 g	1½ +1¼ Maß	14 28	☹ 58¾	3¼ B 6½
Halbfettmargarine	Portion 9 g	21¾ +18 Maß	☺ ☺	☺ ☺	🙂 🙂
Halva (Belgisches Nougat)	Portion 40 g	☺	☺+ ×1½ Maß ☺+ ×¾ Maß	☺ ☺	1¼ A 2¾
Hamburgersoße	Portion 203 g	☺	☺ ☺	☹ 12¼	☺ ☺
Hartweizengrieß	Portion 30 g	☺	☺ ☺	☺ ☺	1¼ AD 2¾
Harvey Wallbanger	Glas 200 ml	☺	16½ 33¼	☹ ¼	☺ ☺
Haselnüsse	Hand 30 g	☺	☺ ☺	☹ 8¼	2¾ G 5¾
Heidelbeere	Portion 140 g	☺	3¾ 7¾	☺ ☺	¾ B 1½
Heidelbeersaft	Glas 200 ml	☺	¼ ½	☺ ☺	☺ ☺

[0] *Stufe 0:* Lactosemaßzahl ×½
[1] *Stufe 1:* Fructosemaßzahl ×2

+ Maß/💊: Zusätzlich vertragene Maßzahl pro starker Lactasekapsel
Fructose*: Fructose, sorbitkorrigiert

[2] *Stufe 2:* Fructose-/Sorbitmaßzahl ×4, Übrige ×2
[3] *Stufe 3:* Sorbitmaßzahl ×7, Übrige ×3
📖: Quelle Fruc-/Galactane

☺+ ×[Zahl] Maß: Je zeitgleich verzehrter Portion vertragen Sie bis zu [Zahl] × Fructose(*)-Maßzahl mehr Fructose(*) eines anderen Lebensmittels.

☹: Meiden; ☹[1]: ¼ ab VS 1; ☹[2]: ¼ ab VS 2; ☹[3]: ¼ ab VS 3; 🙂: Enthält nur Spuren; ☺: Ist frei davon

Stichworttabelle	Maß	Lactose + Maß/	Fructose* Fructose*	Sorbit Sorbit	Fruc-/Galactane Fruc-/Galactane
Heinz® 57 Soße	Portion 15,63 g	☺	☺+ ×¼ Maß ☺	☹ 3¾	☺ ☺
Heiße Schokolade, weiß	Tasse 150 ml	¼ +¼ Maß	☺+ ×½ Maß ☺+ ×¼ Maß	☺ ☺	1¾ 3¾
Hickorynuss	Hand 30 g	☺	☺ ☺	☺ ☺	2¾[G] 5¾
Himbeer-Cranberrysaft	Glas 200 ml	☺	☹ ¼	☹ ☹[2]	¾[B] 1½
Himbeersaft	Glas 200 ml	☺	☹ ☹[2]	☹ ☹[2]	¾[B] 1½
Himbeeren	Portion 140 g	☺	½ 1¼	☹ 1½	1[B] 2¼
Hirse	Portion 30 g	☺	☺ ☺	☺ ☺	☺ ☺
Holunderbeeren	Portion 140 g	☺	¼ ½	☺ ☺	☺ ☺
Honig	Portion 21,19 g	☺	¼ ¾	☹ 1¼	☺ ☺
Honigmelone	Portion 140 g	☺	¾ 1½	☺ ☺	1½[B] 3¼
Honig-Senf Soße	Portion 28 g	☺	4¾ 9½	☺ ☺	☺ ☺
Hot Dog	Stück 199 g	☺	☺+ ×1¾ Maß ☺+ ×¾ Maß	☹ 8¼	¼[A] ½
Hühnchen mit Haut	Portion 85 g	☺	☺ ☺	☺ ☺	☺ ☺
Hühnerfrikassee	Portion 244 g	☺	☺ ☺	☺ ☺	5¾[C] 11½
Hühnersuppe klassisch	Portion 245 g	☺	☺ ☺	☹ 1	1¼ 2½
Hühner-WanTan Suppe	Portion 245 g	☺	☺ ☺	☹ 40¾	☺ ☺
Ingwer	Prise 1 g	☺	89¼ ☺	☺ ☺	☺[B] ☺
Ingwer und Wasabi	Prise 1 g	☺	☺ ☺	☹ ☺	☺[B] ☺
Ingwerplätzchen	Stück 7,5 g	☺	☺ ☺	☺ ☺	8½[A] 17¼
Ingwersoße	Portion 32 g	☺	☺ ☺	☹ 9¼	☺[B] ☺

Stichworttabelle	Maß	Lactose (1) + Maß/💊	Fructose* (0) Fructose* (1)	Sorbit (0) Sorbit (1)	Fruc-/Galactane (0) Fruc-/Galactane (1) 📖
Ingwerwurzel	Portion 4 g	☺	89¼ ☺	☺ ☺	☺B ☺
Instantkaffee	Tasse 150 ml	☺	8¼ 16½	☹ ☹²	☺ ☺
Irish Coffee mit Sahne	Tasse 150 ml	3¾ +3 Maß	☺ ☺	☺ ☺	21 42
Italian Dressing Kraft®	Portion 30 g	☺	☺+ ×¾ Maß ☺+ ×¼ Maß	☺ ☺	☺ ☺
Jackfrucht	EL 15 g	☺	☺ ☺	☹ ½	☺ ☺
Jasmintee	Glas 200 ml	☺	☺ ☺	☺ ☺	☺ ☺
Jelly Beans®	Hand 30 g	☺	☺+ ×9¾ Maß ☺+ ×4¾ Maß	☺ ☺	☺ ☺
Jelly Beans®, zuckerfrei	TL 5 g	☺	12¼ 24½	☹ ☹	☺ ☺
Joghurt mit Cerealien	Stück 250 g	¼ +0,24 Maß	☺ ☺	☹ 6½	1½ 3
Joghurt, Blaubeere	Stück 250 g	¼ +¼ Maß	☺+ ×1 Maß ☺+ ×½ Maß	☺ ☺	1¾ 3½
Joghurt, Erdbeere	Stück 250 g	¼ +¼ Maß	4 8¼	☹ 2	1¾ 3½
Joghurt, fettfrei Erdbeere	Stück 250 g	¼ +¼ Maß	☺+ ×¾ Maß ☺+ ×¼ Maß	☹ 3½	1¾ 3½
Joghurt, fettfrei Himbeere	Stück 250 g	¼ +¼ Maß	☺+ ×¾ Maß ☺+ ×¼ Maß	☹ 20	1¾ 3½
Joghurt, fettfrei natur	Stück 150 g	¼ +0,22 Maß	☺ ☺	☺ ☺	1¼ 2¾
Joghurt, fettfrei Pfirsich	Stück 250 g	¼ +¼ Maß	☺+ ×1 Maß ☺+ ×½ Maß	☹ 4¼	1¾ 3½
Joghurt, fettfrei Sauerkirsche	EL 15 g	5¼ +4½ Maß	☺ ☺	☹ 3¾	30¼ 60¾
Joghurt, fettfrei Vanille	Stück 150 g	¼ +¼ Maß	30¼ 60½	☹ 13¼	2¼ 4½

(0) *Stufe 0:* Lactosemaßzahl ×½
(1) *Stufe 1:* Fructosemaßzahl ×2
(2) *Stufe 2:* Fructose-/Sorbitmaßzahl ×4, Übrige ×2
(3) *Stufe 3:* Sorbitmaßzahl ×7, Übrige ×3
📖: Quelle Fruc-/Galactane

+ Maß/💊: Zusätzlich vertragene Maßzahl pro starker Lactasekapsel
Fructose*: Fructose, sorbitkorrigiert

☺+ ×[Zahl] Maß: Je zeitgleich verzehrter Portion vertragen Sie bis zu [Zahl] × Fructose(*)-Maßzahl mehr Fructose(*) eines anderen Lebensmittels.

☹: Meiden; ☹¹: ¼ ab VS 1; ☹²: ¼ ab VS 2; ☹³: ¼ ab VS 3; ☺: Enthält nur Spuren; ☺: Ist frei davon

Stichworttabelle	Maß	Lactose + Maß/	Fructose* Fructose*	Sorbit Sorbit	Fruc-/Galactane Fruc-/Galactane
Joghurt, fettfrei Zitrone	Stück 150 g	½ +¼ Maß	☺+ ×½ Maß ☺+ ×¼ Maß	☺ ☺	3 6
Joghurt, gesüßt mit Aspartam	EL 15 g	4 +3¼ Maß	☺ ☺	☺ ☺	22½ 45
Joghurt, gesüßt mit Sucralose	Stück 250 g	¼ +¼ Maß	40 80	☺ ☺	1½ 3¼
Joghurt, Karamell	Stück 100 g	½ +½ Maß	☺+ ×½ Maß ☺+ ×¼ Maß	☺ ☺	4 8
Joghurt, Schokolade	Stück 150 g	½ +¼ Maß	66½ ☺	☺ ☺	3 6¼
Joghurt-Kräuter Dressing Kraft®	Portion 30 g	☺	☺+ ×½ Maß ☺+ ×¼ Maß	☹ 12¼	☺ ☺
Johannisbeersaft, schwarz	Glas 200 ml	☺	☺+ ×1½ Maß ☺+ ×¾ Maß	☹ 1½	☺ ☺
Kaffee Americano	Tasse 150 ml	☺	☺ ☺	☺ ☺	☺ ☺
Kaffee Americano mit Sirup	Tasse 150 ml	☺	☺ ☺	☺ ☺	☺ ☺
Kaffee aus FertigMix	Tasse 150 ml	☺	☺ ☺	☹ 66½	☺ ☺
Kaffee, entkoffeiniert	Tasse 150 ml	☺	☺ ☺	☺ ☺	☺ ☺
Kaffeelikör	Glas 200 ml	☺	☺ ☺	☹ 2½	☺ ☺
Kaffeesahnetorte	Portion 87,5 g	½ +¼ Maß	☺+ ×2¼ Maß ☺+ ×1 Maß	☹ ☺	½[A] 1
Kaffeesubstitut, koffeinfrei, Kaffee Caro® Kaffee	Tasse 150 ml	☺	☺ ☺	☺ ☺	☺ ☺
Kaffeeteilchen, glasiert mit Pudding	Stück 125 g	3 +2½ Maß	☺ ☺	☺ ☺	¼[D] ½
Kaffeeweißer	Portion 22,64 g	¼ +0,21 Maß	☺ ☺	☺ ☺	1¼ 2¾
Kaffegebäck mit Nougat	Portion 14 g	☺	☺ ☺	☺ ☺	3½[A] 7¼
Kakao, selbstgemacht	Tasse 150 ml	¼ +¼ Maß	27¾ 55½	☹ 66½	1¾ 3¾
Kaki	Stück 140 g	☺	2¾ 5¾	☺ ☺	1[C] 2
Kamellen	Stück 8,6 g	☺	☺+ ×4¼ Maß ☺+ ×2 Maß	☺ ☺	☺ ☺

Stichworttabelle	Maß	Lactose 1 + Maß/💊	Fructose* 0 Fructose* 1	Sorbit 0 Sorbit 1	Fruc-/Galactane 0 Fruc-/Galactane 1 📖
Kamikaze	Glas 200 ml	☺	☺+ ×1½ Maß ☺+ ×¾ Maß	☹ 1	☺ ☺
Kamilletee	Glas 236 ml	☺	☺ ☺	☺ ☺	½[G] 1¼
Kapern	Prise 1 g	☺	☺ ☺	☹ 70¼	☺ ☺
Karamellbonbon	Stück 6,9 g	8 +6½ Maß	☺+ ×½ Maß ☺+ ×¼ Maß	☺ ☺	44¾ 89¾
Karamellkeks	Stück 15,5 g	12¼ +10¼ Maß	½ 1	☹ ☺	3[A] 6¼
Karamellsoße	Portion 41 g	6 +5 Maß	☺+ ×6 Maß ☺+ ×3 Maß	☺ ☺	33¾ 67¾
Karamellteilchen	Stück 71 g	8¾ +7¼ Maß	☺+ ×¾ Maß ☺+ ×¼ Maß	☺ ☺	½[D] 1
Karotten gekocht	Portion 85 g	☺	☺ ☺	☹ ½	☺[B] ☺
Karotten roh	Stück 61 g	☺	☺ ☺	☹ ¾	☺[B] ☺
Karottensaft	Glas 200 ml	☺	☺+ ×1 Maß ☺+ ×½ Maß	☹ 4	☺[B] ☺
Kartoffel gekocht ohne Schale	Portion 110 g	☺	☺ ☺	☹ 45¼	☺[B] ☺
Kartoffelbrot	Scheibe 34 g	6¼ +5¼ Maß	☺ ☺	☹ ☺	1½[A] 3
Kartoffelcremesuppe	Portion 23 g	3¼ +2¾ Maß	☺ ☺	☹ 3	5 10
Kartoffelgratin	Portion 140 g	1 +¾ Maß	☺ ☺	☹ 7¾	6¼[B] 12½
Kartoffelklöße	Portion 140 g	45½ +37¾ Maß	☺+ ×¼ Maß ☺	☹ 35½	☺[C] ☺
Kartoffeln gekocht mit Schale	Portion 110 g	☺	☺ ☺	☹ 45¼	☺[B] ☺
Kartoffelsalat mit Ei und Mayonnaise	Portion 140 g	☺	☺+ ×½ Maß ☺+ ×¼ Maß	☹ 2	1[CB] 2

0 *Stufe 0:* Lactosemaßzahl ×½
1 *Stufe 1:* Fructosemaßzahl ×2

+ Maß/💊: Zusätzlich vertragene Maßzahl pro starker Lactasekapsel
Fructose*: Fructose, sorbitkorrigiert

2 *Stufe 2:* Fructose-/Sorbitmaßzahl ×4, Übrige ×2
3 *Stufe 3:* Sorbitmaßzahl ×7, Übrige ×3
📖: Quelle Fruc-/Galactane

☺+ ×[Zahl] Maß: Je zeitgleich verzehrter Portion vertragen Sie bis zu [Zahl] × Fructose(*)-Maßzahl mehr Fructose(*) eines anderen Lebensmittels.

☹: Meiden; ☹[1]: ¼ ab VS 1; ☹[2]: ¼ ab VS 2; ☹[3]: ¼ ab VS 3; ☺: Enthält nur Spuren; ☺: Ist frei davon

Stichworttabelle	Maß	Lactose + Maß/	Fructose* Fructose*	Sorbit Sorbit	Fruc-/Galactane Fruc-/Galactane
Kartoffelsalat mit Essig Öl und Schinken	Portion 140 g	☺	☺+ ×¼ Maß ☺	☹ 4¾	1[CB] 2
Kartoffelsticks	Hand 21 g	☺	☺ ☺	☹ 79¼	10¾[A] 21½
Kartoffelsuppe mit Broccoli und Käse	Portion 245 g	29¾ +24¾ Maß	☺ ☺	☹ 13½	½[AC] 1
Käsecräcker	Stück 3 g	☺	☺ ☺	☺ ☺	3½[A] 7
Käseflips	Hand 21 g	4 +3¼ Maß	☺ ☺	☹ ☺	7¼[A] 14½
Käsekuchen, selbstgemacht	Stück 220 g	½ +½ Maß	☺+ ×½ Maß ☺+ ×¼ Maß	☺ ☺	☹[A] ¼
Käselasagne	Portion 140 g	25¾ +21½ Maß	11 22¼	☹ ¾	¾[A] 1½
Käseravioli	Portion 170 g	88 +73½ Maß	☺ ☺	☺ ☺	¾[A] 1½
Käsesoße	Portion 66 g	¼ +¼ Maß	☺ ☺	☺ ☺	1¾ 3¾
Kastanien	Portion 30 g	☺	☺ ☺	☹ 6	☺ ☺
Kastanien, geröstet	Portion 30 g	☺	☺ ☺	☹ 3	☺ ☺
Kaugummi	Stück 3 g	☺	☺ ☺	☺ ☺	☺ ☺
Kaugummi, zuckerfrei	Stück 2 g	☺	¼ ¾	☹ ☹[2]	☺ ☺
Kaviar	EL 15 g	☺	☺ ☺	☺ ☺	☺ ☺
Kefir	Portion 220 g	¼ +¼ Maß	☺ ☺	☺ ☺	1¾ 3¾
Keks mit Erdnusscreme	Stück 12,5 g	☺	☺ ☺	☹ ☺	4[A] 8¼
Keks mit zuckerfreier Zitronencreme	Stück 19,5 g	32½ +27 Maß	☺ ☺	☺ ☺	2½[A] 5¼
Ketchup	Portion 15 g	☺	☺+ ×¼ Maß ☺	☹ 3¾	☺ ☺
Ketchup, wenig Salz	Portion 15 g	☺	☺+ ×¼ Maß ☺	☹ 4¼	☺ ☺
KFC® BBQ Sauce	Portion 31 g	☺	☺+ ×1¼ Maß ☺+ ×½ Maß	☹ 2¼	☺ ☺

Stichworttabelle	Maß	Lactose 1 + Maß/💊	Fructose* 0 Fructose* 1	Sorbit 0 Sorbit 1	Fruc-/Galactane 0 Fruc-/Galactane 1 📖
KFC® Cole Slaw Salat	Portion 100 g	☻	☻+ ×¼ Maß ☻	☹ 2¾	1 B 2
KFC® Crispy Strips®	Stück 52 g	☻	☻ ☻	☻ ☻	3¼ A 6½
KFC® Curry Salsa Soße	Portion 29,4 g	6 +5 Maß	☻+ ×1 Maß ☻+ ×½ Maß	☻ ☻	34½ 69
KFC® Gartensalat	Portion 100 g	☻	2 4¼	☹ 4	☻ ☻
KFC® Grilled Chicken Salad	Portion 140 g	☺	2¼ 4½	☹ 17¾	1 A 2¼
KFC® Hot Filet Bites	Stück 175 g	☻	☻ ☻	☻ ☻	¾ A 1¾
KFC® Hot Wings®	Portion 85 g	☻	☻ ☻	☻ ☻	☻ ☻
KFC® Kartoffelpüree mit Gravy	Portion 140 g	½ +½ Maß	☻ ☻	☹ 35½	4 8¼
KFC® Maiskolben	Stück 95 g	☻	☺ ☺	☹ 2½	1¼ G 2½
KFC® Salatdressing French	Portion 30 g	4¾ +3¾ Maß	☻ ☻	☻ ☻	26½ 53
KFC® Smacker	Stück 101 g	☻	3 6¼	☹ 33	½ A 1
KFC® Süß sauer Soße	Portion 30 g	☻	¼ ½	☹ 37	☻ ☻
KFC® Twister®	Stück 218 g	☻	19 38	☹ 2	☹ A ¼
KFC® Yummy Twister®	Stück 240 g	☻	17¼ 34½	☹ 2	☹ A ¼
Kichererbse	Portion 90 g	☻	☻ ☻	☹ 1	1½ A 3
Kirschkuchen	Stück 122 g	☻	1 2¼	☹ ☹ 2	¼ A ¾
Kirschsaft	Glas 200 ml	☻	¼ ¾	☹ 2½	☻ ☻

0 *Stufe 0:* Lactosemaßzahl ×½
1 *Stufe 1:* Fructosemaßzahl ×2
2 *Stufe 2:* Fructose-/Sorbitmaßzahl ×4, Übrige ×2
3 *Stufe 3:* Sorbitmaßzahl ×7, Übrige ×3
📖: Quelle Fruc-/Galactane

+ Maß/💊: Zusätzlich vertragene Maßzahl pro starker Lactasekapsel
Fructose*: Fructose, sorbitkorrigiert

☻+ ×[Zahl] Maß: Je zeitgleich verzehrter Portion vertragen Sie bis zu [Zahl] × Fructose(*)-Maßzahl mehr Fructose(*) eines anderen Lebensmittels.

☹: Meiden; ☹ 1: ¼ ab VS 1; ☹ 2: ¼ ab VS 2; ☹ 3: ¼ ab VS 3; ☺: Enthält nur Spuren; ☻: Ist frei davon

Stichworttabelle	Maß	Lactose + Maß/	Fructose* Fructose*	Sorbit Sorbit	Fruc-/Galactane Fruc-/Galactane
Kirschschnaps	Glas 200 ml	☺	☺+ ×4½ Maß ☺+ ×2¼ Maß	☹ ¼	☺ ☺
Kit Kat®	Stück 43 g	2 +1¾ Maß	☺ ☺	☹ ☺	2[A] 4¼
Kit Kat® weiße Schokolade	Stück 42 g	¾ +½ Maß	☺ ☺	☺ ☺	1½[A] 3¼
Kiwi gold	Stück 86 g	☺	1 2¼	☺ ☺	☺[B] ☺
Kiwi grün	Stück 69 g	☺	3 6	☺ ☺	☺[B] ☺
Knäckebrot	Scheibe 42 g	☺	☺ ☺	☺ ☺	¼[A] ½
Knoblauch	Portion 4 g	☺	☺ ☺	☺ ☺	¾[FB] 1½
Knoblauchpulver	Prise 1 g	☺	☺ ☺	☺ ☺	3¼[FB] 6½
Knoblauchsoße	EL 15 g	☺	☺ ☺	☺ ☺	☹[FB] ☹
Knuspermüsli mit Früchten	Portion 55 g	☺	☺+ ×1¼ Maß ☺+ ×½ Maß	☹ 25¾	¼[A] ¾
Knuspermüsli mit Nüssen und Honig	Portion 55 g	☺	☺+ ×1 Maß ☺+ ×½ Maß	☹ 18	¼[A] ¾
Kochbanane gekocht	Stück 223 g	☺	¾ 1¾	☺ ☺	¼[FB] ¾
Kohlrabi	Portion 85 g	☺	☺+ ×¼ Maß ☺	☹ 13	☺ ☺
Kokosnuss	Portion 15 g	☺	☺+ ×¼ Maß ☺	☺ ☺	24½[G] 49
Kokosnuss Schokoriegel	Stück 42 g	45¼ +37¾ Maß	☺ ☺	☺ ☺	☺ ☺
Kokosnussmilch	Glas 200 ml	☺	☺+ ×1 Maß ☺+ ×½ Maß	☺ ☺	1¾[G] 3½
Kokosnussöl	Prise 1 g	☺	☺ ☺	☺ ☺	☺ ☺
Kokosnussraspeln	Hand 30 g	☺	☺+ ×¾ Maß ☺+ ×¼ Maß	☺ ☺	12¼ 24½
Kokosnussraspeln gesüßt	Hand 30 g	☺	20¾ 41½	☺ ☺	☺ ☺
Kokosnusssorbet	Portion 106 g	18¾ +15½ Maß	☺+ ×5 Maß ☺+ ×2½ Maß	☺ ☺	3¼ 6½

Stichworttabelle	Maß	Lactose 1 + Maß/Kapsel	Fructose* 0 Fructose* 1	Sorbit 0 Sorbit 1	Fruc-/Galactane 0 Fruc-/Galactane 1 📖
Kondensmilch, gesüßt	Portion 38 g	½ +½ Maß	☺ ☺	☺ ☺	3¾ 7½
Kondensmilch, gesüßt fettreduziert	Portion 39 g	½ +½ Maß	☺ ☺	☺ ☺	3½ 7¼
Kopfsalat	Portion 85 g	☺	7¼ 14½	☹ 19½	☺[B] ☺
Koriander	Prise 1 g	☺	☺ ☺	☺ ☺	☺ ☺
Köttbullar	Portion 140 g	1½ +1¼ Maß	☺ ☺	☹ 71¼	9 18
Kräuterquark	Portion 55 g	3½ +2¾ Maß	☺ ☺	☺ ☺	19¾ 39½
Kräutertee, stark	Glas 236 ml	☺	☺ ☺	☺ ☺	½[G] 1¼
Krautsalat mit Ananas und Mayonnaise	Portion 100 g	☺	☺+ ×¼ Maß ☺	☹ 3¾	☺[B] ☺
Krautsalat mit Äpfeln und Rosinen	Portion 100 g	☺	½ 1	☹ ½	1[B] 2
Kresse	Prise 1 g	☺	☺ ☺	☺ ☺	☺ ☺
Kürbis, Butternuss/Birne	Portion 130 g	☺	☺ ☺	☺ ☺	½[G] 1¼
Kürbis, Winter	Portion 130 g	☺	1¾ 3¾	☺ ☺	☺[CB] ☺
Kürbiscremesuppe	Portion 245 g	13½ +11¼ Maß	☺ ☺	☹ 2½	½[G] 1
Kürbiskerne	Hand 30 g	☺	☺ ☺	☺ ☺	2¾[G] 5¾
Kürbiskernöl	Portion 13,63 g	☺	☺ ☺	☺ ☺	☺ ☺
Kürbisravioli	Portion 250 g	½ +½ Maß	☺+ ×¼ Maß ☺	☹ 40	½[A] 1
Lactosereduzierter Hüttenkäse, 1 % Fett	Portion 110 g	3¼ +2¾ Maß	☺+ ×1¾ Maß ☺+ ×¾ Maß	☺ ☺	18¾ 37¾

0 *Stufe 0:* Lactosemaßzahl ×½
1 *Stufe 1:* Fructosemaßzahl ×2

+ Maß/Kapsel: Zusätzlich vertragene Maßzahl pro starker Lactasekapsel
Fructose*: Fructose, sorbitkorrigiert

2 *Stufe 2:* Fructose-/Sorbitmaßzahl ×4, Übrige ×2
3 *Stufe 3:* Sorbitmaßzahl ×7, Übrige ×3
📖: Quelle Fruc-/Galactane

☺+ ×[Zahl] Maß: Je zeitgleich verzehrter Portion vertragen Sie bis zu [Zahl] × Fructose(*)-Maßzahl mehr Fructose(*) eines anderen Lebensmittels.

☹: Meiden; ☹[1]: ¼ ab VS 1; ☹[2]: ¼ ab VS 2; ☹[3]: ¼ ab VS 3; ☺: Enthält nur Spuren; ☺: Ist frei davon

Stichworttabelle	Maß	Lactose + Maß/	Fructose* Fructose*	Sorbit Sorbit	Fruc-/Galactane Fruc-/Galactane
Lakritze	Stück 11 g	☺	☺+ ×1½ Maß ☺+ ×¾ Maß	☺ ☺	☺ ☺
Lange Honigmelone	Portion 140 g	☺	1¼ 2½	☺ ☺	1½[B] 3¼
Lasagne mit Rindfleisch	Portion 140 g	23¼ +19¼ Maß	☺+ ×¼ Maß ☺	☹ 1	¾[A] 1½
Lauchsuppe	Portion 245 g	¾ +½ Maß	☺+ ×¼ Maß ☺	☹ 1¼	4¼[AB] 8½
Lay's® Potato Chips, Classic	Hand 21 g	☺	41¾ 83½	☹ 79¼	10¾[A] 21½
Lay's® Potato Chips, Salt & Vinegar	Hand 21 g	☺	41¾ 83½	☹ 79¼	10¾[A] 21½
Lay's® Potato Chips, Sour Cream & Onion	Hand 21 g	☺	41¾ 83½	☹ 79¼	10¾[A] 21½
Lay's® Stax Potato Crisps, Cheddar	Hand 21 g	☺	41¾ 83½	☹ 79¼	10¾[A] 21½
Lay's® Stax Potato Crisps, Hot 'n Spicy Barbecue	Hand 21 g	☺	54 ☺	☹ ☺	10¾[A] 21½
Leberpastete	Portion 55 g	☺	☺ ☺	☺ ☺	☺ ☺
Lebkuchen	Stück 32,4 g	☺	6¼ 12¾	☹ 6½	2[A] 4
Leinsamen	EL 15 g	☺	☺ ☺	☺ ☺	2[G] 4¼
Leinöl	Portion 13,63 g	☺	☺ ☺	☺ ☺	☺ ☺
Limabohnen	Portion 90 g	☺	½ 1¼	☺ ☺	¼[A] ½
Limburger	Portion 30 g	20¼ +17 Maß	☺ ☺	☺ ☺	☺ ☺
Limette	Stück 67 g	☺	☺ ☺	☺ ☺	6¾[B] 13½
Limettensaft	Glas 200 ml	☺	☺+ ×¾ Maß ☺+ ×¼ Maß	☺ ☺	2¼[B] 4½
Linsen	Portion 90 g	☺	☺ ☺	☺ ☺	¾[A] 1½
Linsensuppe	Portion 126 g	☺	☺ ☺	☹ 1	5½[AC] 11¼
Lipton® Eistee	Glas 200 ml	☺	☺ ☺	☺ ☺	☺ ☺

Stichworttabelle	Maß	Lactose 1 + Maß/Kapsel	Fructose* 0 Fructose* 1	Sorbit 0 Sorbit 1	Fruc-/Galactane 0 Fruc-/Galactane 1 📖
Lipton® Eistee Zero	Glas 200 ml	☺	☺ ☺	☺ ☺	☺ ☺
Litchis	Portion 140 g	☺	1 2¼	☺ ☺	☺[B] ☺
Loganbeere	Portion 140 g	☺	☺+ ×1½ Maß ☺+ ×¾ Maß	☺ ☺	☺ ☺
Lollo Rosso	Portion 85 g	☺	7¼ 14½	☹ 19½	☺[B] ☺
Long Island Eistee	Glas 200 ml	☺	¾ 1¾	☹ 16½	☺ ☺
Lotuswurzel	Portion 85 g	☺	☺ ☺	☺ ☺	☺ ☺
Löwenzahntee, stark	Glas 236 ml	☺	☺ ☺	☺ ☺	½[G] 1¼
Lutscher	Stück 17 g	☺	☺+ ×2½ Maß ☺+ ×1¼ Maß	☺ ☺	☺ ☺
Lutscher, zuckerfrei	Stück 14 g	☺	☹ ☹	☹ ☹	☺ ☺
Luzernesprossen (Alfalfa)	Portion 85 g	☺	14½ 29¼	☺ ☺	☺[G] ☺
M & M's®	Portion 40 g	2½ +2 Maß	☺ ☺	☺ ☺	8¾ 17¾
Macadamianuss	Hand 30 g	☺	☺ ☺	☺ ☺	☺ ☺
Mangostane	Portion 140 g	☺	35½ 71¼	☺ ☺	☺ ☺
Mai Tai	Glas 200 ml	☺	☺+ ×½ Maß ☺+ ×¼ Maß	☹ 1¾	☺ ☺
Maiskeimöl	Portion 13,63 g	☺	☺ ☺	☺ ☺	☺ ☺
Maitake, Asiapilz	EL 15 g	60½ +50½ Maß	☺+ ×½ Maß ☺+ ×¼ Maß	☹ ¾	🙂 🙂
Makkaroni mit Käse	Portion 217 g	21½ +18 Maß	☺ ☺	☺ ☺	½[A] 1¼

0 *Stufe 0:* Lactosemaßzahl ×½
1 *Stufe 1:* Fructosemaßzahl ×2

+ Maß/Kapsel: Zusätzlich vertragene Maßzahl pro starker Lactasekapsel
Fructose*: Fructose, sorbitkorrigiert

2 *Stufe 2:* Fructose-/Sorbitmaßzahl ×4, Übrige ×2
3 *Stufe 3:* Sorbitmaßzahl ×7, Übrige ×3
📖: Quelle Fruc-/Galactane

☺+ ×[Zahl] Maß: Je zeitgleich verzehrter Portion vertragen Sie bis zu [Zahl] × Fructose(*)-Maßzahl mehr Fructose(*) eines anderen Lebensmittels.

☹: Meiden; ☹[1]: ¼ ab VS 1; ☹[2]: ¼ ab VS 2; ☹[3]: ¼ ab VS 3; 🙂: Enthält nur Spuren; ☺: Ist frei davon

Stichworttabelle	Maß	Lactose + Maß/	Fructose* Fructose*	Sorbit Sorbit	Fruc-/Galactane Fruc-/Galactane
Mamba®,	Portion 40 g	☺	☺ ☺	☹ ☹	☺ ☺
Mamba®, sauer	Portion 40 g	☺	☹ ☹[2]	☹ ☹	☺ ☺
Mandarine	Portion 140 g	☺	1¼ 2½	☺ ☺	2¼[B] 4½
Mandelmilch, ungesüßt	Glas 200 ml	☺	☺ ☺	☺ ☺	☹[A] ☹[2]
Mandeln	Hand 30 g	☺	☺ ☺	☺ ☺	½[G] 1¼
Mandelplätzchen	Stück 12,4 g	☺	☺ ☺	☺ ☺	3[A] 6
Mango	EL 15 g	☺	1 2¼	☹ 4	☺[B] ☺
Mangold	Portion 85 g	☺	☺+ ×½ Maß ☺+ ×¼ Maß	☺ ☺	☺ ☺
Mangomilch	Glas 200 ml	¼ +¼ Maß	¼ ½	☹ 1	2½ 5
Mango-Orangensaft	Glas 200 ml	☺	☹ ¼	☹ 2	3[B] 6¼
Mangosaft	Glas 200 ml	☺	1 2	☹ 1¼	☺[B] ☺
Manhattan	Glas 200 ml	☺	½ 1	☹ 2	☺ ☺
Maracujasaft	Glas 200 ml	☺	☺+ ×3¾ Maß ☺+ ×1¾ Maß	☺ ☺	☺ ☺
Margarine	Portion 14 g	31 +25¾ Maß	☺ ☺	☺ ☺	☺ ☺
Margarine mit Leinöl	Portion 14 g	32¼ +27 Maß	☺ ☺	☺ ☺	☺ ☺
Margarine, fettfrei	Portion 14 g	15½ +13 Maß	☺ ☺	☺ ☺	86¾ ☺
Margarita, frozen	Glas 200 ml	☺	☺+ ×¼ Maß ☺	☹ 7	☺ ☺
Marillensaft	Glas 200 ml	☺	☺+ ×4¾ Maß ☺+ ×2¼ Maß	☹ ¼	☺ ☺
Markstammkohl	Portion 85 g	☺	☺ ☺	☺ ☺	1¼[B] 2½
Marmelade	Portion 20 g	☺	☺+ ×2¾ Maß ☺+ ×1¼ Maß	☹ 1¾	☺ ☺

Stichworttabelle	Maß	Lactose (1) + Maß/(Kapsel)	Fructose* (0) Fructose* (1)	Sorbit (0) Sorbit (1)	Fruc-/Galactane (0) Fruc-/Galactane (1) 🕮
Marmelade, ohne Zuckerzusatz	EL 15 g	😊	¼ ½	☹ ☹[2]	😊 😊
Marmelade, zuckerfrei mit Aspartam	Portion 17 g	😊	15¾ 31¾	☹ 5¼	😊 😊
Marmelade, zuckerfrei mit Saccharin	Portion 14 g	😊	2¼ 4¾	☹ 19¼	😊 😊
Marmelade, zuckerfrei mit Sucralose	Portion 17 g	😊	😊 😊	☹ 65¼	😊 😊
Marmelade, zuckerreduziert	Portion 20 g	😊	7 14	☹ 41½	😊 😊
Mars® Riegel, ähnlich	Stück 49,9 g	1¾ +1½ Maß	😊+ ×8¾ Maß 😊+ ×4¼ Maß	😊 😊	6½[G] 13¼
Marshmallow	Portion 30 g	😊	😊+ ×4½ Maß 😊+ ×2¼ Maß	😊 😊	😊 😊
Martini®	Glas 200 ml	😊	83¼ ☺	☹ 3¼	😊 😊
Marzipan	Portion 28,38 g	😊	☺ ☺	☹ 20½	½[G] 1¼
Mascarpone	Portion 30 g	2½ +2 Maß	😊 😊	😊 😊	13¾ 27¾
Mate-Tee	Glas 200 ml	😊	😊 😊	😊 😊	😊 😊
Matjes	Portion 55 g	😊	😊 😊	😊 😊	😊 😊
Maulbeere	Portion 140 g	😊	½ 1¼	😊 😊	😊 😊
Mayonnaise Kraft®	Portion 15 g	😊	😊 😊	😊 😊	😊 😊
Mayonnaise ohne Fett Kraft®	Portion 15 g	😊	😊 😊	😊 😊	😊 😊
McDonald's® Apfeltüte	Stück 34 g	😊	¼ ¾	☹ ¼	😊 😊
McDonald's® Balsamico Dressing	Portion 30 g	😊	😊 😊	😊 😊	😊 😊

(0) *Stufe 0:* Lactosemaßzahl ×½
(1) *Stufe 1:* Fructosemaßzahl ×2

+ Maß/(Kapsel): Zusätzlich vertragene Maßzahl pro starker Lactasekapsel
Fructose*: Fructose, sorbitkorrigiert

(2) *Stufe 2:* Fructose-/Sorbitmaßzahl ×4, Übrige ×2
(3) *Stufe 3:* Sorbitmaßzahl ×7, Übrige ×3
🕮: Quelle Fruc-/Galactane

😊+ ×[Zahl] Maß: Je zeitgleich verzehrter Portion vertragen Sie bis zu [Zahl] × Fructose(*)-Maßzahl mehr Fructose(*) eines anderen Lebensmittels.

☹: Meiden; ☹[1]: ¼ ab VS 1; ☹[2]: ¼ ab VS 2; ☹[3]: ¼ ab VS 3; ☺: Enthält nur Spuren; 😊: Ist frei davon

Stichworttabelle	Maß	Lactose + Maß/	Fructose* Fructose*	Sorbit Sorbit	Fruc-/Galactane Fruc-/Galactane
McDonald's® Barbecue Sauce	Portion 31 g	☺	☺+ ×1½ Maß ☺+ ×¾ Maß	☹ 1¾	☺ ☺
McDonald's® Big Mac®	Stück 215 g	9¾ +8¼ Maß	5 10¼	☹ 6½	¼[A] ½
McDonald's® Cheeseburger	Stück 114 g	9¾ +8¼ Maß	3¾ 7¾	☹ 5	¼[A] ¾
McDonald's® Chicken McNuggets®	Stück 16,25 g	☺	☺ ☺	☺ ☺	10¾[A] 21½
McDonald's® Chili Sauce	Portion 31 g	☺	☺+ ×1¾ Maß ☺+ ×¾ Maß	☹ 2¾	☺ ☺
McDonald's® Dark Chocolate	Tasse 150 ml	¼ +¼ Maß	☺+ ×2 Maß ☺+ ×1 Maß	☺ ☺	1 2¼
McDonald's® Doppel-Cheeseburger	Stück 165 g	4¾ +4 Maß	4½ 9	☹ 4¼	¼[A] ½
McDonald's® Hamburger	Stück 100 g	☺	3¾ 7¾	☹ 5	½[A] 1
McDonald's® Hamburger Royal TS®	Stück 173 g	☺	48 ☺	☹ 2½	¼[A] ½
McDonald's® Haus Dressing?	Portion 30 g	18¼ +15¼ Maß	26¾ 53¾	☹ 7¼	☺ ☺
McDonald's® Iced Fruit Smoothie	Glas 200 ml	2¾ +2¼ Maß	3¾ 7¾	☹ 1¼	15½ 31
McDonald's® McCafé® Choc Cookie	Stück 33 g	☺	☺+ ×½ Maß ☺+ ×¼ Maß	☹ ☺	¾[A] 1½
McDonald's® McCafé® Schoko Frappé	Tasse 150 ml	¼ +¼ Maß	☺+ ×4 Maß ☺+ ×2 Maß	☹ 22	2¼ 4¾
McDonald's® McCafé® Vanille u. a. Frappé	Tasse 150 ml	¼ +¼ Maß	☺+ ×¼ Maß ☺	☹ 16½	2¼ 4½
McDonald's® McChicken®	Stück 143 g	☺	1½ 3	☹ 69¾	¼[A] ¾
McDonald's® McDouble®	Stück 151 g	9¾ +8¼ Maß	4¼ 8¾	☹ 4¼	¼[A] ½
McDonald's® McFish®	Stück 142 g	19¾ +16½ Maß	2 4	☹ 70¼	¼[A] ¾
McDonald's® McFlurry® Smarties®	Portion 228 g	☹[2] +0,18 Maß	☺+ ×3½ Maß ☺+ ×1¾ Maß	☺ ☺	1 2¼
McDonald's® McMuffin® Sausage & Egg	Stück 164 g	9¾ +8¼ Maß	☺+ ×1 Maß ☺+ ×½ Maß	☺ ☺	¼[A] ½
McDonald's® McRib®	Stück 208 g	☺	☺+ ×¾ Maß ☺+ ×¼ Maß	☹ 1¾	¼[A] ½

Stichworttabelle	Maß	Lactose ¹ + Maß/Kapsel	Fructose* ⁰ Fructose* ¹	Sorbit ⁰ Sorbit ¹	Fruc-/Galactane ⁰ Fruc-/Galactane ¹ 📖
McDonald's® McSundae® mit Karamellsauce	Portion 182 g	¼ +¼ Maß	☺+ ×6¾ Maß ☺+ ×3¼ Maß	☺ ☺	1¾ 3¾
McDonald's® McSundae® mit Schokosauce	Portion 179 g	¼ +¼ Maß	☺+ ×7½ Maß ☺+ ×3¾ Maß	☹ 55¾	1¼ G 2½
McDonald's® Milchshake Schokogeschmack	Portion 210 g	¼ +¼ Maß	☺+ ×5¾ Maß ☺+ ×2¾ Maß	☹ 15¾	1½ 3¼
McDonald's® Milchshake Vanille- oder Erdbeergeschmack	Portion 206 g	¼ +¼ Maß	☺+ ×¼ Maß ☺	☹ 12	1½ 3¼
McDonald's® Orangensaft	Glas 200 ml	☺	1½ 3¼	☹ ¼	☺ ☺
McDonald's® Pommes Frites	Portion 70 g	☺	☺ ☺	☹ 35½	☺ ☺
McDonald's® Senf Sauce	Portion 20 g	☺	☺+ ×1¼ Maß ☺+ ×½ Maß	☺ ☺	☺ ☺
McDonald's® Snack Salat Classic	Portion 100 g	☺	3¾ 7½	☹ 2½	☺ ☺
McDonald's® Snack Wrap® TS	Stück 118 g	62 +51½ Maß	☺ ☺	☹ 84½	¼ A ½
McDonald's® Süßsauer Soße	Portion 30 g	☺	¼ ¾	☹ 41½	☺ ☺
Meerrettich	Prise 1 g	☺	☺ ☺	☺ ☺	☺ ☺
Melasse	EL 15 g	☺	3¾ 7½	☺ ☺	☺ ☺
Mentos®	Stück 3 g	☺	☺ ☺	☺ ☺	☺ ☺
Merlot, rot	Glas 200 ml	☺	17¾ 35½	☹ ½	☺ ☺
Merlot, weiß	Glas 200 ml	☺	¾ 1¾	☺ ☺	☺ ☺
Mettwurst	Portion 55 g	☺	☺ ☺	☺ ☺	☺ ☺
Mexikanische Pizza	Stück 213 g	13¾ +11½ Maß	23¼ 46¾	☹ 1	¼ A ¾

⁰ *Stufe 0:* Lactosemaßzahl ×½
¹ *Stufe 1:* Fructosemaßzahl ×2
² *Stufe 2:* Fructose-/Sorbitmaßzahl ×4, Übrige ×2
³ *Stufe 3:* Sorbitmaßzahl ×7, Übrige ×3
📖: Quelle Fruc-/Galactane

+ Maß/Kapsel: Zusätzlich vertragene Maßzahl pro starker Lactasekapsel
Fructose*: Fructose, sorbitkorrigiert

☺+ ×[Zahl] Maß: Je zeitgleich verzehrter Portion vertragen Sie bis zu [Zahl] × Fructose(*)-Maßzahl mehr Fructose(*) eines anderen Lebensmittels.

☹: Meiden; ☹¹: ¼ ab VS 1; ☹²: ¼ ab VS 2; ☹³: ¼ ab VS 3; ☺: Enthält nur Spuren; ☺: Ist frei davon

Stichworttabelle	Maß	Lactose + Maß/	Fructose* Fructose*	Sorbit Sorbit	Fruc-/Galactane Fruc-/Galactane
Milch, 2 % Fett	Glas 200 ml	¼ +0,22 Maß	☺ ☺	☺ ☺	1½ 3
Milch, fettfrei	Glas 200 ml	¼ +0,21 Maß	☺ ☺	☺ ☺	1¼ 2¾
Milch, lactosereduziert	Glas 200 ml	☺	☺+ ×10 Maß ☺+ ×5 Maß	☺ ☺	☺ ☺
Milch, lactosereduziert fettfrei	Glas 200 ml	☺	☺+ ×10 Maß ☺+ ×5 Maß	☺ ☺	☺ ☺
Milch, lactosereduziert fettfrei mit Calcium	Glas 200 ml	☺	☺+ ×10 Maß ☺+ ×5 Maß	☺ ☺	☺ ☺
Milchkaffee	Tasse 150 ml	1 +¾ Maß	☺ ☺	☺ ☺	6½ 13
Milchreis mit Rosinen	Stück 200 g	½ +¼ Maß	3¾ 7½	☹ 1¼	3 6
Milchreis mit Rosinen und Kokosnuss	Stück 200 g	½ +¼ Maß	27¾ 55½	☹ 1¼	3¼ 6½
Milchreis, pur	Stück 200 g	½ +¼ Maß	☺+ ×½ Maß ☺+ ×¼ Maß	☺ ☺	2¾ 5¾
Milchschokolade	Tafel 125 g	¼ +¼ Maß	☺ ☺	☺ ☺	¼[G] ¾
Milchschokolade mit Cerealien	Tafel 125 g	½ +½ Maß	☺ ☺	☹ 40	¼[A] ¾
Milchschokolade mit Cerealien, zuckerfrei	Stück 12 g	26½ +22 Maß	80 ☺	☹ ☹	4½[A] 9
Milchschokolade, zuckerfrei	Stück 12 g	32½ +27 Maß	80 ☺	☹ ☹	4½ 9
Milky Way®	Stück 60,4 g	1¾ +1½ Maß	☺+ ×3¾ Maß ☺+ ×1¾ Maß	☺ ☺	6¼ 12½
Minestrone	Portion 126 g	☺	☺ ☺	☹ ¾	½ 1
Minestrone, selbstgemacht	Portion 245 g	☺	☺ ☺	☹ 1	¼ ½
Mint Julep	Glas 200 ml	☺	☺ ☺	☺ ☺	☺ ☺
Mintkeks	Stück 8 g	32½ +27 Maß	☺ ☺	☹ ☺	6¼[A] 12½
Mintpastillen	Portion 2 g	☺	☺+ ×¼ Maß ☺	☺ ☺	☺ ☺
Mintpastillen, zuckerfrei	Portion 2 g	☺	¼ ½	☹ ☹[3]	☺ ☺

Stichworttabelle	Maß	Lactose (Stufe 1) + Maß/Kapsel	Fructose* (Stufe 0) Fructose* (Stufe 1)	Sorbit (Stufe 0) Sorbit (Stufe 1)	Fruc-/Galactane (Stufe 0) Fruc-/Galactane (Stufe 1) (Quelle)
Miracle Whip Balance Kraft®	EL 15 g	☺	☺ ☺	☺ ☺	☺ ☺
Miracle Whip Kraft®	EL 15 g	☺	☺ ☺	☺ ☺	☺ ☺
Miracle Whip so leicht Kraft®	EL 15 g	80 +66½ Maß	☺ ☺	☺ ☺	☺ ☺
Möhrenkuchen	Stück 27,72 g	☺	☺+ ×¼ Maß ☺	☹ 8	2[A] 4
Mojito	Glas 200 ml	☺	☺ ☺	☺ ☺	☺ ☺
Mokka ohne Sirup	Tasse 150 ml	½ +¼ Maß	☺+ ×1¾ Maß ☺+ ×¾ Maß	☺ ☺	3 6
Monster Energy Drink®	Glas 200 ml	☺	☺+ ×17½ Maß ☺+ ×8¾ Maß	☺ ☺	☺ ☺
Morcheln	EL 15 g	☺	☺ ☺	☹ ¾	☺ ☺
Mortadella	Portion 55 g	☺	☺+ ×¼ Maß ☺	☺ ☺	☺ ☺
Mountain Dew®	Glas 200 ml	☺	☹ ¼	☺ ☺	☺ ☺
Mountain Dew® Code Red	Glas 200 ml	☺	☹ ¼	☺ ☺	☺ ☺
Mozzarella	Portion 30 g	9¾ +8¼ Maß	☺ ☺	☺ ☺	55 ☺
Mozzarella, fettfrei	Portion 30 g	½ +½ Maß	☺ ☺	☺ ☺	3½ 7¼
Muffin, Blaubeeren	Stück 113 g	1½ +1¼ Maß	☺ ☺	☺ ☺	¼[A] ¾
Muffin, Hafermehl	Stück 113 g	1¼ +1 Maß	☺+ ×¼ Maß ☺	☺ ☺	½[A] 1
Muffin, Kürbis	Stück 113 g	1¾ +1¼ Maß	☺+ ×¼ Maß ☺	☹ 14½	¼[A] ¾
Muffin, Möhren	Stück 113 g	1½ +1¼ Maß	☺ ☺	☹ 3¼	¼[A] ¾

0 *Stufe 0:* Lactosemaßzahl ×½
1 *Stufe 1:* Fructosemaßzahl ×2

+ Maß/Kapsel: Zusätzlich vertragene Maßzahl pro starker Lactasekapsel
Fructose*: Fructose, sorbitkorrigiert

2 *Stufe 2:* Fructose-/Sorbitmaßzahl ×4, Übrige ×2
3 *Stufe 3:* Sorbitmaßzahl ×7, Übrige ×3
(Buch): Quelle Fruc-/Galactane

☺+ ×[Zahl] Maß: Je zeitgleich verzehrter Portion vertragen Sie bis zu [Zahl] × Fructose(*)-Maßzahl mehr Fructose(*) eines anderen Lebensmittels.

☹: Meiden; ☹[1]: ¼ ab VS 1; ☹[2]: ¼ ab VS 2; ☹[3]: ¼ ab VS 3; ☺: Enthält nur Spuren; ☺: Ist frei davon

Stichworttabelle	Maß	Lactose + Maß/	Fructose* Fructose*	Sorbit Sorbit	Fruc-/Galactane Fruc-/Galactane
Multivitaminsaft	Glas 200 ml	☺	☺+ ×1 Maß ☺+ ×½ Maß	☹ 2	1½[C] 3
Mungbohnen	Portion 90 g	☺	½ 1¼	☺ ☺	¾[A] 1¾
Münsterkäse	Portion 30 g	8¾ +7¼ Maß	☺ ☺	☺ ☺	49½ ☺
Muscheln	Portion 85 g	☺	☺ ☺	☺ ☺	☺ ☺
Muscheln, Zwiebeln-Pilzen Füllung	Portion 140 g	24½ +20½ Maß	☺ ☺	☹ ½	3¼[CB] 6¾
Muskatwein	Glas 200 ml	☺	☹ ☹[2]	☹ ½	☺ ☺
Müsli mit Rosinen und getrockneten Bananenscheiben	Portion 55 g	☺	1 2	☹ 1	¼[A] ¾
Müsliriegel mit Banane	Stück 25 g	49 +40¾ Maß	☺+ ×½ Maß ☺+ ×¼ Maß	☹ ¾	¾[A] 1½
Müsliriegel mit Blaubeeren	Stück 25 g	49 +40¾ Maß	☺+ ×½ Maß ☺+ ×¼ Maß	☹ ¾	¾[A] 1½
Müsliriegel mit Cranberries und Dunkelschokolade	Stück 35 g	☺	☺+ ×4¼ Maß ☺+ ×2 Maß	☹ 71¼	½[A] 1
Müsliriegel mit Honig	Stück 27 g	17½ +14¾ Maß	5¾ 11¾	☹ ☹[2]	½[A] 1¼
Müsliriegel mit Kirsche und Dunkelschokolade	Stück 35 g	☺	☺+ ×1 Maß ☺+ ×½ Maß	☹ 1	½[A] 1
Müsliriegel mit Kokosnuss	Stück 29 g	17¼ +14½ Maß	¾ 1½	☹ ☹[2]	½[A] 1¼
Müsliriegel mit Mandeln	Stück 28 g	4 +3¼ Maß	1½ 3¼	☹ ☹[2]	½[A] 1¼
Müsliriegel mit Rosinen	Stück 30 g	11¾ +9¾ Maß	½ 1	☹ ☹[2]	½[A] 1¼
Müsliriegel mit Schokostückchen	Stück 29 g	29½ +24¾ Maß	☺+ ×1 Maß ☺+ ×½ Maß	☹ ☺	½[A] 1¼
Müslix (Kellogg's®)	Portion 55 g	☺	☺+ ×¾ Maß ☺+ ×¼ Maß	☹ 2¾	¼[A] ¾
Nachos	Hand 21 g	28 +23¼ Maß	☺ ☺	☹ ☺	10[A] 20
Nachos mit Käsegeschmack	Hand 21 g	☺	☺ ☺	☹ ☺	10¾[A] 21½
Nachos mit Käsesoße	Portion 140 g	6¼ +5¼ Maß	☺ ☺	☹ 7¾	35¾[B] 71½

Stichworttabelle	Maß	Lactose 1 + Maß/Kapsel	Fructose* 0 Fructose* 1	Sorbit 0 Sorbit 1	Fruc-/Galactane 0 Fruc-/Galactane 1 📖
Nektarinen	EL 15 g	☺	8¼ 16½	☹ 1	5½ [B] 11¼
Nesquick® zubereitet	Tasse 150 ml	¼ +¼ Maß	33¼ 33¼	☹ 66½	1 [G] 2¼
Nestea®	Glas 200 ml	☺	☺ ☺	☺ ☺	☺ ☺
Nestea® ohne Zucker	Glas 200 ml	☺	☺ ☺	☺ ☺	☺ ☺
Nestea®, Instantpulver	Glas 200 ml	☺	☺+ ×22 Maß ☺+ ×11 Maß	☺ ☺	☺ ☺
Nestea®, Instantpulver zuckerfrei	Glas 200 ml	☺	☺+ ×11½ Maß ☺+ ×5¾ Maß	☺ ☺	☺ ☺
Nestlé Schöller® Nucki Nuss Eishörnchen	Stück 96 g	1 +¾ Maß	☺+ ×2¼ Maß ☺+ ×1 Maß	☹ ☺	6¼ 12¾
Nestlé® Choccino	Tasse 150 ml	¼ +¼ Maß	☺ ☺	☹ ☺	1¾ 3¾
Nestlé® CiniMinis	Portion 30 g	☺	¼ ½	☺ ☺	1½ [A] 3
Nestlé® Clusters	Portion 55 g	☺	☺ ☺	☺ ☺	¼ [A] ¾
Nestlé® Cookie Crisp	Portion 30 g	☺	☺+ ×¼ Maß ☺	☹ ☺	¾ [A] 1¾
Nestlé® feinste heiße Schokolade, Vollmilch zubereitet	Tasse 150 ml	4¼ +3½ Maß	☺+ ×½ Maß ☺+ ×¼ Maß	☹ ☺	1¾ 3¾
Nestlé® Fitness	Portion 30 g	☺	41½ 83¼	☺ ☺	½ [A] 1¼
Nestlé® NESQUIK Knusper-Frühstück	Portion 30 g	☺	☺+ ×2 Maß ☺+ ×1 Maß	☹ ☺	½ [A] 1¼
Nestlé® Nesquik®	Glas 200 ml	¼ +0,21 Maß	1½ 3¼	☹ 5½	1½ [G] 3¼
Nestlé® Shreddies Choko	EL 15 g	☺	¼ ½	☹ ☺	1¼ [A] 2¾

0 *Stufe 0:* Lactosemaßzahl ×½
1 *Stufe 1:* Fructosemaßzahl ×2
+ Maß/Kapsel: Zusätzlich vertragene Maßzahl pro starker Lactasekapsel
Fructose*: Fructose, sorbitkorrigiert
2 *Stufe 2:* Fructose-/Sorbitmaßzahl ×4, Übrige ×2
3 *Stufe 3:* Sorbitmaßzahl ×7, Übrige ×3
📖: Quelle Fruc-/Galactane
☺+ ×[Zahl] Maß: Je zeitgleich verzehrter Portion vertragen Sie bis zu [Zahl] × Fructose(*)-Maßzahl mehr Fructose(*) eines anderen Lebensmittels.

☹: Meiden; ☹[1]: ¼ ab VS 1; ☹[2]: ¼ ab VS 2; ☹[3]: ¼ ab VS 3; ☺: Enthält nur Spuren; ☺: Ist frei davon

Stichworttabelle	Maß	Lactose + Maß/	Fructose* Fructose*	Sorbit Sorbit	Fruc-/Galactane Fruc-/Galactane
Nestlé® Shreddies Classic	Portion 30 g	☺	☺ ☺	☹ ☺	½[A] 1¼
Nestlé® Shreddies Honig	Portion 30 g	☺	☺ ☺	☹ 37	½[A] 1¼
No Fear®	Glas 200 ml	☺	☺+ ×6¼ Maß ☺+ ×3 Maß	☹ 50	☺ ☺
No Fear® Sugar Free	Glas 200 ml	☺	☺ ☺	☺ ☺	☺ ☺
Nougat	Tafel 125 g	☺	☺+ ×18 Maß ☺+ ×9 Maß	☺ ☺	¼ ¾
Nudelauflauf mit Bratensoße, Käse und Gemüse	Portion 228 g	3¾ +3 Maß	☺ ☺	☹ 1¼	½[A] 1
Nudeln, Weizen	Portion 140 g	☺	☺+ ×¼ Maß ☺	☺ ☺	1[A] 2
Nudelsalat mit Ei, Fleisch und Mayonnaise	Portion 140 g	☺	☺+ ×¼ Maß ☺	☹ 1¼	1½[A] 3
Nudelsalat mit Gemüse und italienischem Dressing	Portion 140 g	☺	3¾ 7½	☹ 1½	1½[A] 3¼
Nudelsuppe	Portion 16 g	☺	☺+ ×¼ Maß ☺	☺ ☺	6¼[CB] 12½
Nutella®	Portion 37 g	32¼ +27 Maß	67½ ☺	☹ 20¾	1¼[G] 2¾
Okra	Portion 85 g	☺	2¼ 4½	☺ ☺	2[CB] 4¼
Oliven, grün	Portion 15 g	☺	☺ ☺	☹ 18	☺ ☺
Oliven, schwarz	Portion 15 g	☺	☺ ☺	☹ 33¼	☺ ☺
Omelette mit Schinken	Portion 110 g	34¾ +29 Maß	☺+ ×1¾ Maß ☺+ ×¾ Maß	☺ ☺	☺ ☺
Omelette mit Wurst, Kartoffeln und Zwiebeln	Portion 110 g	52¼ +43½ Maß	☺+ ×1 Maß ☺+ ×½ Maß	☹ 6¾	¼[CB] ½
Oolong-Tee, stark	Glas 236 ml	☺	☺ ☺	☺ ☺	½[G] 1¼
Orange	Portion 140 g	☺	2¼ 4¾	☺ ☺	2¼[B] 4½
Orangen-Kiwisaft	Glas 200 ml	☺	☺ ☺	☹ ¾	☺[B] ☺

Stichworttabelle	Maß	Lactose 1 + Maß/💊	Fructose* 0 Fructose* 1	Sorbit 0 Sorbit 1	Fruc-/Galactane 0 Fruc-/Galactane 1 📖
Orangenmarmelade, zuckerfrei	Portion	☺	15¾	☹	☺
mit Aspartam	17 g		31¾	5¼	☺
Orangenmarmelade, zuckerfrei	Portion	☺	2	☹	☺
mit Saccharin	16 g		4¼	16¾	☺
Orangenmarmelade, zuckerfrei	Portion	☺	☺	☹	☺
mit Sucralose	17 g		☺	65¼	☺
Orangensaft	Glas	☺	1½	☹	☺ B
	200 ml		3¼	¼	☺
Orangenschale	EL	☺	3¼	☺	☺
	15 g		6½	☺	☺
Oregano	Prise	☺	☺	☺	☺
	1 g		☺	☺	☺
Oreo®	Stück	☺	☺	☹	4¼ A
	12 g		☺	☺	8½
Oreo® Schokobrownies mit	Stück	☺	¼	☹	1 A
Oreo®	42,5 g		¾	☺	2¼
Oreo®, zuckerfrei	Stück	☺	13¾	☹	4¼ A
	12 g		27¾	☹	8½
Ouzo	Glas	☺	☺+ ×4½ Maß	☹	☺
	200 ml		☺+ ×2¼ Maß	¼	☺
Paella	Portion	☺	2¼	☹	1
	240 g		4½	2¼	2
Palmkernöl	EL	☺	☺	☺	☺
	15 g		☺	☺	☺
Papaya	Portion	☺	☺+ ×1 Maß	☺	☺
	140 g		☺+ ×½ Maß	☺	☺
Paprika grün	Portion	☺	☺	☺	☺ B
	85 g		☺	☺	☺
Paprika, gelb	Portion	☺	½	☺	☺ CB
	85 g		1¼	☺	☺
Paranuss	Hand	☺	☺	☺	☺
	30 g		☺	☺	☺
Parmesan	Portion	☺	☺	☺	☺
	5 g		☺	☺	☺

0 *Stufe 0:* Lactosemaßzahl ×½
1 *Stufe 1:* Fructosemaßzahl ×2
2 *Stufe 2:* Fructose-/Sorbitmaßzahl ×4, Übrige ×2
3 *Stufe 3:* Sorbitmaßzahl ×7, Übrige ×3
📖: Quelle Fruc-/Galactane

+ Maß/💊: Zusätzlich vertragene Maßzahl pro starker Lactasekapsel
Fructose*: Fructose, sorbitkorrigiert

☺+ ×[Zahl] Maß: Je zeitgleich verzehrter Portion vertragen Sie bis zu [Zahl] × Fructose(*)-Maßzahl mehr Fructose(*) eines anderen Lebensmittels.

☹: Meiden; ☹¹: ¼ ab VS 1; ☹²: ¼ ab VS 2; ☹³: ¼ ab VS 3; ☺: Enthält nur Spuren; ☺: Ist frei davon

Stichworttabelle	Maß	Lactose + Maß/	Fructose* Fructose*	Sorbit Sorbit	Fruc-/Galactane Fruc-/Galactane
Parmesan, fettfrei	Portion	☺	☺	☺	☺
	5 g	+75¾ Maß	☺	☺	☺
Passionsfrucht	Portion	☺	☺+ ×2½ Maß	☺	☺
	140 g		☺+ ×1¼ Maß	☺	☺
Pastinak	Portion	☺	☺+ ×¼ Maß	☺	☺ C
	85 g		☺	☺	☺
Patisson	Portion	☺	4	☺	☺ CB
	85 g		8¼	☺	☺
Peperoni grün	Stück	☺	4½	☺	2½ B
	43 g		9¼	☺	5¼
Peperoni rot	Stück	☺	2¾	☺	2½ B
	43 g		5½	☺	5¼
Pepsi®	Glas	☺	½	☺	☺
	200 ml		1¼	☺	☺
Pepsi® light	Glas	☺	☺	☺	☺
	200 ml		☺	☺	☺
Pepsi® Max	Glas	☺	☺	☺	☺
	200 ml		☺	☺	☺
Pepsi® Twist	Glas	☺	½	☺	☺
	200 ml		1¼	☺	☺
Pesto verde	Portion	☺	☺	☺	1¾ A
	62 g		☺	☺	3¾
Petersilie	Prise	☺	☺	☹	☺
	1 g		☺	☺	☺
Pfannkuchen, FertigMix mit Buchweizen	Stück	☺	☺	☹	1¼ A
	44 g		☺	3¾	2½
Pfannkuchen, selbstgemacht	Stück	2½	☺	☺	1 A
	44 g	+2 Maß	☺	☺	2¼
Pfeffer, schwarz	Prise	☺	☺	☺	☺
	1 g		☺	☺	☺
Pfefferminze, frisch	Prise	☺	☺	☺	☺
	1 g		☺	☺	☺
Pfefferminztee	Glas	☺	☺	☺	☺ G
	200 ml		☺	☺	☺
Pfirsich gelb rot	Portion	☺	☺+ ×½ Maß	☹	2¼ B
	140 g		☺+ ×¼ Maß	¼	4½
Pfirsich weiß	Stück	☺	☺+ ×½ Maß	☹	2 B
	150 g		☺+ ×¼ Maß	¼	4¼
Pfirsichkuchen	Stück	☺	2¾	☹	¼ A
	122 g		5½	1	¾

Stichworttabelle	Maß	Lactose 1 + Maß/💊	Fructose* 0 Fructose* 1	Sorbit 0 Sorbit 1	Fruc-/Galactane 0 Fruc-/Galactane 1 🕮
Pfirsichsaft	Glas 200 ml	😊	¾ 1½	☹ ¾	½[B] 1¼
Pflaume	EL 15 g	😊	😊+ ×¼ Maß 😊	☹ ¾	21½[C] 43
Pflaumensaft	Glas 200 ml	😊	☹ ☹[2]	☹ ☹[3]	1½[C] 3
Phat Thai	Portion 140 g	😊	😊 😊	☹ 3¾	😊[A] 😊
Piel de Sapo	Portion 140 g	😊	1¼ 2½	😊 😊	😊 😊
Pilzcremesuppe	Portion 245 g	8½ +7 Maß	☺ ☺	☹ ¼	½ 1
Pilze mit Butter gebraten	Portion 70 g	😊	😊 😊	☹ ¼	2½[B] 5¼
Pilzsauce	EL 15 g	75¼ +62¾ Maß	😊 😊	☹ 2¼	☺ ☺
Pina Colada	Glas 200 ml	😊	😊+ ×1¼ Maß 😊+ ×½ Maß	☹ 4	😊 😊
Pinienkerne	Hand 30 g	😊	😊 😊	😊 😊	2¾[G] 5¾
Pistazien	Hand 21 g	😊	😊 😊	😊 😊	¼[G] ¾
Pizza Hut® Pepperoni Lover's pizza, stuffed crust	Portion 140 g	30 +25 Maß	☺ ☺	☹ 1	¾[A] 1½
Pizza Hut® Personal Pan, supreme	Stück 256 g	16¾ +14 Maß	😊 😊	☹ ¼	4¾[A] 9½
Pizza mit Käse	Stück 209 g	12¼ +10¼ Maß	😊+ ×¾ Maß 😊+ ×¼ Maß	☹ ¾	½[A] 1
Pizzabrot	Stück 56 g	61½ +51¼ Maß	😊+ ×¼ Maß 😊	😊 😊	1¼[A] 2½
Pökelfleisch	Portion 55 g	😊	😊 😊	😊 😊	😊 😊
Polenta	Portion 240 g	½ +½ Maß	😊+ ×¼ Maß 😊	☹ 20¾	3¼[B] 6¾

0 *Stufe 0:* Lactosemaßzahl ×½
1 *Stufe 1:* Fructosemaßzahl ×2

\+ Maß/💊: Zusätzlich vertragene Maßzahl pro starker Lactasekapsel
Fructose*: Fructose, sorbitkorrigiert

2 *Stufe 2:* Fructose-/Sorbitmaßzahl ×4, Übrige ×2
3 *Stufe 3:* Sorbitmaßzahl ×7, Übrige ×3
🕮: Quelle Fruc-/Galactane

😊+ ×[Zahl] Maß: Je zeitgleich verzehrter Portion vertragen Sie bis zu [Zahl] × Fructose(*)-Maßzahl mehr Fructose(*) eines anderen Lebensmittels.

☹: Meiden; ☹[1]: ¼ ab VS 1; ☹[2]: ¼ ab VS 2; ☹[3]: ¼ ab VS 3; ☺: Enthält nur Spuren; 😊: Ist frei davon

Stichworttabelle	Maß	Lactose + Maß/	Fructose* Fructose*	Sorbit Sorbit	Fruc-/Galactane Fruc-/Galactane
Popcorn, gezuckert	Hand 21 g	☺	☺+ ×1 Maß ☺+ ×½ Maß	☺ ☺	☺[C] ☺
Popcorn, mit Butter	Portion 30 g	36¾ +30¾ Maß	☺ ☺	☺ ☺	☺[CB] ☺
Porree, Blätter	Stück 89 g	☺	3 6	☹ ¼	¾[G] 1½
Porree, ganz	Stück 89 g	☺	3 6	☹ ¼	¼[G] ½
Porree, Wurzel	EL 15 g	☺	18½ 37	☹ 2¼	¼[G] ¾
Portulak	Portion 85 g	☺	58¾ ☺	☺ ☺	☺ ☺
Portwein	Glas 200 ml	☺	☹ ☹[2]	☹ ½	☺ ☺
Power Bar® Energize Bar, Banana Punch	Stück 65 g	☺	¼ ¾	☹ ☺	10½[A] 21
Power Bar® Energize Bar, Berry	Stück 65 g	☺	¼ ¾	☹ 19	10½[A] 21
Power Bar® Energize Bar, Chocolate	Stück 65 g	☺	¼ ¾	☹ 76¾	3¼[AG] 6¾
Power Bar® Energize Bar, Cookies & Cream	Stück 65 g	☺	¼ ¾	☹ ☺	10½[A] 21
Power Bar® Energize Bar, Vanille	Stück 65 g	☺	¼ ¾	☹ ☺	10½[A] 21
Power Bar® Natural Energy Cereal, Cacao Crunch	Stück 65 g	2¾ +2¼ Maß	☺+ ×5¾ Maß ☺+ ×2¾ Maß	☹ 10¾	¼[AG] ½
Powerade®, alle Geschmacksrichtungen	Glas 200 ml	7½ +6¼ Maß	☺+ ×1¼ Maß ☺+ ×½ Maß	☺ ☺	41½ 83¼
Powerbar® Protein Plus 20 g, Brownie	Stück 70 g	2 +1½ Maß	☺+ ×1½ Maß ☺+ ×¾ Maß	☹ ☺	3¼[G] 6½
Powerbar® Protein Plus 20 g, Erdnussbutter	Stück 61 g	3 +2½ Maß	☹ ☹[2]	☹ ☹	17 34¼
Powerbar® Protein Plus 20 g, Schokolade	Stück 61 g	3 +2½ Maß	☹ ¼	☹ ☹	4[G] 8¼
Pralinen, Früchte Dunkelschokolade	Stück 15 g	56½ +47 Maß	☺+ ×¼ Maß ☺	☹ 31½	5½[G] 11¼
Pralinen, Früchte Schokolade	Stück 15 g	56½ +47 Maß	☺+ ×¼ Maß ☺	☹ 31½	5½[G] 11¼
Pralinen, Früchte Dunkelschokolade zuckerfrei	Stück 17 g	37¾ +31¼ Maß	☹ ☹[2]	☹ ☹	4¾[G] 9¾

Stichworttabelle	Maß	Lactose (Stufe 1) + Maß/(Kapsel)	Fructose* (Stufe 0) Fructose* (Stufe 1)	Sorbit (Stufe 0) Sorbit (Stufe 1)	Fruc-/Galactane (Stufe 0) Fruc-/Galactane (Stufe 1) (Quelle)
Pralinen, Karamell zuckerfrei	Stück 8,6 g	74½ +62 Maß	21¾ 43½	☹ ☹	☺ ☺
Pralinen, Walnuss	Stück 55 g	3½ +2¾ Maß	☻+ ×1¼ Maß ☻+ ×½ Maß	☻ ☻	1¼ [G] 2¾
Preiselbeeren	Portion 140 g	☻	☻+ ×9¼ Maß ☻+ ×4½ Maß	☹ 35½	☻ ☻
Pringles® Original	Hand 21 g	☻	76¾ ☺	☹ ☺	10¾ [A] 21½
Pringles® Salt & Vinegar	Hand 21 g	☻	41¾ 83½	☹ 79¼	10¾ [A] 21½
Pringles® Sour Cream & Onion	Hand 21 g	☻	41¾ 83½	☹ 79¼	10¾ [A] 21½
Pringles® Texas BBQ Sauce	Hand 21 g	☻	37 74¼	☹ 79¼	10¾ [A] 21½
Proteinriegel	Stück 65 g	39¼ +32¾ Maß	¾ 1¾	☹ 76¾	☺ ☺
Puddingpulver, diverse Sorten	Portion 24,75 g	☻	☻ ☻	☻ ☻	☻ ☻
Pumpernickel	Scheibe 42 g	☻	☻ ☻	☻ ☻	½ [A] 1¼
Putenbrust	Portion 85 g	☻	☻ ☻	☻ ☻	☻ ☻
Quark	Portion 55 g	3½ +2¾ Maß	☻ ☻	☻ ☻	19¾ 39½
Quinoa	Portion 140 g	☻	☻+ ×1¾ Maß ☻+ ×¾ Maß	☻ ☻	2½ [A] 5
Quitte	EL 15 g	☻	1¼ 2¾	☻ ☻	☻ ☻
Radicchio	Portion 85 g	☻	2¼ 4¾	☻ ☻	¾ 1½
Radieschen	Portion 85 g	☻	☻+ ×½ Maß ☻+ ×¼ Maß	☹ 1	☻ [C] ☻
Ragout	Portion 85 g	☻	☻ ☻	☻ ☻	☺ ☺

Stufe 0: *Stufe 0:* Lactosemaßzahl ×½
Stufe 1: *Stufe 1:* Fructosemaßzahl ×2

+ Maß/(Kapsel): Zusätzlich vertragene Maßzahl pro starker Lactasekapsel
Fructose*: Fructose, sorbitkorrigiert

Stufe 2: *Stufe 2:* Fructose-/Sorbitmaßzahl ×4, Übrige ×2
Stufe 3: *Stufe 3:* Sorbitmaßzahl ×7, Übrige ×3
(Quelle): Quelle Fruc-/Galactane

☻+ ×[Zahl] Maß: Je zeitgleich verzehrter Portion vertragen Sie bis zu [Zahl] × Fructose(*)-Maßzahl mehr Fructose(*) eines anderen Lebensmittels.

☹: Meiden; ☹[1]: ¼ ab VS 1; ☹[2]: ¼ ab VS 2; ☹[3]: ¼ ab VS 3; ☺: Enthält nur Spuren; ☻: Ist frei davon

Stichworttabelle	Maß	Lactose + Maß/	Fructose* Fructose*	Sorbit Sorbit	Fruc-/Galactane Fruc-/Galactane
Rambutan	Portion 140 g	☺	1¼ 2¾	☺ ☺	¾ [CB] 1¾
Ranch Soße	EL 15 g	☺	☺ ☺	☹ 18½	☺ ☺
Ratatouille	Portion 110 g	☺	☺ ☺	☹ 1¼	4 [B] 8
Räucherfisch, Lachs	Portion 55 g	☺	☺ ☺	☺ ☺	☺ ☺
Ravioli mit Fleischfüllung	Portion 250 g	☺	☺+ ×½ Maß ☺+ ×¼ Maß	☹ ½	¼ [A] ¾
Ravioli mit Spinat	Portion 250 g	5½ +4½ Maß	☺+ ×¼ Maß ☺	☹ ½	½ [A] 1
Red Bull® Energy Drink	Glas 200 ml	☺	☺+ ×7¾ Maß ☺+ ×3¾ Maß	☺ ☺	☺ ☺
Red Bull® Energy Drink Sugarfree	Glas 200 ml	☺	☺ ☺	☺ ☺	☺ ☺
Reibekuchen	Portion 70 g	☺	☺+ ×½ Maß ☺+ ×¼ Maß	☹ 12¾	☺ [B] ☺
Reis	Portion 140 g	☺	☺ ☺	☺ ☺	☺ [A] ☺
Reisauflauf mit Tomatensoße, Käse und Gemüse	Portion 244 g	9¾ +8¼ Maß	☺+ ×1 Maß ☺+ ×½ Maß	☹ ¼	¼ [A] ¾
Reisbrot	Scheibe 42 g	☺	☺ ☺	☺ ☺	☺ [A] ☺
Reiskäse, verschieden Geschmacksrichtungen	Portion 30 g	12 +10 Maß	☺ ☺	☺ ☺	67¼ [A] ☺
Reismilch, ungesüßt	Glas 200 ml	☺	☺+ ×¼ Maß ☺	☺ ☺	☺ [A] ☺
Reisnudeln	Portion 25 g	☺	☺ ☺	☺ ☺	☺ [A] ☺
Reiswaffel	Stück 9 g	☺	☺ ☺	☺ ☺	☺ [G] ☺
Remouladensoße	EL 15 g	☺	☺ ☺	☹ ☺	☺ ☺
Rhabarber	Portion 140 g	☺	☺ ☺	☺ ☺	☺ ☺
Rhabarberkuchen	Stück 122 g	☺	☺ ☺	☺ ☺	¼ [A] ¾
Rice Krispies	Portion 30 g	☺	☺ ☺	☺ ☺	1½ [A] 3

Stichworttabelle	Maß	Lactose 1 + Maß/Kapsel	Fructose* 0 Fructose* 1	Sorbit 0 Sorbit 1	Fruc-/Galactane 0 Fruc-/Galactane 1 📖
Ricotta	Portion 55 g	17½ +14½ Maß	☺ ☺	☺ ☺	☺ ☺
Riesen®	Stück 9 g	12¾ +10½ Maß	½ 1	☹ ☹[3]	71 ☺
Riesenkürbis	Portion 85 g	☺	☺ ☺	☺ ☺	☺[B] ☺
Riesling	Glas 200 ml	☺	31¼ 62½	☹ ¾	☺ ☺
Rindersteak	Portion 85 g	☺	☺ ☺	☺ ☺	☺ ☺
Rind-Nudelsuppe	Portion 126 g	☺	☺ ☺	☹ 4¼	4[A] 8¼
Rob Roy	Glas 200 ml	☺	¼ ½	☹ 2½	☺ ☺
Rockstar Original®	Glas 200 ml	☺	☺+ ×23¾ Maß ☺+ ×11¾ Maß	☹ 5	☺ ☺
Rockstar Original® Zero Sugar	Glas 200 ml	☺	☺ ☺	☹ 5	☺ ☺
Roggenbrot	Scheibe 42 g	☺	☺ ☺	☺ ☺	¾[A] 1¾
Roggenbrötchen	Scheibe 42 g	☺	☺ ☺	☺ ☺	¾[A] 1¾
Roggenmehl	Portion 30 g	☺	27¾ 55½	☺ ☺	1¼[A] 2½
Rollmops	Portion 55 g	☺	☺ ☺	☺ ☺	☺ ☺
Römersalat	Portion 85 g	☺	1¼ 2¾	☹ 16¾	☺[CB] ☺
Rompope	Glas 200 ml	¼ +¼ Maß	☺ ☺	☺ ☺	2¾ 5½
Roquefort	Portion 30 g	5 +4 Maß	☺ ☺	☺ ☺	27¾ 55½
Rosenkohl	Portion 85 g	☺	☺ ☺	☺ ☺	1[B] 2

0 *Stufe 0:* Lactosemaßzahl ×½
1 *Stufe 1:* Fructosemaßzahl ×2

+ Maß/Kapsel: Zusätzlich vertragene Maßzahl pro starker Lactasekapsel
Fructose*: Fructose, sorbitkorrigiert

2 *Stufe 2:* Fructose-/Sorbitmaßzahl ×4, Übrige ×2
3 *Stufe 3:* Sorbitmaßzahl ×7, Übrige ×3
📖: Quelle Fruc-/Galactane

☺+ ×[Zahl] Maß: Je zeitgleich verzehrter Portion vertragen Sie bis zu [Zahl] × Fructose(*)-Maßzahl mehr Fructose(*) eines anderen Lebensmittels.

☹: Meiden; ☹[1]: ¼ ab VS 1; ☹[2]: ¼ ab VS 2; ☹[3]: ¼ ab VS 3; ☺: Enthält nur Spuren; ☺: Ist frei davon

Stichworttabelle	Maß	Lactose + Maß/	Fructose* Fructose*	Sorbit Sorbit	Fruc-/Galactane Fruc-/Galactane
Rosinen	Portion 40 g	☺	½ 1	☹ ½	2[B] 4
Rosinenbrot	Scheibe 42 g	☺	1¼ 2¾	☹ 4¼	1¾[A] 3½
Rosinenkeks	Stück 26 g	23¾ +19¾ Maß	☺ ☺	☹ 10¼	2¼[A] 4¾
Rosmarin	Prise 1 g	☺	☺ ☺	☺ ☺	☺ ☺
Rote Beete	Portion 85 g	☺	58¾ ☺	☹ 3¼	1¼[B] 2½
Rote Beete in Essig	Portion 30 g	☺	☺ ☺	☹ 15	3[CB] 6
Rote Bohnen-Reissuppe	Portion 51,03 g	☺	¼ ¾	☹ ¼	1¼[AC] 2¾
Rote Grütze	Portion 40 g	☺	☺+ ×5¼ Maß ☺+ ×2½ Maß	☹ ¾	☺ ☺
Rote Johannisbeere	Portion 140 g	☺	1 2¼	☺ ☺	☺ ☺
Rotkohl	Portion 85 g	☺	☺+ ×¼ Maß ☺	☺ ☺	1¼[B] 2½
Rotweinessig	EL 15 g	☺	☺ ☺	☹ 20	☺ ☺
Rucola Salat	Portion 85 g	☺	4¾ 9¾	☺ ☺	☺ ☺
Rührei Bacon	Portion 110 g	2¼ +1¾ Maß	☺+ ×1¾ Maß ☺+ ×¾ Maß	☺ ☺	12½ 25¼
Rum	Glas 200 ml	☺	☺ ☺	☺ ☺	☺ ☺
Rum und Cola	Glas 200 ml	☺	1 2	☺ ☺	☺ ☺
Rusty Nail	Glas 200 ml	☺	☺+ ×1¾ Maß ☺+ ×¾ Maß	☹ ¾	☺ ☺
Sahne, 11 % Fett	Portion 30 g	2¼ +1¾ Maß	☺ ☺	☺ ☺	12¾ 25¾
Sahne, 20 % Fett	Portion 15 g	5¼ +4½ Maß	☺ ☺	☺ ☺	30¼ 60½
Sahnehähnchen	Portion 241 g	½ +¼ Maß	☺ ☺	☹ 13¾	☺ ☺
Sahnekäse	Portion 30 g	3 +2½ Maß	☺ ☺	☺ ☺	17¼ 34½

Stichworttabelle	Maß	Lactose (1) + Maß/💊	Fructose* (0) Fructose* (1)	Sorbit (0) Sorbit (1)	Fruc-/Galactane (0) Fruc-/Galactane (1) 📖
Sake	Glas	😊	☹	☹	😊
	200 ml		☹[2]	½	😊
Salami	Portion	😊	😊+ ×3 Maß	😊	😊
	55 g		😊+ ×1½ Maß	😊	😊
Salsa	EL	😊	6¼	☹	5½
	15 g		12½	6¾	11¼
Salsa Dip	Portion	😊	2¾	☹	11
	32,38 g		5¾	3	22
Salzstangen	Hand	😊	😊	😊	1½[A]
	21 g		😊	😊	3¼
Sambuca	Glas	😊	😊+ ×4½ Maß	☹	😊
	200 ml		😊+ ×2¼ Maß	¼	😊
Sandwicheis	Stück	1¼	😊+ ×1½ Maß	😊	6¼
	72 g	+1 Maß	😊+ ×¾ Maß	😊	12½
Sandwichkäse	Portion	4½	😊	😊	25¾
	30 g	+3¾ Maß	😊	😊	51½
Sandwichsoße	EL	☺	😊	☹	☺
	15 g		😊	☺	☺
Sangria	Glas	😊	7¾	☹	😊
	200 ml		15½	¾	😊
Sapodilla	Portion	😊	😊+ ×3½ Maß	😊	😊
	140 g		😊+ ×1¾ Maß	😊	😊
Sauce Hollandaise	EL	5	😊	😊	28½
	15 g	+4¼ Maß	😊	😊	57
Sauerbraten	Portion	😊	34¾	😊	😊
	159 g		69¾	😊	😊
Sauerkirschen	EL	😊	3¾	☹	😊
	15 g		7½	¼	😊
Sauerkraut	EL	😊	😊	☹	7[B]
	15 g		😊	¾	14¼
Sauerteigbrot	Scheibe	😊	😊	😊	¾[A]
	42 g		😊	😊	1½
Saure Fruchtgummis	Hand	😊	😊+ ×2¼ Maß	😊	😊
	30 g		😊+ ×1 Maß	😊	😊

(0) *Stufe 0:* Lactosemaßzahl ×½
(1) *Stufe 1:* Fructosemaßzahl ×2

+ Maß/💊: Zusätzlich vertragene Maßzahl pro starker Lactasekapsel
Fructose*: Fructose, sorbitkorrigiert

(2) *Stufe 2:* Fructose-/Sorbitmaßzahl ×4, Übrige ×2
(3) *Stufe 3:* Sorbitmaßzahl ×7, Übrige ×3
📖: Quelle Fruc-/Galactane

😊+ ×[Zahl] Maß: Je zeitgleich verzehrter Portion vertragen Sie bis zu [Zahl] × Fructose(*)-Maßzahl mehr Fructose(*) eines anderen Lebensmittels.

☹: Meiden; ☹[1]: ¼ ab VS 1; ☹[2]: ¼ ab VS 2; ☹[3]: ¼ ab VS 3; ☺: Enthält nur Spuren; 😊: Ist frei davon

Stichworttabelle	Maß	Lactose + Maß/	Fructose* Fructose*	Sorbit Sorbit	Fruc-/Galactane Fruc-/Galactane
Saure Fruchtgummis, zuckerfrei	TL 5 g	☺	☺ ☺	☹ ☹	☺ ☺
Saure Gurken	Portion 30 g	☺	☺+ ×¼ Maß ☺	☹ 4¼	1[G] 2¼
Saure Sahne	Portion 30 g	3¼ +2¾ Maß	☺ ☺	☺ ☺	19¼ 38½
Saure Sahne, fettreduziert	Portion 30 g	3¼ +2¾ Maß	☺ ☺	☺ ☺	19¼ 38½
Schalotte	EL 15 g	☺	☺ ☺	☺ ☺	¼[CB] ½
Schaumwaffel	Stück 28,5 g	☺	☺+ ×13¾ Maß ☺+ ×6¾ Maß	☹ ☺	4¼[A] 8½
Schinken, Rind	Portion 15 g	☺	☺ ☺	☺ ☺	☺ ☺
Schlehen-Gin	Glas 200 ml	☺	☺+ ×4½ Maß ☺+ ×2¼ Maß	☹ ¼	☺ ☺
Schnaps	Glas 200 ml	☺	☺+ ×2¼ Maß ☺+ ×1 Maß	☹ ½	☺ ☺
Schnittlauch	Prise 1 g	☺	☺ ☺	☺ ☺	☺[B] ☺
Schnitzel	Portion 85 g	☺	☺ ☺	☺ ☺	1¼[A] 2¾
Schoko Krispies (Kellogg's®)	Portion 30 g	☺	☺ ☺	☹ ☺	1½[A] 3
Schoko-Brownie, fettfrei	Stück 44 g	3 +2½ Maß	71 ☺	☹ ☺	1[A] 2¼
Schokoladeneis	Portion 65 g	1 +1 Maß	☺+ ×¾ Maß ☺+ ×¼ Maß	☹ ☺	2¾[G] 5¾
Schokoladeneis, zuckerfrei	TL 5 g	11½ +9½ Maß	¾ 1¾	☹ ☹[2]	32¾[G] 65½
Schokoladenkeks, glasiert	Stück 10 g	☺	☺ ☺	☹ ☺	5[A] 10¼
Schokoladenkuchen	Stück 29 g	☺	☺+ ×½ Maß ☺+ ×¼ Maß	☹ ☺	1¾[A] 3¾
Schokoladenkuchen, glasiert	Stück 29 g	☺	☺+ ×½ Maß ☺+ ×¼ Maß	☹ ☺	1¾[A] 3¾
Schokoladenpudding	Stück 200 g	¾ +½ Maß	☺ ☺	☹ 25	1[G] 2¼
Schokoladenpudding zuckerfrei	EL 15 g	89¼ +74¼ Maß	¾ 1½	☹ ☹[2]	21¼[G] 42½

Stichworttabelle	Maß	Lactose 1 + Maß/💊	Fructose* 0 Fructose* 1	Sorbit 0 Sorbit 1	Fruc-/Galactane 0 Fruc-/Galactane 1 📖
Schokorosinen	Hand 30 g	2¾ +2¼ Maß	😀+ ×¼ Maß 😀	☹ 3¼	3¼ G 6½
Schwarze Johannisbeere	Portion 140 g	😀	1¼ 2½	😀 😀	😀 😀
Schwarzer Tee, stark	Glas 236 ml	😀	½ 1¼	😀 😀	1½ G 3
Schweineohr (Gebäck)	Stück 59 g	4¼ +3½ Maß	😀 😀	😀 😀	1 A 2
Schweizer Käse	Portion 30 g	☺	😀+ ×¼ Maß 😀	😀 😀	☺ ☺
Schweizer Käse, salzreduziert	Portion 30 g	☺	😀+ ×¼ Maß 😀	😀 😀	☺ ☺
Schweppes® Bitter Lemon®	Glas 200 ml	😀	☹ ☹²	😀 😀	😀 😀
Scotch und Soda	Glas 200 ml	😀	😀 😀	😀 😀	😀 😀
Screwdriver	Glas 200 ml	😀	2 4¼	☹ ¼	😀 😀
Seabreeze	Glas 200 ml	😀	😀+ ×5¼ Maß 😀+ ×2½ Maß	☹ 2½	😀 😀
Seetang	Portion 85 g	😀	😀 😀	😀 😀	😀 😀
Selleriecremesuppe	Portion 245 g	½ +½ Maß	😀 😀	☹ ¼	¼ ½
Sellerieknolle gekocht	EL 15 g	😀	13¼ 26½	☹ ¾	😀 😀
Semmelknödel	Portion 55 g	1¾ +1½ Maß	😀 😀	😀 😀	½ A 1
Senf, Dijon	EL 15 g	😀	😀 😀	☹ ☺	😀 😀
Senfkohl (ähnelt Mangold)	Portion 85 g	😀	😀+ ×¼ Maß 😀	☹ 23½	😀 B 😀
Sesamhähnchen	Portion 252 g	😀	😀 😀	☹ 3¾	😀 😀

0 *Stufe 0:* Lactosemaßzahl ×½
1 *Stufe 1:* Fructosemaßzahl ×2
+ Maß/💊: Zusätzlich vertragene Maßzahl pro starker Lactasekapsel
Fructose*: Fructose, sorbitkorrigiert
2 *Stufe 2:* Fructose-/Sorbitmaßzahl ×4, Übrige ×2
3 *Stufe 3:* Sorbitmaßzahl ×7, Übrige ×3
📖: Quelle Fruc-/Galactane
😀+ ×[Zahl] Maß: Je zeitgleich verzehrter Portion vertragen Sie bis zu [Zahl] × Fructose(*)-Maßzahl mehr Fructose(*) eines anderen Lebensmittels.

☹: Meiden; ☹¹: ¼ ab VS 1; ☹²: ¼ ab VS 2; ☹³: ¼ ab VS 3; ☺: Enthält nur Spuren; 😀: Ist frei davon

Stichworttabelle	Maß	Lactose + Maß/	Fructose* Fructose*	Sorbit Sorbit	Fruc-/Galactane Fruc-/Galactane
Sesamstangen	Hand 21 g	☺	☺ ☺	☹ ☺	1½ A 3¼
Shiitake, Asiapilz	EL 15 g	☺	☺+ ×1 Maß ☺+ ×½ Maß	☹ ½	☺ ☺
Shortbread	Stück 11,34 g	18½ +15½ Maß	☺ ☺	☺ ☺	3¼ A 6¾
Shortbread, zuckerfrei	Stück 3,75 g	☺	1½ 3¼	☹ ☹ 2	10½ A 21¼
Singapore Sling	Glas 200 ml	☺	☺+ ×¼ Maß ☺	☹ 4½	☺ ☺
Sirupkeks	Stück 15 g	☺	☺ ☺	☺ ☺	3¼ A 6¾
Sloe Gin Fizz	Glas 200 ml	☺	☺+ ×¾ Maß ☺+ ×¼ Maß	☹ 1½	☺ ☺
Smacks (Kellogg's®)	Portion 30 g	☺	☺+ ×12 Maß ☺+ ×6 Maß	☹ 83¼	½ A 1¼
Smarties®	Hand 30 g	☺	☺+ ×55 Maß ☺+ ×27½ Maß	☺ ☺	☺ ☺
Snickers®	Stück 58,7 g	1½ +1¼ Maß	☺+ ×7 Maß ☺+ ×3½ Maß	☺ ☺	5¾ 11½
Sojabohnen, gekocht	EL 15 g	☺	9 18	☹ 3	3 A 6
Sojabrot	Scheibe 42 g	3½ +3 Maß	11 22¼	☹ 2	1 A 2
Sojachips	Hand 21 g	5¼ +4¼ Maß	15 30	☹ 1	2 A 4
Sojakäse, verschieden Ges-chmacksrichtungen	Portion 30 g	9 +7½ Maß	55½ ☺	☹ 18½	1¼ A 2¾
Sojamilch, künstlich gesüßt	Glas 200 ml	☺	4¾ 9½	☹ 1½	☹ A ¼
Sojamilch, Schokolade mit Zucker	Tasse 150 ml	☺	☺ ☺	☹ 4¼	¼ A ½
Sojamilch, Vanillegeschmack mit Zucker gesüßt	Glas 200 ml	☺	☺+ ×¾ Maß ☺+ ×¼ Maß	☹ 7	☹ A ¼
Sojaöl	EL 15 g	☺	☺ ☺	☺ ☺	☺ ☺
Sojasoße	EL 15 g	☺	☺ ☺	☹ 4½	3 A 6
Sojasprossen, gekocht	Portion 85 g	☺	☺ ☺	☹ ½	3¾ CB 7½

Stichworttabelle	Maß	Lactose (1) + Maß/[Kapsel]	Fructose* (0) Fructose* (1)	Sorbit (0) Sorbit (1)	Fruc-/Galactane (0) Fruc-/Galactane (1) [Buch]
Sonnenblumenkerne	Hand 30 g	😊	😊 😊	😊 😊	2^{G} 4
Sonnenblumenöl	EL 15 g	😊	😊 😊	😊 😊	😊 😊
Sonnenblumenölmargarine	Portion 14,19 g	30 +25 Maß	😊 😊	😊 😊	☺ ☺
Soufflé, Fleisch	Portion 110 g	1¼ +1 Maß	😊+ ×½ Maß 😊+ ×¼ Maß	☹ ☺	1¾^{B} 3¾
Southern Comfort®	Glas 200 ml	😊	😊 😊	😊 😊	😊 😊
Spaghetti Carbonara	Portion 201 g	13½ +11¼ Maß	😊+ ×¾ Maß 😊+ ×¼ Maß	☹ 6	½^{A} 1
Spaghettikürbis	Portion 85 g	😊	😊+ ×¼ Maß 😊	😊 😊	😊^{CB} 😊
Spare Rips Rind	Portion 85 g	😊	😊 😊	😊 😊	😊 😊
Spargel	Portion 85 g	😊	1½ 3¼	☹ 9¾	½^{FB} 1¼
Spargelcremesuppe	EL 15 g	6½ +5½ Maß	☺ ☺	☹ ☺	1½ 3
Spätzle	Portion 140 g	5¼ +4¼ Maß	😊+ ×¼ Maß 😊	😊 😊	1^{A} 2
Special K® Black Berry (Kellogg's®)	Portion 30 g	😊	😊+ ×½ Maß 😊+ ×¼ Maß	☹ 15	½^{A} 1¼
Special K® Original cereal (Kellogg's®)	Portion 30 g	13 +10¾ Maß	😊 😊	😊 😊	½^{A} 1¼
Special K® Red Fruit (Kellogg's®)	Portion 30 g	😊	😊 😊	☹ 41½	½^{A} 1¼
Special K® Zimt Walnuss (Kellogg's®)	Portion 30 g	😊	☺ ☺	😊 😊	½^{A} 1¼
Spinat, gekocht	Portion 85 g	😊	😊 😊	☹ 13	4^{CB} 8¼
SpinatcremesuppenMix	Portion 17 g	😊	😊+ ×¼ Maß 😊	☹ 18¼	3¼ 6¾

(0) *Stufe 0:* Lactosemaßzahl ×½
(1) *Stufe 1:* Fructosemaßzahl ×2

+ Maß/[Kapsel]: Zusätzlich vertragene Maßzahl pro starker Lactasekapsel
Fructose*: Fructose, sorbitkorrigiert

(2) *Stufe 2:* Fructose-/Sorbitmaßzahl ×4, Übrige ×2
(3) *Stufe 3:* Sorbitmaßzahl ×7, Übrige ×3
[Buch]: Quelle Fruc-/Galactane

😊+ ×[Zahl] Maß: Je zeitgleich verzehrter Portion vertragen Sie bis zu [Zahl] × Fructose(*)-Maßzahl mehr Fructose(*) eines anderen Lebensmittels.

☹: Meiden; ☹[1]: ¼ ab VS 1; ☹[2]: ¼ ab VS 2; ☹[3]: ¼ ab VS 3; ☺: Enthält nur Spuren; 😊: Ist frei davon

Stichworttabelle	Maß	Lactose + Maß/	Fructose* Fructose*	Sorbit Sorbit	Fruc-/Galactane Fruc-/Galactane
Spinatlasagne	Portion 140 g	8½ +7 Maß	9¾ 19¾	☹ ½	¾[A] 1½
Sprite Zero®	Glas 200 ml	☺	☺ ☺	☺ ☺	☺ ☺
Sprite®	Glas 200 ml	☺	☹ ☹[2]	☺ ☺	☺ ☺
Spritzer	Glas 200 ml	☺	27¾ 55½	☹ 1	☺ ☺
Sprudelwasser	Glas 200 ml	☺	☺ ☺	☺ ☺	☺ ☺
Sprühsahne	Portion 7 g	☺	☺ ☺	☺ ☺	☺ ☺
Sprühsahne mit Schokolade	Portion 5 g	9¾ +8 Maß	☺ ☺	☹ ☺	54½ ☺
Sprühsahne, fettfrei	Portion 5 g	18¾ +15¾ Maß	☺+ ×¼ Maß ☺	☺ ☺	☺ ☺
Stachelannone	Portion 140 g	☺	1¼ 2¾	☺ ☺	☺ ☺
Stachelbeere	Portion 140 g	☺	☺+ ×1 Maß ☺+ ×½ Maß	☺ ☺	☺ ☺
Stangenbohnen	Portion 85 g	☺	4½ 9	☺ ☺	¼[A] ¾
Starbucks® Bottled Vanilla Frappuccino®	Tasse 150 ml	½ +½ Maß	☺ ☺	☺ ☺	3½ 7
Starbucks® Caramel Hot Chocolate	Tasse 150 ml	¼ +¼ Maß	33¼ 66½	☹ 66½	1¾ 3¾
Starbucks® Frappuccino®	Tasse 150 ml	½ +½ Maß	☺ ☺	☺ ☺	3¾ 7½
Starbucks® Frappuccino® light	Tasse 150 ml	½ +½ Maß	☺ ☺	☺ ☺	4 8
Starbucks® Premium Hot Chocolate	Tasse 150 ml	¼ +¼ Maß	37 74	☹ 66½	1¾ 3¾
Starburst®	Stück 5 g	☺	☺+ ×½ Maß ☺+ ×¼ Maß	☹ 30¼	☺ ☺
Steckrübe	Portion 85 g	☺	☺+ ×1 Maß ☺+ ×½ Maß	☺ ☺	☺[CB] ☺
Sternfrucht	Stück 91 g	☺	☺+ ×¼ Maß ☺	☹ 1¼	☺ ☺

Stichworttabelle	Maß	Lactose (1) + Maß/[Kapsel]	Fructose* (0) Fructose* (1)	Sorbit (0) Sorbit (1)	Fruc-/Galactane (0) Fruc-/Galactane (1) 📖
Streusel	Portion 19,56 g	68¼ +57 Maß	😃 😃	😃 😃	2¾[A] 5¾
Subway® BBQ Rip Sandwich mit Weißbrot und Gemüse, 15 cm	Stück 233 g	12½ +10½ Maß	¾ 1¾	☹ 1¼	☹[A] ¼
Subway® BBQ-Soße	Portion 30 g	☺	😃 😃	☹ ☺	☺ ☺
Subway® Cheese-Oregano Brot, 15 cm	Stück 75 g	☺	😃+ ×½ Maß 😃+ ×¼ Maß	😃 😃	¾[A] 1½
Subway® Chicken Teriyaki Sandwich mit Weißbrot und Gemüse, 15 cm	Stück 276 g	12½ +10½ Maß	22½ 45¼	☹ 1¼	☹[A] ¼
Subway® Chipotle Southwest Soße	Portion 30 g	7¼ +6 Maß	😃 😃	😃 😃	40½ 81
Subway® Cookie Chocolate Chip	Stück 45 g	☺	😃+ ×1 Maß 😃+ ×½ Maß	☹ ☺	½[A] 1
Subway® Cookie Chocolate Chip mit Rainbow Candy	Stück 45 g	9 +7½ Maß	😃+ ×½ Maß 😃+ ×¼ Maß	☹ ☺	½[A] 1
Subway® Cookie Double Chocolate Chip	Stück 45 g	😃	😃+ ×1 Maß 😃+ ×½ Maß	☹ ☺	½[A] 1
Subway® Cookie White Chip Macadamia Nut	Stück 45 g	6¾ +5½ Maß	😃 😃	😃 😃	½[A] 1
Subway® Essig und Öl	Portion 14,94 g	😃	☺ ☺	☹ 20¼	😃 😃
Subway® Extra Bacon	Portion 15 g	😃	😃 😃	😃 😃	😃 😃
Subway® Ham Sandwich mit Weißbrot und Gemüse, 15 cm	Stück 219 g	12½ +10½ Maß	¾ 1¾	☹ 1¼	¼[A] ½
Subway® Honey Mustard Soße	Portion 30 g	😃	4½ 9	😃 😃	😃 😃
Subway® Honey Oat Brot, 15 cm	Stück 89 g	¾ +½ Maß	2½ 5¼	☹ 6½	¼[A] ¾
Subway® Italian BMT Sandwich mit Weißbrot und Gemüse, 15 cm	Stück 226 g	12½ +10½ Maß	¾ 1¾	☹ 1¼	¼[A] ½

(0) *Stufe 0:* Lactosemaßzahl ×½
(1) *Stufe 1:* Fructosemaßzahl ×2

+ Maß/[Kapsel]: Zusätzlich vertragene Maßzahl pro starker Lactasekapsel
Fructose*: Fructose, sorbitkorrigiert

(2) *Stufe 2:* Fructose-/Sorbitmaßzahl ×4, Übrige ×2
(3) *Stufe 3:* Sorbitmaßzahl ×7, Übrige ×3
📖: Quelle Fruc-/Galactane

😃+ ×[Zahl] Maß: Je zeitgleich verzehrter Portion vertragen Sie bis zu [Zahl] × Fructose(*)-Maßzahl mehr Fructose(*) eines anderen Lebensmittels.

☹: Meiden; ☹[1]: ¼ ab VS 1; ☹[2]: ¼ ab VS 2; ☹[3]: ¼ ab VS 3; ☺: Enthält nur Spuren; 😃: Ist frei davon

Stichworttabelle	Maß	Lactose + Maß/	Fructose* Fructose*	Sorbit Sorbit	Fruc-/Galactane Fruc-/Galactane
Subway® Monterey Cheddar Käse	Portion 30 g	43¼ +36 Maß	☺ ☺	☺ ☺	☺ ☺
Subway® Mustard	Portion 5 g	☺	☺ ☺	☺ ☺	☺ ☺
Subway® Roasted Chicken Breast Sandwich mit Weißbrot und Gemüse, 15 cm	Stück 233 g	12½ +10½ Maß	1¾ 3¾	☹ 1¼	☹[A] ¼
Subway® Roggen Vollkornbrot, 15 cm	Stück 78 g	☺	1 2	☺ ☺	¼[A] ¾
Subway® Schmelzkäse	Portion 30 g	4½ +3¾ Maß	☺ ☺	☺ ☺	25¾ 51½
Subway® Spicy Italian Sandwich mit Weißbrot und Gemüse, 15 cm	Stück 222 g	12½ +10½ Maß	¾ 1¾	☹ 1¼	¼[A] ½
Subway® Steak & Cheese Sandwich mit Weißbrot und Gemüse, 15 cm	Stück 245 g	☺	1 2	☹ 1¼	☹[A] ¼
Subway® Sweet Onion Dressing	Portion 30 g	☺	☺+ ×1 Maß ☺+ ×½ Maß	☹ 55½	½ 1¼
Subway® Tuna Sandwich mit Weißbrot und Gemüse, 15 cm	Stück 233 g	12½ +10½ Maß	¾ 1¾	☹ 1¼	☹[A] ¼
Subway® Turkey & Ham Sandwich mit Weißbrot und Gemüse, 15 cm	Stück 219 g	12½ +10½ Maß	¾ 1¾	☹ 1¼	¼[A] ½
Subway® Turkey Sandwich mit Weißbrot und Gemüse, 15 cm	Stück 219 g	12½ +10½ Maß	¾ 1¾	☹ 1¼	¼[A] ½
Subway® VEGGIE DELITE® mit Weißbrot und Gemüse, 15 cm	Stück 162 g	12½ +10½ Maß	¾ 1¾	☹ 1½	¼[A] ½
Subway® VEGGIE DELITE® Salat ohne Dressing	Portion 100 g	34¼ +28½ Maß	83¼ ☺	☹ 2¼	☺ ☺
Subway® Wrap, nur das Brot	Stück 103 g	☺	☺ ☺	☺ ☺	½[A] 1
Suppenbasis	EL 15 g	☺	64 ☺	☹ 74	☺ ☺
Sushi	Portion 140 g	☺	☺ ☺	☹ 1½	☺ ☺
Sushi mit Fisch	Portion 140 g	☺	10½ 21	☹ 2½	☺ ☺

Stichworttabelle	Maß	Lactose (1) + Maß/Kapsel	Fructose* (0) Fructose* (1)	Sorbit (0) Sorbit (1)	Fruc-/Galactane (0) Fruc-/Galactane (1) 🕮
Sushi mit Fisch und Gemüse im Algenmantel	Portion 140 g	☺	☺ ☺	☹ 2	☺ ☺
Süßkartoffel	Portion 110 g	☺	☺ ☺	☺ ☺	☺ B ☺
Süßkartoffelbrot	Scheibe 42 g	🙂	☺ ☺	☺ ☺	1½ A 3¼
Süßkirschen	EL 15 g	☺	10 20	☹ ½	☺ ☺
Süß-sauer Soße	EL 15 g	☺	½ 1¼	☹ 83¼	☺ ☺
Süßstoff (Splenda®)	Portion 0 g	☺	☺ ☺	☺ ☺	☺ ☺
Süßstoff (Zsweet®)	Portion 5 g	☺	☺ ☺	☹ ☹	☺ ☺
Tabasco® Soße	EL 15 g	☺	☺ ☺	☺ ☺	☺ ☺
Taco mit Bohnen und Käse	Portion 140 g	🙂 +77½ Maß	12¾ 25½	☹ 4¼	¼ A ½
Tahini	Glas 30 ml	☺	☺ ☺	☺ ☺	1 G 2¼
Tempeh	Portion 3oz/85g	☺	3¼ 6¾	☹ ½	½ A 1
Tequila	Glas 200 ml	☺	☺ ☺	☺ ☺	☺ ☺
Tequila Sunrise	Glas 200 ml	☺	☺+ ×¼ Maß ☺	☹ 3¼	☺ ☺
Thousand Island Dressing Kraft®	EL 15 g	☺	☺+ ×¼ Maß ☺	☺ ☺	☺ ☺
Thunfisch aus der Dose mit Öl	Portion 55 g	☺	☺ ☺	☺ ☺	☺ ☺
Thunfischaufstrich	Portion 85 g	5½ +4½ Maß	☺ ☺	☹ 14½	☺ ☺
Thymian	Prise 1 g	☺	☺ ☺	☺ ☺	☺ ☺

(0) *Stufe 0:* Lactosemaßzahl ×½
(1) *Stufe 1:* Fructosemaßzahl ×2

+ Maß/Kapsel: Zusätzlich vertragene Maßzahl pro starker Lactasekapsel
Fructose*: Fructose, sorbitkorrigiert

(2) *Stufe 2:* Fructose-/Sorbitmaßzahl ×4, Übrige ×2
(3) *Stufe 3:* Sorbitmaßzahl ×7, Übrige ×3
🕮: Quelle Fruc-/Galactane

☺+ ×[Zahl] Maß: Je zeitgleich verzehrter Portion vertragen Sie bis zu [Zahl] × Fructose(*)-Maßzahl mehr Fructose(*) eines anderen Lebensmittels.

☹: Meiden; ☹[1]: ¼ ab VS 1; ☹[2]: ¼ ab VS 2; ☹[3]: ¼ ab VS 3; 🙂: Enthält nur Spuren; ☺: Ist frei davon

Stichworttabelle	Maß	Lactose + Maß/	Fructose* Fructose*	Sorbit Sorbit	Fruc-/Galactane Fruc-/Galactane
Tic Tacs®	2 Stück 1,15 g	☺	☺ ☺	☺ ☺	☺ ☺
Tilsiter	Portion 30 g	5¼ +4¼ Maß	☺ ☺	☺ ☺	29½ 59
Tintenfischringe	Portion 85 g	☺	☺ ☺	☺ ☺	2¼[A] 4½
Tiramisu	Portion 55 g	2½ +2 Maß	☺ ☺	☺ ☺	12[A] 24
Toast mit Zimt und Zucker, Weizenbrot	Scheibe 42 g	62½ +52 Maß	1½ 3¼	☺ ☺	¾[A] 1¾
Toastbrot	Scheibe 42 g	62½ +52 Maß	1¾ 3¾	☺ ☺	1¼[A] 2½
Toblerone® Dunkel	Stück 25 g	7¼ +6 Maß	☺ ☺	☹ 40	1½ 3¼
Toblerone® Milch	Stück 25 g	1½ +1¼ Maß	☺ ☺	☺ ☺	1½ 3
Toblerone® Weiß	Stück 25 g	1 +1 Maß	☺ ☺	☺ ☺	6¾ 13½
Toffifee®	Stück 8,2 g	7½ +6¼ Maß	½ 1	☹ ☹[2]	42¾ 85½
Tofu	Portion 85 g	☺	2¼ 4¾	☹ ¾	½[A] 1
Tokajer	Glas 200 ml	☺	☹ ☹[2]	☹ ½	☺ ☺
Tom Collins	Glas 200 ml	☺	31¼ 62½	☹ 16½	☺ ☺
Tomate, gelb	Portion 85 g	☺	4½ 9¼	☹ 1	6½[B] 13
Tomate, grün	Portion 85 g	☺	3 6¼	☹ ¾	6½[B] 13
Tomaten, sonnengetrocknet in Öl	Portion 30 g	☺	¼ ½	☹ ¼	4½[B] 9¼
Tomatenchutney	Portion 15 g	☺	☺ ☺	☹ 5¼	33 66¼
Tomatencremesuppe	Portion 34,66 g	¼ +0,24 Maß	13 26	☹ 2	1¼[B] 2¾
Tomatenpesto	Portion 85 g	☺	1¼ 2½	☹ 1	7¾[B] 15¾
Tomatensaft	Glas 200 ml	☺	1¼ 2½	☹ ¼	2¾[B] 5½

Stichworttabelle	Maß	Lactose (1) + Maß/Kapsel	Fructose* (0) Fructose* (1)	Sorbit (0) Sorbit (1)	Fruc-/Galactane (0) Fruc-/Galactane (1) 📖
Tomatensoße	Portion 60 g	☺	☺+ ×¾ Maß ☺+ ×¼ Maß	☹ ¾	9¼ B 18½
Tonic Water	Glas 200 ml	☺	☹ ☹²	☺ ☺	☺ ☺
Tonic Water, Slimline	Glas 200 ml	☺	☺ ☺	☺ ☺	☺ ☺
Topinambur	Prise 1 g	☺	☺ ☺	☺ ☺	3¼ FB 6½
Toppas (Kellogg's®)	Portion 55 g	☺	☺+ ×¼ Maß ☺	☺ ☺	¼ A ¾
Trauben	Portion 140 g	☺	¼ ½	☹ ½	2¼ B 4½
Traubensaft	Glas 200 ml	☺	☹ ¼	☹ ¼	1½ CB 3
Trinkschokolade	Tasse 150 ml	¼ +¼ Maß	27¾ 55½	☹ 66½	1¾ 3¾
Triple Sec	Glas 200 ml	☺	☺+ ×4½ Maß ☺+ ×2¼ Maß	☹ ¼	☺ ☺
Trüffelpralinen	Stück 16,2 g	2½ +2 Maß	☺ ☺	☺ ☺	2¾ 5½
Tsatsikisoße	Portion 30 g	4½ +3¾ Maß	38¾ 77½	☹ 9¼	11½ FB 23¼
Twix®	Stück 51 g	2 +1¾ Maß	☺+ ×1½ Maß ☺+ ×¾ Maß	☺ ☺	1¾ A 3½
Unverarbeiteter Fisch und Seefrüchte	Portion 85 g	☺	☺ ☺	☺ ☺	☺ ☺
Vanilla Coke®	Glas 200 ml	☺	½ 1¼	☺ ☺	☺ ☺
Vanilleeis, lactosefrei	Portion 65 g	4 +3¼ Maß	☺+ ×4¾ Maß ☺+ ×2¼ Maß	☺ ☺	23¼ 46½
Vanilleeis, zuckerfrei	EL 15 g	3¼ +2½ Maß	¾ 1½	☹ ☹²	18¼ 36½
Vanillemilchshake Slim-Fast®	Glas 200 ml	2½ +2 Maß	☺ ☺	☺ ☺	14¼ 28¾

(0) *Stufe 0:* Lactosemaßzahl ×½
(1) *Stufe 1:* Fructosemaßzahl ×2
(2) *Stufe 2:* Fructose-/Sorbitmaßzahl ×4, Übrige ×2
(3) *Stufe 3:* Sorbitmaßzahl ×7, Übrige ×3
📖: Quelle Fruc-/Galactane

+ Maß/Kapsel: Zusätzlich vertragene Maßzahl pro starker Lactasekapsel
Fructose*: Fructose, sorbitkorrigiert

☺+ ×[Zahl] Maß: Je zeitgleich verzehrter Portion vertragen Sie bis zu [Zahl] × Fructose(*)-Maßzahl mehr Fructose(*) eines anderen Lebensmittels.

☹: Meiden; ☹¹: ¼ ab VS 1; ☹²: ¼ ab VS 2; ☹³: ¼ ab VS 3; ☺: Enthält nur Spuren; ☺: Ist frei davon

Stichworttabelle	Maß	Lactose + Maß/	Fructose* Fructose*	Sorbit Sorbit	Fruc-/Galactane Fruc-/Galactane
Vanillesoße	EL 15 g	☺	☺ ☺	☺ ☺	☺ ☺
Vegetarische Nudeln mit Auberginen	Portion 200 g	5 +4 Maß	☺ ☺	☺ ☺	27¾ 55½
Vegetarische Suppe	Portion 126 g	☺	☺+ ×¼ Maß ☺	☹ 1	19¾ 39½
Vietnamesische Nudelsuppe	Portion 245 g	☺	☺ ☺	☹ 6¾	¾ 1¾
Vodka	Glas 200 ml	☺	☺ ☺	☺ ☺	☺ ☺
Vollkornbrot	Scheibe 42 g	☺	2½ 5	☺ ☺	1[A] 2
Vollmilch	Glas 200 ml	¼ +0,24 Maß	☺ ☺	☺ ☺	1½ 3
Wachsbohnen	Portion 85 g	☺	☺ ☺	☺ ☺	¼[A] ¾
Wachsflaschenkürbis	Portion 85 g	☺	☺ ☺	☺ ☺	☺[CB] ☺
Waffeln, aus Weizen, Milch, Fett und Eiern	Stück 95 g	1 +¾ Maß	☺+ ×¼ Maß ☺	☺ ☺	½[A] 1
Waffeln, aus Weizenkleie	Stück 95 g	¾ +¾ Maß	☺+ ×¼ Maß ☺	☺ ☺	¼[A] ¾
Walnüsse	Hand 30 g	☺	☺ ☺	☺ ☺	2¾[G] 5¾
Walnusseis	Portion 106 g	½ +½ Maß	☺+ ×4¾ Maß ☺+ ×2¼ Maß	☺ ☺	1½ 3
Walnussöl	EL 15 g	☺	☺ ☺	☺ ☺	☺ ☺
Wasser, still	Glas 200 ml	☺	☺ ☺	☺ ☺	☺ ☺
Wassereis	Stück 52 g	☺	☺+ ×1¼ Maß ☺+ ×½ Maß	☺ ☺	☺ ☺
Wassereis aus Saft	Stück 77 g	☺	☺+ ×1¼ Maß ☺+ ×½ Maß	☹ 4½	☺ ☺
Wassereis, zuckerfrei	Stück 55 g	☺	☺ ☺	☺ ☺	☺ ☺
Wassermelone	EL 15 g	☺	1¾ 3½	☹ ☺	10¼[B] 20¾
Weetabix®	Portion 55 g	☺	☺+ ×¾ Maß ☺+ ×¼ Maß	☺ ☺	¼[A] ¾

Stichworttabelle	Maß	Lactose (Stufe 1) + Maß/Kapsel	Fructose* (Stufe 0) Fructose* (Stufe 1)	Sorbit (Stufe 0) Sorbit (Stufe 1)	Fruc-/Galactane (Stufe 0) Fruc-/Galactane (Stufe 1) (Quelle)
Wein, alkoholfrei	Glas 200 ml	☺	2¼ 4½	☹ 50	☺ ☺
Wein, rosé	Glas 200 ml	☺	¾ 1¾	☺ ☺	☺ ☺
Wein, Silvaner	Glas 200 ml	☺	31¼ 62½	☹ ¾	☺ ☺
Weingummi	Hand 30 g	☺	☺+ ×12¼ Maß ☺+ ×6 Maß	☺ ☺	☺ ☺
Weingummi Dinosaurier	Hand 30 g	☺	☺+ ×3½ Maß ☺+ ×1¾ Maß	☹ ☺	☺ ☺
Weingummi Dinosaurier zuckerfrei	TL 5 g	☺	10 20¼	☹ ☹[3]	☺ ☺
Weißbrot	Scheibe 42 g	☺	1¼ 2¾	☺ ☺	1¼[A] 2½
Weiße Rübe	Portion 85 g	☺	☺+ ×½ Maß ☺+ ×¼ Maß	☹ 2½	☺[CB] ☺
Weiße Schokolade	Stück 12 g	2½ +2 Maß	☺ ☺	☺ ☺	14 28¼
Weiße Soße	EL 15 g	4 +3¼ Maß	☺ ☺	☺ ☺	22¼ 44½
Weißer Tee, stark	Glas 200 ml	☺	☺ ☺	☺ ☺	☺[G] ☺
Weißer Zucker	EL 15 g	☺	☺ ☺	☺ ☺	☺ ☺
Weißkohl	Portion 85 g	☺	☺+ ×¾ Maß ☺+ ×¼ Maß	☹ 58¾	1¼[B] 2½
Weizen Tortilla, frittiert	Stück 58 g	☺	☺ ☺	☺ ☺	¾[A] 1¾
Weizenbrot, gefärbt	Scheibe 42 g	☺	1¼ 2½	☺ ☺	1[A] 2¼
Weizenbrötchen	Scheibe 42 g	☺	☺ ☺	☺ ☺	1¼[A] 2½
Weizenkeks	Stück 13 g	45¾ +38 Maß	☺ ☺	☺ ☺	3¾[A] 7½

Stufe 0: Lactosemaßzahl ×½
Stufe 1: Fructosemaßzahl ×2

+ Maß/Kapsel: Zusätzlich vertragene Maßzahl pro starker Lactasekapsel
Fructose*: Fructose, sorbitkorrigiert

Stufe 2: Fructose-/Sorbitmaßzahl ×4, Übrige ×2
Stufe 3: Sorbitmaßzahl ×7, Übrige ×3
(Buch): Quelle Fruc-/Galactane

☺+ ×[Zahl] Maß: Je zeitgleich verzehrter Portion vertragen Sie bis zu [Zahl] × Fructose(*)-Maßzahl mehr Fructose(*) eines anderen Lebensmittels.

☹: Meiden; ☹[1]: ¼ ab VS 1; ☹[2]: ¼ ab VS 2; ☹[3]: ¼ ab VS 3; ☺: Enthält nur Spuren; ☺: Ist frei davon

Stichworttabelle	Maß	Lactose + Maß/	Fructose* Fructose*	Sorbit Sorbit	Fruc-/Galactane Fruc-/Galactane
Weizenkeks, zuckerfrei	Stück 11 g	☺	½ 1¼	☹ ☹[2]	4½[A] 9
Weizenkleie	EL 15 g	☺	☺ ☺	☺ ☺	½[G] 1
Weizenmehl, Vollkorn	Portion 30 g	☺	☺ ☺	☺ ☺	1¼[A] 2¾
Weizenmehl, weiß	Portion 30 g	☺	33¼ 66½	☺ ☺	1¼[AD] 2¾
Weizenvollkornbrot	Scheibe 42 g	☺	¾ 1¾	☹ 26¼	¾[A] 1¾
Werther's Original®	Stück 4 g	17¾ +14¾ Maß	☺+ ×½ Maß ☺+ ×¼ Maß	☺ ☺	☺ ☺
Wheaties® (General Mills)	Portion 30 g	☺	83¼ ☺	☺ ☺	½[A] 1¼
Whisky	Glas 200 ml	☺	☺ ☺	☺ ☺	☺ ☺
Whisky sour	Glas 200 ml	☺	9½ 19	☹ 6¼	☺ ☺
White Russian	Glas 200 ml	1½ +1¼ Maß	☺ ☺	☹ 8¼	9 18¼
Wirsing	Portion 85 g	☺	☺ ☺	☹ 39	1½[B] 3
Wrap	Stück 245 g	4¼ +3½ Maß	☺ ☺	☹ 5	☹[A] ¼
Wurzelbier	Glas 200 ml	☺	½ 1¼	☺ ☺	☺ ☺
Ziegenkäse	Portion 30 g	4½ +3¾ Maß	☺ ☺	☺ ☺	25½ 51
Zimtkeks	Stück 13 g	☺	☺ ☺	☹ 42½	4¾[A] 9¾
Zimtschnecke glasiert	Stück 44 g	9 +7½ Maß	☺+ ×8¼ Maß ☺+ ×4 Maß	☺ ☺	1[A] 2¼
Zimttaschen	Portion 30 g	☺	2 4¼	☺ ☺	1½[A] 3
Zitrone	Stück 58 g	☺	☺ ☺	☺ ☺	7¾[B] 15½
Zitronenbuttersoße	EL 15 g	☺	☺ ☺	☹ 60½	☺ ☺
Zitronenkeks	Stück 15,5 g	☺	☺ ☺	☺ ☺	4[A] 8¼

Stichworttabelle	Maß	Lactose 1 / + Maß/Kapsel	Fructose* 0 / Fructose* 1	Sorbit 0 / Sorbit 1	Fruc-/Galactane 0 / Fruc-/Galactane 1 📖
Zitronensaft	Glas	☺	2¼	☹	2¼ [B]
	200 ml		5	1½	4½
Zitronenschale	EL	☺	☺	☺	☺
	15 g		☺	☺	☺
Zucchini	Portion	☺	2¼	☺	2 [CB]
	85 g		4¾	☺	4
Zucht-Champignon	EL	☺	☺+ ×½ Maß	☹	12¼ [B]
	15 g		☺+ ×¼ Maß	½	24½
Zuckerhalsband	Stück	☺	☺+ ×3¼ Maß	☺	☺
	21 g		☺+ ×1½ Maß	☺	☺
Zuckerkeks, glasiert zuckerfrei	Stück	☺	☺	☺	3¼ [A]
	15 g		☺	☺	6½
Zuckerkeks, weich gebacken	Stück	☺	☹	☺	4¾ [A]
	13,5 g		¼	☺	9½
Zuckermais	Portion	☺	☺+ ×¼ Maß	☹	☺ [B]
	85 g		☺	4	☺
Zuckermelone	Portion	☺	1	☹	2 [B]
	140 g		2	14¼	4¼
Zuckerschoten	Portion	☺	☺+ ×3½ Maß	☺	¾ [B]
	85 g		☺+ ×1¾ Maß	☺	1¾
Zwieback	Portion	☺	☺	☺	1½ [A]
	7 g		☺	☺	3
Zwiebel	EL	☺	☺	☹	1 [CB]
	15 g		☺	6	2
Zwiebelringe	Portion	☺	☺	☹	10¼ [AC]
	30 g		☺	☺	20¾

0 *Stufe 0:* Lactosemaßzahl ×½
1 *Stufe 1:* Fructosemaßzahl ×2
2 *Stufe 2:* Fructose-/Sorbitmaßzahl ×4, Übrige ×2
3 *Stufe 3:* Sorbitmaßzahl ×7, Übrige ×3
📖: Quelle Fruc-/Galactane

+ Maß/Kapsel: Zusätzlich vertragene Maßzahl pro starker Lactasekapsel
Fructose*: Fructose, sorbitkorrigiert
☺+ ×[Zahl] Maß: Je zeitgleich verzehrter Portion vertragen Sie bis zu [Zahl] × Fructose(*)-Maßzahl mehr Fructose(*) eines anderen Lebensmittels.

☹: Meiden; ☹[1]: ¼ ab VS 1; ☹[2]: ¼ ab VS 2; ☹[3]: ¼ ab VS 3; ☺: Enthält nur Spuren; ☺: Ist frei davon

GLOSSAR

Begriff	Bedeutung
Abfangschild	Metapher für die körpereigene Nutzung der Kohlenhydrate zur Energiegewinnung.
BVS	Basis-Verträglichkeitsstufe, d. h. sofern Sie weniger des problematischen Klotzes als bei der Stufenschwelle angegebenen ist verzehren, werden Sie wahrscheinlich von den durch ihn verursachten Symptomen verschont bleiben. Die BVS gilt nur im Fall einer Intoleranz oder bestimmten Testphasen und ggf. zumindest, bis Sie einen Stufentest absolviert haben. Bitte beachten Sie, dass wenn Sie die maximale (B)VS Portionsgröße eines Lebensmittels bei einer Mahlzeit verzehren, Sie bei dieser keine anderen Lebensmittel essen können, die den jeweiligen Klotz enthalten. Um zwei Lebensmittel zu kombinieren, die einen bestimmten Klotz enthalten, müssen Sie die Portionen entsprechend anpassen, z. B. indem Sie sie für beide Lebensmittel halbieren.
BVSn	Basis-Verträglichkeitsstufen.
EFSA	"European Food Safety Authority" - Europäische Lebensmittelaufsichtsbehörde.
FDA	"Food and Drug Administration" - Amerikanische Lebensmittelaufsichtsbehörde.
Fructane	Besonders in Getreide vorkommende leicht vergärbare Kohlenhydrate, zu denen in diesem Buch ausschließlich Inulin, Kestose und Nystose gezählt werden.
Fructose	Mehrfachzucker, der besonders in Früchten enthalten ist.
Galactane	Besonders in Bohnen, Erbsen, Kohl und Linsen vorkommende leicht vergärbare Kohlenhydrate, zu denen in diesem Buch ausschließlich Raffinose und Stachyose gezählt werden.
Klotzdrache	Sinnbild für Beschwerden, welche durch leicht vergärbare Kohlenhydrate, die in einen reizempfindlichen Darm gelangt sind, entstehen.

Begriff	Bedeutung
Klötze	Kohlenhydrate, die im Darm leicht vergären: Mehrfachzucker (Fructose, Fructane, Galactane und Lactose) sowie Zuckeralkohole.
Lactose	Mehrfachzucker, der vor allem in Milchprodukten vorkommt.
Mahlzeit	Ausgegangen wird hierbei von drei Hauptmahlzeiten am Tag, welche in etwa um 7 Uhr, 13 Uhr und 19 Uhr, also mit jeweils etwa sechs Stunden Abstand, stattfinden. Dies dient dazu eine Überladung Ihres „Abfangschildes“ zu vermeiden. Die Portionsgrößen in den Lebensmitteln fundieren auf dieser Mahlzeitdefinition.
NCC	Nutrition Coordination Center der University of Minnesota.
Reizdarm	Definition dieses Buches: Ein Reizdarm reagiert empfindlicher auf Verdauungsstörungen als dies normalerweise der Fall ist. Diese Verdauungsstörungen werden häufig durch in den Enddarm gelangte „Klötze“ verursacht.
Sorbit	Zuckeralkohol mit hemmender Wirkung auf den „Abfang“ von Fructose. Ansonsten siehe „Zuckeralkohole“.
VS	Verträglichkeitsstufe. Diese werden verwendet, um die Portionsgrößen pro Mahlzeit entsprechend der Menge, die Sie pro Mahlzeit vertragen anzugeben. Die VS 0 ist die „BVS“ und VS 1 bis VS 3 stehen für größere Vertragene Mengen des Klotzes und dementsprechend größere Portionen der Lebensmittel, die ihn enthalten. Sie können die für Sie zutreffende VS durch den Stufentest bestimmen, siehe Kapitel 2.2.4. Bitte lesen Sie auch die BVS Definition.
VSn	Verträglichkeitsstufen.
Zuckeralkohole	Diese kommen in manchen Früchten, wie Äpfeln, vor. Außerdem sind sie in manchen Diabetiker-, Diät-, und Lightprodukten sowie Kaugummis und Mintpastillen enthalten. Stevia ist frei davon. Zu der Gruppe der Zuckeralkohole zählen neben Sorbit(ol), Xylitol, Mannit, Maltitol, Isomalt, Lactit, Erythrit, Inosit und Pinitol.

Diese Seite wurde bewusst frei gelassen.

QUELLEN

Ali, M., Rellos, P., & Cox, T. M. (1998). Heriditary fructose intolerance. *Journal of Medical Genetics*, 35(5), 353-365.

Barrett, J. S., Gearry, R. B., Muir, J. G., Irving, P. M., Rose, R., Rosella, O., ... & Gibson, P. R. (2010). Dietary poorly absorbed, short-chain carbohydrates increase delivery of water and fermentable substrates to the proximal colon. *Alimentary Pharmacology & Therapeutics*, 31(8), 874-882.

Balasubramanya, N. N., Sarwar, & Narayanan, K. M. (1993). Effect of stage of lactation on oligosaccharides level in milk. *Indian Journal of Dairy & Biosciences*, 4, 58-60. Abstract Retrieved from http://www.cabdirect.com (Record Number 19950401205)

Belitz, H.-D., Grosch, W., & Schieberle, P. (2008). *Lehrbuch der Lebensmittelchemie* (6th ed.). Berlin Heidelberg: Springer.

Berekoven, L., Eckert, W., Ellenrieder, P. (2009). Marktforschung: *Methodische Grundlagen und praktische Anwendung* (12th ed.). Wiesbaden: Gabler.

Biesiekierski, J. R., Rosella, O., Rose, R., Liels, K., Barrett, J. S., Shepherd, S. J., ... & Muir, J. G. (2011). Quantification of fructans, galacto-oligosacharides and other short-chain carbohydrates in processed grains and cereals. *Journal of Human Nutrition and Dietetics*, 24(2), 154-176.

Binnendijk, K. H., & Rijkers, G. T. (2013). What is a health benefit? an evaluation of EFSA opinions on health benefits with reference to probiotics. *Beneficial Microbes*, 4(3), 223-230.

Blumenthal, M. (1998). *The Complete German Commission E Monographs; Therapeutic Guide to Herbal Medicine*. Boston, MA: Integrative Medicine Communications.

Boehm, G., & Stahl, B. (2007). Oligosaccharides from milk. *The Journal of Nutrition*, 137(3), 847S-849S.

Bowden, P. (2011). *Telling It Like It Is*. Paul Bowden.

Briançon, S., Boini, S., Bertrais, S., Guillemin, F., Galan, P., & Hercberg, S. (2011). Long-term antioxidant supplementation has no effect on health-related quality of life: The randomized, double-blind, placebo-controlled, primary prevention SU.VI.MAX trial. *International Journal of Epidemiology*, 40(6), 1605-1616.

Campbell, J. M., Fahey, G. C., & Wolf, B. W. (1997). Selected indigestible oligosaccharides affect large bowel mass, cecal and fecal short-chain fatty acids, pH and microflora in rats. *The Journal of Nutrition*, 127(1), 130-136.

Chi, W. J., Chang, Y. K., & Hong, S. K. (2012). Agar degradation by microorganisms and agar-degrading enzymes. *Applied Microbiology and Biotechnology*, 94(4), 917-930.

Choi, Y. K; Johlin Jr., F. C.; Summers, R.W., Jackson, M., & Rao, S. S. C. (2003). Fructose intolerance: an under-recognized problem. *The American Journal of Gastroenterology*, 98(6) 2003, S. 1348-1353.

CIAA (n. d.). *CIAA agreed reference values for GDAs* [Table]. Retrieved from http://gda.fooddrinkeurope.eu/asp2/gdas_portions_rationale.asp?doc_id=127.

Connor, W. E. (2000). Importance of n– 3 fatty acids in health and disease. *The American journal of clinical nutrition*, *71*(1), 171S-175S.

Coraggio, L. (1990). *Deleterious Effects of Intermittent Interruptions on the Task Performance of Knowledge Workers: A Laboratory Investigation* (Doctoral Dissertation). Retrieved from http://arizona.openrepository.com.

Corazza, G. R., Strocchi, A., Rossi, R., Sirola, D., & Fasbarrini, G. (1988). Sorbitol malabsorption in normal volunteers and in patients with celiac disease. *Gut*, 29(1), 44-48.

Cummings, J. H. (1981). Short chain fatty acids in the human colon. *Gut*, 22(9), 763-779.

Cummings, J. H., & Macfarlane, G. T. (1997). Role of intestinal bacteria in nutrient metabolism. *Journal of Parental and Enteral Nutrition*, 21(6), 357-365.

DGE (2013). Vollwertig essen und trinken nach den 10 Regeln der DGE. 9th Edition, Bonn.

Diamond, J. (2005). *Collapse – How Societies Choose to Fail or to Survive*. New York: Viking Penguin.

Donker, G. A., Foets, M., & Spreeuwenberg, P. (1999). Patients with irritable bowel syndrome: health status and use of healthcare services. *British Journal of General Practice*, 49(447), 787-792.

Drossman, D. A., Li, Z., Andruzzi, E., Temple, R. D., Talley, N. J., Thompson, W. G. …Corazziari, E. et al., (1993). US householder survey of functional gastrointestinal disorders: prevalence, sociodemography, and health impact. *Digestive Diseases and Sciences*, 38(9), 1569-1580.

Dukas, L., Willett, W. C., & Giovannucci, E. L. (2003). Association between physical activity, fiber intake, and other lifestyle variables and constipation in a study of women. *The American Journal of Gastroenterology*, 98(8), 1790-1796.

EFSA (2007). Opinion of the Scientific Panel on Dietetic Products, Nutrition and Allergies on a request from the Commission related to a notification from EPA on lactitol pursuant to Article 6, paragraph 11 of Directive 2000/13/EC- for permanent exemption from labeling. *The EFSA Journal*, 5(10), 565-570.

EFSA (2012a). Scientific Opinion on Dietary Reference Values for protein. *The EFSA Journal*, 10(2), 2557-2622.

EFSA (2012b). Scientific Opinion on the substantiation of health claims related to Lactobacillus casei DG CNCM I-1572 and decreasing potentially pathogenic gastro-intestinal microorganisms (ID 2949, 3061, further assessment) pursuant to Article 13(1) of Regulation (EC) No 1924/2006. *The EFSA Journal*, 10(6), 2723-2637.

EFSA (2012c). Scientific opinion on the tolerable upper intake level of eicosapentaenoic acid (epa), docosahexaenoic acid (dha) and docosapentaenoic acid (dpa). *The EFSA Journal*, 10(7), 2815-2862.

EFSA (2013). Scientific Opinion on the substantiation of a health claim related to Bimuno® GOS and reducing gastro-intestinal discomfort pursuant to Article 13(5) of Regulation (EC) No 1924/2006. *The EFSA Journal*, 11(6), 3259-3268.

Eisenführ, F., Weber, M., & Langer, T. (2010): *Rational Decision Making*, Heidelberg, Berlin: Springer.

Erdman, K., Tunnicliffe, J., Lun, V. M., & Reimer, R. A. (2013). Eating Patterns and Composition of Meals and Snacks in Elite Canadian Athletes. *International Journal Of Sport Nutrition & Exercise Metabolism*, 23(3), 210-219.

Falony, G., Verschaeren, A. De Bruycker, F., De Preter, V., Verbecke, F. L., & De Vuyst L. (2009b). In vitro kinetics of prebiotic inulin-type fructan fermentation by butyrate-producing colon bacteria: implementation of online gas chromatography for quantitative analysis of carbon dioxide and hydrogen gas production. *Applied Environmental Microbiology*, 75(18), 5884-5892.

FAO (2008). Fats and fatty acids in human nutrition. *FAO Food and Nutrition Paper*, 91, 9-20.

Farquhar, P. H., & Keller, L. R. (1989). Preference intensity measurement. *Annals of Operations Research*, 19(1), 205-217.

Farshchi, H. R., Taylor, M. A., & Macdonald, I. A. (2004). Regular meal frequency creates more appropriate insulin sensitivity and lipid profiles compared with irregular meal frequency in healthy lean women. *European Journal Of Clinical Nutrition*, 58(7), 1071-1077.

Fass, R., Fullerton, S., Naliboff, B., Hirsh, T., & Mayer, E. A. (1998). Sexual dysfunction in patients with irritable bowel syndrom and non-ulcer dyspepsia. *Digestion*, 59(1), 79-85.

Fernández-Bañares, F., Esteve-Pardo, M., de Leon, R., Humbert, P., Cabré, E., Llovet, J. M., & Gassull, M. A. (1993). Sugar malabsorption in functional bowel disease: clinical implications. *American Journal of Gastroenterology*, 88(12), 2044-2050.

Fox, K. (2013). N. t.. In Wells, V., Wyness, L., & Coe, S. (Eds.). The British Nutrition Foundation's 45th Anniversary Conference: Behaviour change in relation to healthier lifestyles. *Nutrition Bulletin*, 38(1), 100-107.

Gaby, A. R. (2005). Adverse effects of dietary fructose. *Alternative medicine review*, 10(4).

Gay-Crosier, F., Schreiber, G., & Hauser, C. (2000). Anaphylaxis from inulin in vegetables and processed food. *The New England Journal of Medicine*, 342(18), 1372.

German, J., Freeman, S., Lebrilla, C., & Mills, D. (2008). Human milk oligosaccharides: evolution, structures and bioselectivity as substrates for intestinal bacteria, *Nestlé Nutrition Workshop, Pediatric Program*, 62, 205-222.

Gibson, P. R., Newnham, E., Barrett, J. S., Shepherd, S. J., & Muir, J. G. (2007). Review article: Fructose malabsorption and the bigger picture. *Alimentary pharmacology & therapeutics*, 25(4), 349-363.

Gibson, P. R., & Shepherd, S. J. (2010). Evidence-based dietary management of functional gastrointestinal symptoms: the fodmap approach. Journal of *Gastroenterology and Hepatology*, 25(2), 252-258.

Gilbert, P. (2013). N. t.. In Wells, V., Wyness, L., & Coe, S. (Eds.). The British Nutrition Foundation's 45th Anniversary Conference: Behaviour change in relation to healthier lifestyles. *Nutrition Bulletin*, 38(1), 100-107.

Goldstein, R., Braverman, D., & Stankiewicz, H. (2000). Carbohydrate malabsorption and the effect of dietary restriction on symptoms of irritable bowel syndrome and functional bowel complaints. *Israel Medical Association Journal*, 2(8), 583-587.

Gralnek, I. M., Hays, R. D., Kilbourne, A., Naliboff, B., & Mayer, E. A. (2000). The impact of irritable bowel syndrome on health-related quality of life. *Gastroenterology*, 119(3), 654-660.

Hahn, B. A., Kirchdoerfer, L. J., Fullerton, S., & Mayer, S. (1997). Patient perceived severity of irritable bowel syndrome in relation to symptoms, health resource utilization and quality of life. *Alimentary Pharmacology and Therapeutics*, 11(3), 553-559.

Hawthorne, B., Lambert, S., Scott, D., & Scott, B. (1991). Food intolerance and the irritable bowel syndrome. *Journal of Human Nutrition and Dietetics*, 4(1), 19–23.

Hawking, S. (n. d.). Publications. Retrieved from http://www.hawking.org.uk/publications.html.

Hillson, M. (2013). N. t.. In Wells, V., Wyness, L., & Coe, S. (Eds.). The British Nutrition Foundation's 45th Anniversary Conference: Behaviour change in relation to healthier lifestyles. *Nutrition Bulletin*, 38(1), 100-107.

Hoekstra, J. H., van Kempen, A. A. M. W., & Kneepkens, C. M. F. (1993). Apple juice malabsorption: fructose or sorbitol?. *Journal of Pediatric Gastroenterology and Nutrition*, 16(1), 39-42.

Huether, G. (Lecturer). (2014). Interview mit Prof. Dr. Gerald Hüther zu Angst & Berufung. Retrieved from http://www.coach-yourself.tv/Startseite/TV/InterviewmitProfDrH%C3%BCtherzu AngstBerufung/tabid/1341/Default.aspx

Hyams, J. S. (1983). Sorbitol intolerance: an unappreciated cause of functional gastrointestinal complaints. *Gastroenterology*, 84(1)1, 30-33.

Hyams, J. S., Etienne, N. L., Leichtner, A. M., & Theuer, R. C. (1988). Carbohydrate Malabsorption Following Fruit Juice Ingestion in Young Children. *Pediatrics*, 82(1), 64-68.

Jensen, R. G., Blanc, B., & Patton, S. (1995). Particulate Constituents in Human and Bovine Milks. In Jensen, R. G. (Ed.), *Handbook of Milk Composition* (pp. 51-62). San Diego: Academic Press.

Kennedy, E. (2004). Dietary diversity, diet quality, and body weight regulation. *Nutrition reviews*, 62(s2), S78-S81.

Kneepkens, C. M. F., Vonk, R. J., & Fernandes, J. (1984). Incomplete intestinal absorption of fructose. *Archives of Disease in Childhood*, 59(8), 735-738.

Kneepkens, C. M. F., Jakobs, C., & Douwes, A. C. (1989): Apple juice, fructose, and chronic nonspecific diarrhoea. *Pediatrics*, 148(6), 571-573.

Knudsen, B. K., & Hessov, I. (1995). Recovery of inulin from Jerusalem artichoke (Helianthus tuberosus L.) in the small intestine of man. *British Journal of Nutrition*, 74(01), 101-113.

Komericki, P., Akkilic-Materna, M., Strimitzer, T., Weyermair, K., Hammer, H. F., & Aberer, W. (2012). Oral xylose isomerase decreases breath hydrogen excretion and improves gastrointestinal symptoms in fructose malabsorption – a double-blind, placebo-controlled study. *Alimentary Pharmacology & Therapeutics*, 36(10), 980-987.

Kuhn, R., & Gauhe, A. (1965). Bestimmung der Bindungsstelle von Sialinsäureresten in Oligosacchariden mit Hilfe von Perjodat. *Chemische Berichte*, 98(2), 395-314.

Ladas, S. D., Grammenos, I., Tassios, P. S., & Raptis, S. A. (2000). Coincidental malabsorption of lactose, fructose, and sorbitol ingested at low doses is not common in normal adults. *Digestive Diseases and Sciences*, 45(12), 2357-2362.

Langkilde, A. M., Andersson, H., Schweizer, T. F., & Würsch, P. (1994). Digestion and absorption of sorbitol, maltitol and isomalt from the small bowel. A study in ileostomy subjects. *European Journal of Clinical Nutrition*, 48(11), 768-775.

Latulippe, M. E., & Skoog, S. M. (2011). Fructose malabsorption and intolerance: effects of fructose with and without simultaneous glucose ingestion. *Critical Reviews in Food Science and Nutrition*, 51(7), 583-592.

Le, A. S., & Mulderrig, K. B. (2001). *Sorbitol and mannitol*. Nabors, O'B. (Ed.). New York, NY: Marcel Dekker.

Ledochowski, M., Widner, B., Sperner-Unterweger, B., Probst, T., Vogel, W., & Fuchs, D. (2000). Carbohydrate malabsobtion syndromes and early signs of mental depression in females. *Digestive Diseases and Sciences*, 45(12), 1255-1259. [Anm. d. Verf.: Die Studie ist für Männer nicht aussagekräftig, da die Stichprobengröße zu klein ist.]

Ledochowski, M., Sperner-Unterweger, B., Widner, B., & Fuchs, D. (1998a). Fructose malabsorption is associated with early signs of mentral depression. *European Journal of Medical Research*, 3(6), 295-298.

Ledochowski, M., Sperner-Unterweger, B., & Fuchs, D. (1998b). Lactose malabsorption is associated with early signs of mental depression in females – a preliminary report. *Digestive Diseases and Sciences*, 43(11), 2513-2517.

Ledochowski, M., Überall, F., Propst, T., & Fuchs, D. (1999). Fructose malabsorption is associated with lower plasma folic acid concentrations in middle-aged subjects. *Clinical Chemistry*, 45(11), 2013-2014.

Ledochowski, M., Widner, B., Bair, H., Probst, T., & Fuchs, D. (2000a). Fructose-and sorbitol-reduced diet improves mood and gastrointestinal disturbances in fructose malabsorbers. *Scandinavian Journal of Gastroenterology*, 35(10), 1048-1052.

Ledochowski, M., Widner, B., Sperner-Unterweger, B., Probst, T., Vogel, W., & Fuchs, D. (2000b). Carbohydrate malabsobtion syndromes and early signs of mental depression in females. *Digestive Diseases and Sciences*, 45(12), 1255-1259. [Anm. d. Verf.: Die Studie ist für Männer nicht aussagekräftig, da die Stichprobengröße zu klein ist.]

Leinoel (n. d.). *Leinöl(Leinsamen)*. Retrieved from http://www.vitalstoff-journal.de/vitalstoff-lexikon/l/leinoel-leinsamen/

Lewis, S. J., & Heaton, K. W. (1997). Stool form scale as a useful guide to intestinal transit time. *Scandinavian Journal of Gastroenterology*, 32(9), 920-924.

Lifschitz, C. H. (2000). Carbohydrate absorption from fruit juices in infants. *Pediatrics*, 105(1), e4.

Lombardi, D. A., Jin, K., Courtney, T. K., Arlinghaus, A., Folkard, S., Liang, Y., & Perry, M. J. (2014). The effects of rest breaks, work shift start time, and sleep on the onset of severe injury among workers in the People's Republic of China. *Scandinavian Journal of Work, Environment & Health*, 40(2), 146-155.

Lomer, M. C. E., Parkes, G. C., & Sanderson, J. D. (2008). Review article: Lactose intolerance in clinical practice – myths and realities. *Alimentary Pharmacology & Therapeutics*, 27(2), 93-103.

Longstreth, G. F., Thompson, W. G., Chey, W. D., Houghton, L. A., Mearin, F., & Spiller, R. C. (2006). Functional bowel disorders. *Gastroenterology*, 130(5), 1480-1491.

Maintz, L., & Novak, N. (2007). Histamine and histamine intolerance. *The American Journal of Clinical Nutrition*, 85(5), 1185-1196.

Makras, L., Van Acker, G., & De Vuyst, L. (2005). Lactobacillus paracasei subsp. paracasei 8700: 2 degrades inulin-type fructans exhibiting different degrees of polymerization. *Applied and Environmental Microbiology*, 71(11), 6531-6537.

McCoubrey, H., Parkes, G. C., Sanderson, J. D., & Lomer, M. C. E. (2008). Nutritional intakes in irritable bowel syndrome. *Journal of Human Nutrition and Dietetics*, 21(4), 396-397.

McKenzie, Y. A., Alder, A., Anderson, W. Goddard, L, Gulia, P., Jankovich, E. …Lomer, M. C. E. (2012). British Dietic Association evidence-based guidelines for the dietary management of irritable bowel syndrome in adults. *Journal of Human Nutrition and Dietics*, 25(3), 260-274.

Meyrand, M., Dallas, D. C., Caillat, H., Bouvier, F., Martin, P., & Barile, D. (2013). Comparison of milk oligosaccharides between goats with and without the genetic ability to synthesize αs1-casein. *Small Ruminant Research*, 113(2), 411-420.

Michel, G., Nyval-Collen, P., Barbeyron, T., Czjzek, M., & Helbert, W. (2006). Bioconversion of red seaweed galactans: a focus on bacterial agarases and carrageenases. *Applied Microbiology and Biotechnology*, 71(1), 23-33.

Michie, S. (2013). N. t.. In Wells, V., Wyness, L., & Coe, S. (Eds.). The British Nutrition Foundation's 45th Anniversary Conference: Behaviour change in relation to healthier lifestyles. *Nutrition Bulletin*, 38(1), 100-107.

Mishkin, D., Sablauskas, L., Yalovsky, M., & Mishkin, S. (1997). Fructose and sorbitol malabsorption in ambulatory patients with functional dyspepsia: comparison with lactose maldigestion/malabsorption. *Digestive Diseases and Sciences*, 42(12), 2591-2598.

Monash University (2014). The Monash University Low Foodmap Diet [Software]. Available from
http://www.med.monash.edu/cecs/gastro/fodmap/education.html

Montalto, M., Curigliano, V., Santoro, L., Vastola, M., Cammarota, G., Manna, R., ... & Gasbarrini, G. (2006). Management and treatment of lactose malabsorption. *World Journal of Gastroenterology*, 12(2), 187.

Molis, C., Flourié, B., Ouarne, F., Gailing, M. F., Lartigue, S., Guibert, A., Bornet, F., & Galmiche, F. P. (1996). Digestion, excretion, and energy value of fructooligosaccharides in healthy humans.*The American Society for Clinical Nutrition*, 64(3), 324-328.

Mosby's Medical Dictionary (8th ed.). St. Louis, MO: Mosby.

Moshfegh, A. J., James, E. F., Goldman, J. P., & Ahuja, J. L. C. (1999). Presence of inulin and oligofructose in the diets of Americans. *The Journal of Nutrition*, 129(7), 1407S-1411S.

Mount Sinai (n. d.). *Fiber Chart*. Retrieved from https://www.wehealny.org/healthinfo/dietaryfiber/fibercontentchart.html.

Mozaffarian, D., & Wu, J. H. (2011). Omega-3 fatty acids and cardiovascular disease effects on risk factors, molecular pathways, and clinical events. *Journal of the American College of Cardiology*, 58(20), 2047-2067.

Muir, J. G., Shepherd, S. J., Rosella, O., Rose, R., Barrett, J. S., & Gibson, P. R. (2007). Fructan and free fructose content of common Australian vegetables and fruit. *Journal of Agricultural and Food Chemistry*, 55(16), 6619-6627.

Muir, J. G., Rose, R., Rosella, O., Liels, K., Barrett, J. S., Shepherd, S. J., & Gibson, P. R. (2009). Measurement of short-chain carbohydrates in common Australian vegetables and fruits by high-performance liquid chromatography (HPLC). *Journal of Agricultural and Food Chemistry*, 57(2), 554-565.

Nanda, R., James, R., Smith, H., Dudley, C. R. K., & Jewell, D. P. (1989). Food intolerance and the irritable bowel syndrome. *Gut*, 30(8), 1099-1104.

Necas, J., Bartosikova, L. (2013). Carageenan: a review. *Veterinarni Medicina*, 58(4), 187-205.

Nelis, G. F., Vermeeren, M. A., & Jansen, W. (1990). Role of fructose-sorbitol malabsorbtion in the irritable bowel syndrome. *Gastroenterology*, 99(4), 10156-1020.

Newburg, D. S. & Neubauer, S. H. (1995). Carbohydrates in Milks: Analysis, Quantities, and Significance. In Jensen, R. G. (Ed.), *Handbook of Milk Composition* (pp. 273-349). San Diego: Academic Press.

NICNAS (2008). Multiple chemical sensitivity: identifying key research needs. *Scientific review report*.

Nucera, G., Gabrielli, M., Lupascu, A., Lauritano, E. C., Santoliquido, A., Cremonini, F., …Gasbarrini, A. (2005). Abnormal breath tests to lactose, fructose and sorbitol in irritable bowel syndrome may be explained by small intestinal bacterial overgrowth. *Alimentary Pharmacology & Therapeutics*, 21(11), 1391-1395.

O'Connell, S., & Walsh, G. (2006). Physicochemical characteristics of commercial lactases relevant to their application in the alleviation of lactose intolerance. *Applied Biochemistry and Biotechnology*, 134(2), 179-191.

Ong, D., Mitchell, S., Barrett, J., Shepherd, S., Irving, P., Biesiekierski, J., & ... Muir, J. (2010). Manipulation of dietary short chain carbohydrates alters the pattern of gas production and genesis of symptoms in irritable bowel syndrome. *Journal of Gastroenterology & Hepatology*, 25(8), 1366-1373.

Park, Y. K., & Yetley, E. A. (1993). Intakes and food sources of fructose in the United States. *The American Journal of Clinical Nutrition*, 58(5), 737S-747S.

Parker, T. J., Naylor, S. J., Riordan, A. M., & Hunter, J. O. (1995). Management of patients with food intolerance in irritable
bowel syndrome. The development and use of an exclusion diet. *Journal of Human Nutrition and Dietetics*, 8(3), 159-166.

Petitpierre, M., Gumowski, P., & Girard, J. P. (1985). Irritable bowel syndrome and hypersensitivity to food. *Annals of Allergy, Asthma & Immunology*, 54(6), 538-540.

Quigley, E., Fried, M., Gwee, K. A., Olano, C., Guarner, F., Khalif, I., ... & Le Mair, A. W. (2009). Irritable bowel syndrome: a global perspective. *WGO Practice Guideline*.

Quigley, E., M., M., Hunt, R. H., Emmanuel, A., & Hungin, A. P. S. (2013). Irritable Bowel Syndrome (IBS): What is it, what causes it and can I do anything about it? Retrieved from
http://client.blueskybroadcast.com/WGO/index.html.

Raithel, M., Weidenhiller, M., Hagel, A.-F.-K., Hetterich, U., Neurath, M. F., & Konturek, P. C. (2013). The malabsorption of commonly occurring mono and disaccharides: levels of investigation and differential diagnoses. *Dtsch Arztebl Int*, 110(46), 775-782.

Riby, J. E., Fujisawa, T., & Kretchmer, N. (1993). Fructose absorption. *The American Journal of Clinical Nutrition*, 58(5), 748S-753S.

Ross, A. C., Manson, J. E., Abrams, S. A., Aloia, J. F., Brannon, P. M., Clinton, S. K., ... & Shapses, S. A. (2011). The 2011 report on dietary reference intakes for calcium and vitamin D from the Institute of Medicine: what clinicians need to know. *Journal of Clinical Endocrinology & Metabolism*, 96(1), 53-58.

Rumessen, J. J., & Gudmand-Høyer, E. (1986). Absorption capacity of fructose in healthy adults. Comparison with sucrose and its constituent monosaccharides. *Gut*, 27(10), 1161-1168.

Rumessen, J. J., & Gudmand-Høyer, E., (1987). Malabsoption of fructose-sorbitol mixtures. Interactions causing abdominal distress. *Scandinavian Journal of Gastroenterology*, 22(4), 431-436.

Rumessen, J. J. (1992). Fructose and related food carbohydrates. sources, intake, absorbtion, and clinical implications. *Scandinavian Journal of Gastroenterology*, 27(10), 819-828.

Ruppin, H., Bar-Meir, S., Soergel, K. H., Wood, C. M., & Schmitt Jr, M. G. (1980). Absorption of short-chain fatty acids by the colon. *Gastroenterology*, 78(6), 1500-1507.

Rycroft, C. E., Jones, M. R., Gibson, G. R., & Rastall, R. A. (2001). A comparative in vitro evaluation of the fermentation properties of prebiotic oligosaccharides. *Journal of Applied Microbiology*, 91(5), 878-887.

Scientific Community on Food (2000). Opinion of the Scientific Committee on Food on the Tolerable Upper Intake Level of Folate.

Shepherd, S. J., & Gibson, P. R. (2006). Fructose malabsorption and symptoms of irritable bowel syndrome: guidelines for effective dietary management. *Journal of the American Dietetic Association*, 106(10), 1631-1639.

Shepherd, S. J., Parker, F. C., Muir, J. G., & Gibson, P. R. (2008). Dietary triggers of abdominal symptoms in patients with irritable bowel syndrome: randomized placebo-controlled evidence. *Clinical Gastroenterology and Hepatology*, 6(7), 765-771.

Silk, D. B. A., Davis, A., Vulevic, J., Tzortzis, G., & Gibson, G. R. (2009). Clinical trial: the effects of a trans-galactooligosaccharide prebiotic on faecal microbiota and symptoms in irritable bowel syndrome. *Alimentary pharmacology & therapeutics*, 29(5), 508-518.

Simopoulos, A. P. (1999). Essential fatty acids in health and chronic disease. *The American Journal of Clinical Nutrition*, 70(3), 560s-569s.

Speier, C., Vessey, I., & Valacich, J. S. (2003). The Effects of Interruptions, Task Complexity, and Information Presentation on Computer-Supported Decision-Making Performance. *Decision Sciences*, 34(4), 771-797.

Stefanini, G. F., Saggioro, A., Alvisi, V., Angelini, G., Capurso, L., Di, L. G., ...Melzi, G. (1995). Oral cromolyn sodium in comparison with elimination diet in the irritable bowel syndrome, diarrheic type. Multicenter study of 428 patients. *Scandinavian Journal of Gastroenterology*, 30(6), 535–541.

Stock-
well, M. (n. d.). *Awards/Events*. Retrieved from http://www.melissastockwell.com/Melissa_Stockwell/Awards.html.

Stubbs, J. (2013). N. t.. In Wells, V., Wyness, L., & Coe, S. (Eds.). The British Nutrition Foundation's 45th Anniversary Conference: Behaviour change in relation to healthier lifestyles. *Nutrition Bulletin*, 38(1), 100-107.

Suarez, F. L., Savaiano, D. A., & Levitt, M. D. (1995). A comparison of symptoms after the consumption of milk or lactose-hydrolyzed milk by people with self-reported severe lactose intolerance. *New England Journal of Medicine*, 333(1), 1-4.

Suarez, F. L., Springfield, J., Furne, J. K., Lohrmann, T. T., Kerr, P. S., & Levitt, M. D. (1999). Gas production in humans ingesting a soybean flour derived from beans naturally low in oligosaccharides. *The American Journal of Clinical Nutrition*, 69(1), 135-139.

Tarpila, S., Tarpila, A., Grohn, P., Silvennoinen, T., & Lindberg,
L. (2004). Efficacy of ground flaxseed on constipation in patients with irritable bowel syndrome. *Current Topics in Nutraceutical Research*, 2(2), 119–125.

Test (2008). Schneller, schöner, stärker. *test – Journal Gesundheit*, 43(02), 88-92.

Teuri, U., Vapaatalo, H., & Korpela, R. (1999). Fructooligosaccharides and lactulose cause more symptoms in lactose maldigesters and subjects with pseudohypolactasia than in control lactose digesters. *The American Journal of Clinical Nutrition*, 69(5), 973-979.

Thompson, Kyle (2006). Bristol Stool Chart [Graphical illustration]. Retrieved from http://commons.wikimedia.org/wiki/File:Bristol_Stool_Chart.png

Nanda, R., Shu, L. H., & Thomas, J. R. (2012). A fodmap diet update: craze or credible. *Practical Gastroenterology*, 10(12), 37-46.

Toschke, A. M., Thorsteinsdottir, K. H., & von Kries, R. (2009). Meal frequency, breakfast consumption and childhood obesity. *International Journal Of Pediatric Obesity,* 4(4), 242-248.

Tou, J. C., Chen, J., & Thompson, L. U. (1998). Flaxseed and its lignan precursor, secoisolariciresinol diglycoside, affect pregnancy outcome and reproductive development in rats. *The Journal of nutrition,* 128(11), 1861-1868.

Truswell, A. S., Seach, J. M., & Thorburn, A. W. (1988). Incomplete absorption of pure fructose in healthy subjects and the facilitating effect of glucose. *The American Journal of Clinical Nutrition,* 48(6), 1424-1430.

U. S. Department of Agriculture and U. S. Department of Health and Human Services (2010). *Dietary Guidelines for Americans* (7th ed.). Washington, DC: U. S. Government Printing Office.

U. S. Department of Agriculture, Agricultural Research Service (2013). USDA National Nutrient Database for Standard Reference, Release 26. Nutrient Data Laboratory HomePage, http://www.ars.usda.gov/ba/bhnrc/ndl.

van Loo, J., Coussement, P., De Leenheer, L., Hoebregs, H., & Smits, G. (1995). On the presence of inulin and oligofructose as natural ingredients in the western diet. *Critical Reviews in Food Science and Nutrition,* 35(6), 525–552.

Varea, V., de Carpi, J. M., Puig, C., Alda, J. A., Camacho, E., Ormazabal, A., ... & Gómez, L. (2005). Malabsorption of carbohydrates and depression in children and adolescents. *Journal of pediatric gastroenterology and nutrition,* 40(5), 561-565.

Verhoef, P., Stampfer, M. J., Buring, J. F., Gaziano, J. M., Allen, R. H., Stabler, S. P., ... & Willett, W. C. (1996). Homocysteine metabolism and risk of myocardial infarction: relation with vitamins B6, B12, and folate. *American Journal of Epidemiology,* 143(9), 845-859.

Vernia, P., Ricciardi, M. R., Frandina, C., Bilotta, T., & Frieri, G. (1995). lactose malabsorption and irritable bowel syndrome. Effect of a long-term lactose-free diet. *The Italian Journal of Gastroenterology,* 27(3), 117-121.

Vesa, T. H., Korpela, R. A., & Sahi, T. (1996). Tolerance to small amounts of lactose in lactose maldigesters. *The American journal of clinical nutrition,* 64(2), 197-20.

Virtanen, S. M., Räsänen, L., Mäenpää, J., & Åkerblom, H. K. (1987). Dietary Survey of Finnish Adolescent Diabetics and Non-Diabetic Controls. *Acta Paediatrica,* 76(5), 801-808.

Vos, M. B., Kimmons, J. E., Gillespie, C., Welsh, J., & Blanck, H. M. (2008). Dietary fructose consumption among US children and adults: the Third National Health and Nutrition Examination Survey. *The Medscape Journal of Medicine*, 10(7), 160.

Watson, B. D. (2008). Public health and carrageenan regulation : a review and analysis. *Journal of Applied Phycology*, 20(5), 505-513.

Webb, F. S., & Whitney, E. N. (2008). *Nutrition: Concepts and controversies* (11th ed.). Belmont, CA: Thomson/ Wadsworth.

Wells, N. E. J., Hahn, B. A., & Whorwell, P. J. (1997). Clinical economics review: irritable bowel syndrome. *Allimentary Pharmacology and Therapeutics*, 11, 1019-1030.

—

Quellen zum Vorkommen des Reizdarmsyndroms:

England

Jones, R., & Lydeard, S. (1992). Irritable bowel syndrom in the general population. *British Medical Journal*, 304(6819), 87-90.

Niederlande und Japan

Schlemper, R. J., van der Werf, S. D. J., Vandenbroucke, J. P., Blemond, I., & Lamers, C. B. H. W. (1993). Peptic ulcer, non-ulcer dysepsia and irritable bowel syndrom in the Netherlands and Japan. *Scandinavian Journal of Gastroenterology*, 28(200), 33-41.

Nigeria

Olubuykle, I. O., Olawuyl, F., & Fasanmade, A. A. (1995). A study of irritable bowel syndrom diagnosed by manning criteria in an african population. *Digestive Diseases and Sciences*, 40(5), 983-985.

USA

Longstreth, G. F., & Wolde-Tsadik, G. (1993). Irritable bowel-type symptoms in hmo examinees. *Digestive Diseases and Sciences*, 38(9), 1581-1589.

Talley, N. J., Zinsmeister, A. R., van Dyke, C., & Melton, L. J. (1991). Epidemiology of colonic symptoms and the irritable bowel syndrome. *Gastroenterology*, 101(4), 927-934.

O'Keefe, E. A., Talley, N. J., Zinsmeister, A. R., & Jacobsen, S. J. (1995). Bowel disorders impair functional status and quality of life in the elerdly: a population-based study. *Journal of Gastroenterology*, 50A, M184-M189.

—

Wilder-Smith, C. H., Materna, A., Wermelinger, C., & Schuler, J. (2013). Fructose and lactose intolerance and malabsorption testing: the relationship with symptoms in functional gastrointestinal disorders. *Alimentary Pharmacology and Therapeutics*, 37(11), 1074-1083.

Winterfeldt, D. von, & Edwards, W. (1986). *Decision analysis and behavioral research*. Cambridge: Cambridge University Press.

Wittstock, A. (1949). *Marc Aurel – Selbstbetrachtungen*. Stuttgart: Reclam.

Zohar, D. (1999). When things go wrong: The effect of daily work hassles on effort, exertion and negative mood. *Journal of Occupational and Organizational Psychology*, 72(3), 265-283.

5132369R00170

Printed in Germany
by Amazon Distribution
GmbH, Leipzig